全国高等职业教育护理专业教材

护理伦理学
Nursing Ethies

主　编　吴晓露　景汇泉

副主编　张　晶　孙英梅

编　委（按姓氏拼音排序）

冯明伟（菏泽医学专科学校）　　　马　敏（菏泽市立医院）

景汇泉（沈阳医学院）　　　　　　孙英梅（沈阳医学院）

郎　巍（沈阳医学院）　　　　　　吴晓露（菏泽医学专科学校）

刘　瑛（沈阳医学院）　　　　　　张　晶（菏泽医学专科学校）

北京大学医学出版社

HULI LUNLIXUE

图书在版编目（CIP）数据

护理伦理学 / 吴晓露，景汇泉主编 . —北京：北京大学医学出版社，2013.8（2019.12 重印）

ISBN 978-7-5659-0624-4

Ⅰ . ①护… Ⅱ . ①吴… ②景… Ⅲ . ①护理伦理学－高等职业教育－教材 Ⅳ . ① R47

中国版本图书馆 CIP 数据核字（2013）第 179504 号

护理伦理学

主 编：吴晓露 景汇泉

出版发行：北京大学医学出版社

地 址：（100191）北京市海淀区学院路 38 号 北京大学医学部院内

电 话：发行部 010-82802230；图书邮购 010-82802495

网 址：http://www.pumpress.com.cn

E-mail：booksale@bjmu.edu.cn

印 刷：莱芜市圣龙印务有限责任公司

经 销：新华书店

责任编辑：安 林 责任校对：金彤文 责任印制：罗德刚

开 本：787mm×1092mm 1/16 印张：11.5 字数：285 千字

版 次：2013 年 8 月第 1 版 2019 年 12 月第 5 次印刷

书 号：ISBN 978-7-5659-0624-4

定 价：22.00 元

全国高等职业教育护理专业教材编审委员会

序

护理工作是医疗卫生工作的一个重要组成部分，护理事业健康发展关系到人民群众的健康和生命安全。随着医学模式的转变，对护理工作和护理人员的要求越来越高。近年来国家陆续发布了《国家中长期教育改革和发展规划纲要（2010—2020年）》《关于全面提高高等职业教育教学质量的若干意见》以及新的《全国护士执业资格考试大纲》等文件，对高等职业教育护理专业教学提出了更高要求，教材建设也相应地面临新的考验。护理高等职业教育在为我国培养护理人才、提高人民健康水平中，发挥着极其重要的作用，如何发展护理高等职业教育已成为护理教育领域关注的首要问题；因此，只有不断更新观念，深化改革，抓住机遇，才能迎接新的挑战，使护理高等职业教育不断发展。

《教育部关于加强高职高专教育人才培养工作的意见》中指出：大力发展高等职业教育，培养和造就适应生产建设、管理、服务和技术第一线的高等技术应用型人才，客观上要求必须高度重视高等职业教育的教材改革和建设。本套教材正是为了适应新时期医学护理教育发展趋势，满足高等职业护理教育工作者和广大护理专业学生的需要而编写的。教材结合高等职业教育护理人才培养目标，内容与时俱进，充分体现护理特色，强调基础知识与基本技能并重，突出适用性、科学性、新颖性，体现"整体护理"和以"人"为中心的护理理念，引导学生自主学习。教材注重专业核心能力培养，与执业护士资格考试和护理实践紧密结合，紧跟临床护理的发展方向，加入"考点"、"案例"、"知识链接"等，具有很好的实用性。本套教材涵盖基础课教材七部：《人体解剖学》《组织学与胚胎学》《生物化学》《生理学》《病理学与病理生理学》《护理药理学》《病原生物学与免疫学》；专业课教材十六部：《基础护理学》《健康评估》《内科护理学》《外科护理学》《妇产科护理学》《儿科护理学》《急救护理学》《精神科护理学》《护理心理学》《护理学导论》《护理管理学》《中医护理学》《护理礼仪与人际沟通》《老年护理学》《社区护理学》《护理伦理学》。教材形式包括主教材、配套教材、多媒体课件。教材编写淡化学科意识，强化专业理念，注重体现医学人文教育理念，以促进学生素质的全面提高。在客观上，本套教材反映了当今护理学领域的新理论、新技术和新进展，拓展了护理教育的视野。

本套教材以专业培养目标为导向，以职业技能教育为根本，满足学科需要、教学需要、社会需要，既可以作为医学院校高等职业教育护理专业的教材，也可以作为临床医护人员了解和掌握护理问题的参考书。教材的编写得到全国多所医学院校领导及广大教育工作者大力支持和帮助，百余位奋斗在教学、科研和临床一线的学者专家，群策群力，同心同德，汇集各自的智慧和心血，阐述护理专业知识，介绍学科最新进展，汇编成本套教材，在此表示由衷感谢。

由于水平所限，整套教材编写难免存在提法不当和不足之处，诚挚期待医学教育界同仁和广大读者予以批评指正。

前　言

　　本教材立足于高职高专培养目标，以培养学生综合素质及职业技能为主线，着力体现最新教学改革要求，努力探索"工学结合"的教学模式，根据相关教学大纲和执业考试大纲的要求，遵循"必须、够用"原则编写而成，体现了高职高专的教育特色。

　　教材共包括九章内容。第一章为护理伦理学概述，介绍护理伦理学相关知识。第二章为护理伦理的基本原则、规范和范畴。第三章为护理活动中的人际关系伦理。第四章为临床诊治中的护理伦理。第五章为卫生特殊领域中的护理伦理。第六章为护理科研伦理。第七章为护理管理伦理与护理伦理决策。第八章为现代医学发展中的护理伦理难题。第九章为护理伦理实践。

　　大学生正处在世界观、人生观和价值观形成的关键时期，处于走向社会的准备期，面对职业社会发展的要求和护理职业岗位的需要，护理伦理学作为护理专业的必选课，不仅要给学生提供护理伦理的基本理论知识，更要注重学生综合素质和职业能力的提高。本着满足学科需要、教学需要、社会需要的原则，本教材编写在秉承思想性、科学性的基础上，突出了以下几个特点：一是实用性。教材每章章首有学习目标，章节中有考点提示，章末有小结，学生学习有针对性，易于抓住重点，突出了内容的可操作性。二是实践性。每节都有生动的案例作为引导，既有利于案例教学，又可培养学生的综合分析及解决实际问题的能力，并激发学生学习的兴趣，增强了教材的针对性、实效性和可读性。三是创新性。教材在编写过程中汲取了学界最新成果，在思想内容和学科体系上均有突破。四是突出"工学结合"。教材编写人员既有护理学专业教师、护理伦理学教师，又有临床一线的护理工作者，教材从教学内容到教育理念都体现了工学结合、学以致用的特点。

　　北京大学医学出版社及各位编者所在单位对教材的编写提供了大力支持，在编写过程中，各位编者付出了无私的奉献和辛勤的劳动，并参考了有关学者的著作、学术论文和教材，在此一并致谢！

　　护理伦理学是一门比较年轻的学科，许多内容还在发展和研究之中，同时由于编者水平有限，其中难免存在缺点和不足，敬请各位同仁和广大师生提出宝贵意见，并给予批评指正，以便不断提高教材质量，满足人才培养的需要。

吴晓露

目　录

1

第一章　护理伦理学概述

<table>
<tr><td>学习目标</td><td>1. 知道护理伦理学的发展历程及与其他学科的关系。
2. 归纳学习护理伦理学的意义和方法。
3. 熟记护理伦理学的研究对象、内容和基本理论。</td></tr>
</table>

学
习
目
标

1. 知道护理伦理学的发展历程及与其他学科的关系。
2. 归纳学习护理伦理学的意义和方法。
3. 熟记护理伦理学的研究对象、内容和基本理论。

第一节　护理伦理学的形成与发展

案例

　　1820 年，南丁格尔出生于英国一个富有的家庭。她的父母希望她学习文学艺术。南丁格尔说："摆在我面前的只有三条路：一是成为文学家；二是结婚当主妇；三是当护士。"她不顾父母的反对，毅然选择了第三条道路。

　　1854 年爆发了克里米亚战争，英国的战地战士死亡率高达 42%。南丁格尔主动申请，自愿担任战地护士。她率领 38 名护士抵达前线，在战地医院服务。仅半年左右的时间伤病员的死亡率就下降到 2%。每个夜晚，她都手执油灯巡视，伤病员们亲切地称她为提灯女士。战争结束后，南丁格尔回到英国，被人们推崇为民族英雄。

　　1860 年，南丁格尔用政府奖励的 4000 多英镑创建了世界上第一所正规的护士学校，随后，她又创办了助产士及经济贫困的医院护士培训班，被人们誉为现代护理教育的奠基人。

　　1910 年，南丁格尔逝世。为表达对她的敬仰，人们把她的生日——5 月 12 日定为"国际护士节"。

　　请思考：护理学伦理与护理的关系。

　　护理伦理学主要是研究和探索护理道德产生发展及其规律，阐释护理实践中调节医学人际关系的行为准则和规范，跟踪并探索医学科学及护理科学发展提出的伦理问题，培养护理工作者的优良道德品质。

一、护理道德与护理伦理学

（一）职业、道德与护理道德

　　1. **职业**　职业不是从来就有的，职业是一种社会现象，是一种以社会分工和劳动分工为纽带的社会形式和社会关系。因此，所谓职业，就是由于社会分工和生产内部的劳动分工，社会成员从事的专门业务和所承担的一定职责，并以此作为主要生活来源的社会劳动。每一个具有劳动能力的社会成员，都会面临择业从业。职业活动既是人们谋生的手段，也是每个人实现人生价值的重要舞台。护理工作是医疗卫生事业的重要组成部分，是社会分工的产物，是数以千计的职业门类的一种类型。

2．道德　道德是人类社会为了维系共同的社会生活和完善人格所产生的一种社会现象。具体地说，道德是调整人与人、人与社会、人与自然之间关系行为规范和准则的总和。它是由一定社会经济基础决定并为一定社会经济基础服务的一种社会意识形态，以善恶为评价标准，通过传统习俗、社会舆论和内心信念加以维护。道德具有阶级性和时代性。道德往往代表着一定社会的正面价值取向，担负着判断行为正当与否的作用。

3．职业道德　人类的社会生活包含三方面的内容：社会公共生活、职业生活和家庭生活。因而，社会道德生活也相应遵循三个方面的道德规范，即社会公德、职业道德和家庭美德。其中，职业道德是社会道德生活中最重要的内容。所谓职业道德，是指从事一定专门职业活动的劳动者在特定的职业活动中应该遵守的行为准则和规范。职业道德带有具体职业或行业活动的特征，即职业行业的社会责任不同，工作条件、环境和内容不同，形成的道德规范也不同，如教师有师德、医者有医德等。护理道德是社会道德在护理这个职业领域的具体道德规范，属于职业道德的范畴。

职业与道德有着必然的联系。职业道德随着职业的产生而产生，随着职业的发展而发展，并对职业发展起着积极的推进作用。

在每一种职业活动中，不仅贯穿着专门的业务要求，而且贯穿着与职业活动相关的道德要求。职业活动制约着职业道德。职业道德中的准则和传统习俗，是由各种职业的具体利益和义务，以及具体活动的内容方式等决定的，是在长期的特殊职业实践中逐步形成的。它表现着各种职业集团或个人道德调节的特殊方向，比较稳定地影响着人们在一定职业活动范围内的具体道德关系和道德行为，以至会影响到人们整个品德和人格的形成。人们各种职业生活的实践，主要从三个方面影响制约着人们的道德心理倾向和道德调解方向。

（1）职业分工影响人们对人生道路的具体选择：社会赋予不同职业或行业的责任和义务不同，因而从事不同职业的人们对社会所承担的责任不同，影响着人们对生活目标的确立和对人生道路的具体选择，以至于不同程度地影响着人们的人生观和道德理想。当然，一个人的生活目标的确立，最根本的还在于对历史时代的认识，对社会义务的理解，对人生意义的态度。但是，人们往往从自己长期直接从事的特定的职业实践和所积累的生活经验，来了解人生的目的、意义，确立具体的志向和理想。

（2）职业的利益和义务制约着从业者的职业良心：在特定职业中长期生活的人们，除了处于一定的社会地位，还有其特定的职业地位和职业利益。从事特定职业，直接承担着特定的职业责任，并同所从事的职业的利害紧密地联系在一起。他们对一定职业的整体利益的认识，就是他们对具体社会义务的自觉。这种自觉就是职业良心。人们的职业活动方式及其对职业的利益和义务的认识，对人们形成职业良心有决定作用。这种职业良心能够使从业者自觉地根据所从事的职业的整体利益，以及对职业整体的义务，来评价和调整职业行为。

（3）从业者的情趣爱好、性格和作风带有行业特色：职业活动的不同环境、内容和方式，以及行业内的相互影响，也会强烈地影响着人们的情趣爱好以及性格和作风。这些方面虽然并不都是道德问题，但其中都包含着一定的道德涵养和道德情操，都从一个侧面反映着从业者在道德品质和道德境界上的特殊性。所以，从确切和完备的意义上来说，人的道德品质和人格特征中，总是包含着一定职业所要求的道德认识、道德情感、道德意志和道德习惯。

同样，职业道德一旦形成就会对职业活动和职业发展产生积极的促进作用，一是职业道德可以规范、协调职业活动中的人际关系，保证职业活动健康有序进行；二是职业道德能够使从业者敬业、勤业、乐业，推动本职业的发展进步。

4. **护理道德**　护理道德是护理职业活动中处理各种道德关系的职业意识和行为规范。护理道德属于医学道德的范畴，是护理行业的职业道德。随着护理学科的独立和发展，护理道德不断丰富与发展，逐渐形成医学道德的一个分支学科。护理道德与医学道德有共同点，但也有自身的特殊性，这是由护理工作的地位和作用决定的。

（1）护理道德服务的广泛性：护理道德从服务对象到服务内容都具有广泛性。护理工作本身无国界、无阶级性，是面向全人类的。1973年国际护理学会批准的护士守则规定："护理的需要是全人类的。护理从本质上说是尊重人的生命，尊重人的尊严和尊重人的权利。"护理人员应该具备为全人类服务的道德观念，"不论国籍、种族、主义、肤色、年龄、政治和社会地位，一律不受限制。"其次，随着社会的发展，医学目的不仅要恢复人类健康、延长寿命、降低死亡率，而且更重要的是提高人口的生命质量和生命价值。医学模式不再是传统生物医学模式，而是转向了"生物—心理—社会"模式。这就决定了护理人员不仅要重视患者的临床护理，还要重视疾病的预防和社会群体卫生保健，不仅面向病人服务，还要面向健康人服务，不仅考虑个人利益，还要考虑社会利益。

（2）护理道德关系的丰富性：由于护理工作的繁杂，护理人员要同方方面面的人打交道，要处理各种关系，有医生、患者、患者家属、医技人员、后勤人员、管理者及其他社会人员等等，而每种关系都有相应的具体道德要求，使得护理道德关系丰富多样。

（3）护理道德活动的规范性：护理人员担负着大量的技术性工作，不仅要执行医嘱，还要照顾病人的饮食起居，保持诊疗环境的适宜、洁净美观，看似琐碎，实质科学性、技术性极强，要求护理人员要严格执行操作规范。

（4）护理道德行为的自觉性：全心全意为人民服务是社会主义护理工作的根本宗旨，它要求护理人员首先要做到"医心赤诚"，对工作极端负责，满腔热情，一丝不苟，任劳任怨。这就需要护理人员具有高尚的道德情操，养成良好的慎独能力，任何时候、任何情况下都能自觉践行道德规范，保持道德操守，不做有损病人的事情。

> **考点：** 护理道德的特征

（二）护理学、伦理学与护理伦理学

1. **护理学**　护理学是以自然科学和社会科学理论为基础的，研究维护、促进、恢复人类健康的护理理论、知识、技能及其发展规律的综合性应用科学。道德性是其本质特征。中国传统文化中就有"医乃仁术"之说，《西氏内科学》指出："医学是一门需要博学的人道职业"，美国的詹·沃西克也早就提出："无争议的医学并不一定是理想的医学，重要的是要充满人性地对待病人"，这都表明道德性是医学的本质特征。护理学作为医学的重要组成部分，道德性也就必然成为护理学的本质特征。

2. **伦理学**　伦理学是运用马克思主义世界观和方法论，从总体上和联系上考察社会道德现象，揭示道德的本质和各方面规律的理论科学。伦理学的任务主要有四个方面：科学论证道德的社会本质及其发展的客观历史进程；概括和阐释道德的规范体系；探究符合社会规范的道德品质及其形成；分析历史上各类道德及有关伦理思想的精华和糟粕，总结各类道德及有关伦理思想体系形成、发展和衰落的经验教训。

3. **护理伦理学**　护理伦理学是运用伦理学的原理研究护理道德起源、本质、作用及其发展规律的科学。它以护理道德为研究对象。护理活动是医学活动的重要组成部分，护理伦理学必然与医学伦理学有机衔接。随着护理科学的发展，护理伦理学以马克思主义的伦理道德观作为指导思想，在广泛联系其他学科，吸收新成果的基础上不断发展和更新，逐渐形成了一门相对独立的新兴学科。护理伦理学是研究护理道德的学科形态。从伦理学的角度看，它是运用一般伦理学的观点、原理和方法研究护理实践和护理科学发展中的道德关系、行为准则和规范，从属于应用伦理学。从它的体系构成上看，它又以阐释护理道德规范为主体内容，从属于规范伦理学的范畴。所以，一般把护理伦理学归属于规范应用伦理学。

护理学与伦理学、护理伦理学在同一过程中形成和发展，相互作用、相互影响、相互渗透。

二、我国医护伦理学的形成与发展

早期的中医药学与护理学密不可分，医学与护理学合二为一，密不可分，"三分治，七分养"，是我国古代对医学与护理学的关系所作出的高度概括。中医把人体看成作是统一的有机体，并把人的健康与内在心理状态和外在生活环境紧密联系起来。中医药学为护理学的起源提供了丰富的理论和技术基础。我国古代医、药、护、技并不分工，没有专门的护理职业，也没有专门的护理伦理专论和记载，护理伦理思想散见于医学道德论述之中。

（一）我国医护伦理的萌芽

从远古到春秋时期，由于生产力水平低下，人类生存环境恶劣，经常发生中毒、兽伤和疾病，于是萌发了最早的医学和医护道德。炎帝、伏羲和神农是古代医学和医护道德的最早实践者。如《通鉴外纪》记载："民有疾病，未知药石，炎帝始味草木之味，尝一日而遇七十毒，神而化之，遂作方书，疗民疾，而医道立矣！"《帝王世纪》记载：伏羲"尝味百药而制九针，以拯夭枉。"《淮南子·修务训》记载：神农"尝百草之滋味，水泉之甘苦，令民知所避就。当日之时，一日而遇七十毒。"此时的医护道德是为维护集体利益所表现出来的一种自我牺牲精神和人们之间的相互救护活动。

到了奴隶社会的中晚期，随着生产力水平的提高，社会分工中出现了以医护为职业的医家，也萌发了考核医疗技术和医护道德的评价标准。《周礼·天宫医师》写道："医师，掌医之政令，聚毒药以共医事，凡邦之有疾病者……则使医分而治之，岁终则稽其医事以制其食。十全为上，十失一次之……十失四为下。"尽管当时的医护水平较低，但已经孕育了医护伦理的萌芽。

（二）我国医护伦理的形成

从战国时期到秦汉，我国医护伦理进入重要的形成时期。战国时期"百家争鸣"的出现形成了多元文化和丰富的哲学思想，与此同时，传统医学得到迅速发展，医护伦理也以医论的形式出现在各种医药典籍之中。医护伦理初步形成的标志是《黄帝内经》。《黄帝内经》十分重视人的生命价值，并把它作为医学的基本原则，指出："天覆地载，万物悉备，莫贵于人。"并在《灵枢·师传》篇专论了医者的责任和良心，《素问·疏五过论篇》列举了五种行医过失，指出医者必须具备的道德，《素问·征四失信篇》专论了医者在临床医护中易犯的四种失误，以戒后医。这些专论通过言传身教成为历代医家的必修课。战国时期的名医扁鹊，提出了"六不治"的行医准则，其中"信巫不信医"的不治，体现了自觉抵制巫医危害的行医规范。东汉时期的张仲景在其《伤寒杂病论》中主张"知人爱人"、"留神医药"、"精察方术"，反对"竞逐荣势"，对医护道德做了精辟的论述。诸多著名医家的医学成就和对医护道德的论述及身体力行的高尚医护道德，为我国传统医护道德的形成奠定了坚实的基础。

（三）我国医护伦理的发展完善

隋唐到明清时期，生产力水平和医学实践得到了长足的发展，在儒家仁爱伦理思想影响下，医学人道主义等医护伦理思想也得到进一步发展和完善。隋唐时期名医辈出，其中最著名的是祖国医护伦理思想的集大成者孙思邈，他的《千金要方》中的《大医习业》和《大医精诚》篇不仅继承和发展了传统的医学人道主义思想，而且全面论述了以"仁爱救人"为核心的医护道德要求。明朝时期，由于工商业的发展，刺激了商品经济的繁荣，中国出现了资本主义萌芽，商品观念向医护道德意识中渗透，于是，医护道德理论中又增加了反商品意识的内容。这个时期最著名的医学文献是李时珍的《本草纲目》，里面蕴藏了许多医护道德要义。另一个重要的医护道德文献是陈实功的《医家五戒十要》，曾被美国1978年版的《生命伦理学百科全书》列为世界古典医护道德文献之一。龚廷贤在《万病回春》中总结出的"医家十要"，也是当时重要的医护道德文献。清代对医护道德发展有突出贡献的是一代名医喻昌，他一改以往医家箴言式的说教形式，结合临床诊治论述医护道德，写出了《医门法律》一书。他把临床诊治的法则称为"法"，把针对临床诊治中易犯的错误提出的禁例称为"律"，对临床医疗行为进行评价，开创了临床医护道德的先河。同时，他还第一个提出"笃于情"的医护道德核心思想，揭示出医护道德情感在医护道德品质形成过程中的地位和作用，这无疑是对医护道德理论研究的一次大突破。

（四）我国护理伦理学的建立

近代，由于受"闭关锁国"政策的影响，加上战乱频繁，社会动荡，更有西方医学的冲击，祖国医学遭受了前所未有的打击。在近代，对医学伦理界影响较大的是宋国宾的《医业伦理学》，这是我国西医学界第一部现代医学伦理学著作。

我国近代护理工作是随着西医传入而开始的。1820年英国传教士马礼逊和东印度公司船医李文斯顿首先在澳门开设诊所。1834年美国也派传教士兼医生帕克在广州设立眼科医院，当时只有由医院以短训班方式培训的男护理助理人员。1900年以后，中国各大城市建立了许多教会医院，并纷纷附设护士学校。1909年中华护士会成立，1914年全国护士大会决定将"Nurse"译为"护士"。1918年第四届全国护理大会将《护理伦理学》规定为护士的必修课。1921年协和医学院和燕京、齐鲁、金陵、东吴、岭南五所大学合办高等护士教育，此外还开办了护士教育、护士行政管理和公共卫生护理等进修班，为全国各医院培养师资和护理人才。1934年南京政府成立护士教育专门委员会。这个时期的医护伦理以爱国主义、民族主义和医学人道主义为主要特征。

中国共产党一贯重视护理工作。1931年在傅连章医生的主持下开办了红军自己的护士学校，不久又成立了中央医务学校，培养具有进步思想的医务人员，使之成为八路军、新四军的医护骨干。1937年成立了中华护士协会延安分会。1939年毛泽东同志发表《纪念白求恩》一文，对当时广大医药卫生工作人员产生了巨大影响，对护理道德的发展也起了重大作用。1941年毛泽东同志为延安医大题词："救死扶伤，实行革命的人道主义"，这大大鼓舞了革命队伍中广大医药卫生工作者，并成为我国社会主义医护道德和护理道德基本原则的重要内容。1941年至1942年毛泽东同志两次为护士题词："尊重护士，爱护护士"及"护士工作有很大的重要性"。

中华人民共和国成立后，护理事业得到了迅速发展，出现了全心全意为人民服务的高尚的道德风貌。1950年护士代表参加了第一届全国卫生工作会议，大会对护理事业的发展作了统一的规划。随着整个医疗事业的发展，护理队伍日益壮大。1956年，卫生部拟定了《关于改进护士工作的指示》（草案）。之后，医院相继成立了护理部，开展护士进修教育，加强护士的业务学习和举办正规教育。同时，在护理人才培养中注重护理道德教育，护理伦理学逐渐成为一门独立的学科，护理伦理学的科学研究进入了一个新阶段。

三、国外医护伦理学的形成与发展

（一）古代医护伦理

古代社会医护不分家，因而医护道德也密不可分。这时期的医学道德主要包括三部分：西方医德、东方阿拉伯医德和印度医德。

古希腊的希波克拉底不仅是西医的奠基人，也是西方医德的奠基人。他的《希波克拉底全集》是西医学的重要典籍，其中《希波克拉底誓言》是西方最早的医德经典文献。《希波克拉底誓言》把为"病家谋利益"作为医家的最高行为准则，并制定了一系列医德行为规范。古罗马也很早就有了医德的相关记载。这一时期最具代表性的人物是古罗马的医生盖仑。他不仅在解剖学方面有不朽的贡献，而且对西方医德的发展也作出了一定贡献，提出医学研究不求身外之物，作为医生不可能一方面赚钱，一方面从事伟大的艺术——医学。这种精诚医德的思想对西方医学的发展起到了一定作用。

东方阿拉伯医德最早是由阿拉伯的犹太医生迈蒙尼提斯论述的。他的《迈蒙尼提斯祷文》是古代医德史上一篇具有重要学术价值和广泛社会影响的文献。《祷文》中提出：要有"爱护医道之心"、"毋令贪欲、吝念、虚荣、名利侵扰于怀"，要诚心为病人服务，"善视世人之生死"，"以此身许职"，"无分爱与憎，不问富与贫。凡诸疾病者，一视如同仁。"总之，《祷文》在行医动机态度和作风方面表现出了高尚的医德思想，在医德史上堪与西方医德中的希波克拉底《誓言》相媲美，对后世医德的发展产生了深远的影响。

印度医学道德在国外传统医德中也占有重要地位。印度医德主要体现在公元1世纪名医阇罗迦和公元5世纪名医妙闻的言论当中。阇罗迦提出："医生治病既不为己，也不为任何利欲，纯为谋人幸福，所以医业高于一切。"妙闻提出了医者四德："正确的知识、广博的经验、聪敏的知觉和对患者的同情。"这些论述体现了医学人道主义精神。

（二）近代医护伦理

欧洲文艺复兴运动冲破了中世纪封建宗教统治的束缚，先进的思想家们提出了人道主义的口号，批判以神道为中心的传统观念。人道主义为医学科学和医学道德摆脱中世纪宗教统治和经院哲学的束缚发挥了重要作用，促进了以实验为基础的医学科学的发展。西班牙著名医学家塞尔维特与近代解剖学的奠基人维萨里，用实验的方式一起对僧侣医学进行研究和批判，从而宣告了近代医学的兴起。近代医学阶段，医疗服务方由个体行医变为集体行医，医护道德也由对个体医疗行为的约束转化为对群体的社会性规范，医护道德的范围、内容和社会责任不断扩展，医学人道主义成为医护道德的核心。德国柏林大学教授胡佛兰德的《医德十二篇》集中反映了这一时期的医护道德思想。他明确提出：为人道而行医；医生的义务和病人的权利；医院查房、会诊和处理医患关系的道德要求。同一时期，英国帕茨瓦尔在1791年专门为曼彻斯特医院起草了《医院及医务人员行动守则》，并于1803年出版了《医学伦理学》。1847年美国医学会成立，制定和颁布了《医德守则》，规定了医患、医医、医社之间的责任和义务。

护理道德观念受医学道德观念的影响极大，护理道德是由早期的基督徒提供给生病的、年老的以及无家可归的人，完全本着基督救人济世的精神为病人服务。随着近代医学的发展，护理学逐渐发展成为一门独立的学科。其创始人是英国的弗洛伦斯·南丁格尔女士。

弗洛伦斯·南丁格尔是使护理成为护理科学的创始人，1820 年她出生于意大利佛洛伦萨一个富裕显贵的英国家庭，受过良好的教育，学识渊博，阅历丰富，聪慧明理，性格刚毅，容貌端庄。在当时的英国，护理病人的工作除由教会修女们主持外，均由社会最底层的妇女来担任。南丁格尔却敢于冲破世俗偏见，勇敢地利用一切机会走访各医院，阅读和研究有关护理和医学的书籍，并坚决抵制来自家庭及社会的压力，最终创建了现代护理和护理教育。1860 年 6 月在伦敦圣多马医院开办了第一所护士学校，对学生进行系统的现代护理教育。1862 年协助创建了利物浦第一所乡村护士学校，1881 年又创建了军队护士学校。南丁格尔对护士的地位和作用作了较高的评价，强调了护理道德的重要性。她指出"护理要从人道主义出发，着眼于病人，既要重视病人护理的生理因素，对于病人的心理因素也要给予充分的注意。"她强调护士应由品德优良、有献身精神和高尚的人担任，要求护士做到"服从、节制、整洁、恪守信用"。她不但重视护理教育，而且重视护士的品德教育，认为有教养、进取心、思维敏捷、灵巧、判断力强并有一定的教育水平和宗教信仰的人才适合成为护士。南丁格尔在《护理札记》中还对护士提出了具体要求："一个护士必须不说别人闲话，不与病人争吵。除非在特别的情况下或有医师的允许，才能与病人谈论关于病况的问题。不容置疑，一个护士必须十分清醒，绝对忠诚，有适当信仰，有奉献自己的心愿，有敏锐的观察力和充分的同情心。她需要绝对尊重自己的事业，因为上帝是如此信任她，才会把一个人的生命交付在她的手上。"《护理札记》是一本护理伦理思想丰富的著作，为护理伦理学的形成奠定了基础，并作为护士学校教科书被译成多种外国语本发行。

根据南丁格尔的护理道德思想，美国一位名叫格瑞特的护士于 1893 年组织了一个自任主席的委员会，仿效《希波克拉底誓言》编写了《南丁格尔誓言》。格瑞特编写的《南丁格尔誓言》，成为护理界的《希波克拉底誓言》，也是护理史上第一个国际性的护理伦理准则。

在近百年时间内，一些国家或国际性团体相继成立。1899 年英国护士芬威克等建立了国际护士会（ICN），中华护理学会也于 1922 年加入该会，成为第十一个会员国。

（三）现代医护伦理

第二次世界大战以后，医学与社会的关系日趋深广，医学科学技术飞速发展，于是，旧的医护道德观念受到冲击，新的医护道德观念不断出现，医护道德问题成为社会普遍关注的问题，医护道德也日益趋于国际化，一些国际文献相继产生。1946 年，制定了著名的《纽伦堡法典》。1948 年，世界医学会全体大会以《希波克拉底誓言》为基础，制定发表了《日内瓦宣言》。1949 年，世界医学会在伦敦通过了《世界医学会国际医德守则》。1953 年国际护士会议拟定了《护士伦理学国际法》，并于 1965 年在德国法兰克福作了修改。1964 年，第 18 届世界医学大会在芬兰赫尔辛基召开，通过了《赫尔辛基宣言》，提出以人为实验对象的道德原则，并于 1975 年作了重要修改。1965 年，国际护士协会通过了《国际护士守则》，后于 1973 年大会时作了重要修改。1968 年世界医学大会在澳大利亚悉尼召开，通过《悉尼宣言》，规定了由于器官移植引起的死亡标准。1975 年 10 月在东京召开的第 29 届世界医学大会，通过了《东京宣言》，制定了《关于对拘留犯和给予折磨、虐待、非人道对待时，医师的行为准则》。1976 年，美国护士会制定了《护士章程》。1977 年，第六届世界精神病大会鉴于现实社会中医生与病人关系的复杂性，有可能利用精神病知识和技术作出非人道原则的事情，专为精神病医生制定了道德标准，即《夏威夷宣言》。

1946 年南丁格尔的《护士札记》改名为《护理的艺术》，为护理伦理学的形成打下了坚实基础。

四、传统医护道德的优秀成果

（一）仁爱救人的医业宗旨

我国古代医家把医学称为"仁术"，把"济世救人"作为医业宗旨，认为医生的唯一目的就是救人疾苦，推崇医生要讲仁爱、同情、廉洁，不谋私利。原始社会初期，仁爱救人、不为私利的献身精神已形成。到了春秋战国时期，《黄帝内经》明确提出了"济群生"的朴素的人道主义观点，认为"天覆地载，万物备悉，莫贵于人"。汉代名医张仲景目睹家乡疫病流行，人民处于瘟疫祸害之中，为了拯救病人，救死扶伤，他发愤学医，著书立说，《伤寒杂病论》正是他医学人道主义精神的结晶。唐代大医孙思邈继承并发展了传统的医学人道主义思想，指出："人命至重，有贵千金，一方济之，德逾于此。"把尊重人的生命价值作为医家的最高医护道德目标。孙思邈还提出了以"仁爱救人"为核心的医护道德规范，强调医家对病人要有同情心，无欲无求，清廉正直，不谋私利。清代名医费伯雄更是开宗明义地指出："欲救人而学医则可，欲谋利而学医则不可。"希波克拉底指出："无论至于何处，遇男或女，贵人及奴婢，我之唯一目的，为病家谋幸福。"胡弗兰德在《医德十二箴》中写道："要用忘我的工作来救治别人，救死扶伤，治病救人，不应怀有别的个人目的。"这些思想代代相袭，成为医界永恒的职业宗旨。

（二）一视同仁的医业态度

古代医家从朴素的医学人道主义出发，认为不管什么人，只要他有病，就应该有权得到治疗，而作为医生，决不能只事权贵，而看不起贫苦之民。鉴于此，历代医家都十分强调"一视同仁"的思想。名医华佗不畏权势，托故妻病，回乡为百姓治病，后被曹操杀害，用生命捍卫了自己的品格。孙思邈在《千金要方》中强调对待病人要一视同仁，普同一等，他说："若有疾厄来救者，不得问其贵贱贫富，老幼妍媸，怨亲善友，华夷愚智，普同一等，皆如至亲之想。"宋代医生张柄，治疗病人，"无问贵贱，有谒必往视之，全活甚多"。元代名医朱震亨，主动为贫病之家诊治，凡病家有请，"虽雨雪载道，亦不为止"。元末明初的外科医生刘勉祖，"生平视病者平等如一"，富者不贪其财，贫者不厌其求。明代医家龚廷贤主张"博施济众"，强调"贫富虽殊，药施无二"，并在《万病回春》中对当时医界那种重富轻贫的风气进行了严厉的批判。《国际护士守则》规定："不论国籍、种族、主义、肤色、年龄、政治和社会地位，一律不受限制"，"不分贫富智愚，不分黑人白人，均应耐心地服务"。在存在政治经济差等的社会里，医护人员要做到一视同仁是十分难能可贵的。

（三）一丝不苟的医业作风

医学是人之生命所托，历代医家在长期的医疗实践中十分重视严谨的工作作风，强调诊治病人必须严肃谨慎，不轻浮和嬉戏，不马虎和鲁莽。如孙思邈强调诊疗时"不得多语调笑，谈谑喧哗"，要"望之俨然，宽裕汪汪，不皎不昧"。祖国医学有"用药如用刑"、"用药如用兵"的说法，强调看病处方必须十分慎重。孙思邈在《千金要方》中反复强调，医生诊治疾病一定要认真负责，不能粗心大意，指出看病诊疾要专心致志，仔细检查体形征候，一丝不漏，下药扎针，不得有半点差错。对急病要急速抢救，但要临急不慌，不能只图表现自己快捷，而草率行事。此外，处方用药也要十分谨慎。明代名医龚信在《警医箴》一书中，曾深有体会地指出："至重惟人命，最难却是医。病源须洞察，药饵要详施。当奏万效全，莫趁十年时。死生关系大，唯有上天知。叮咛同志者，济世务加思。"告诫医者要谨慎行医，一丝不苟。南丁格尔女士认为护理工作是精细艺术中最精细者，强调要对患者体贴入微，观察细致，认真揣摩。因而在克里米亚战争中，创造了仅用 6 个月的时间使伤员死亡率从 42% 迅速下降至 2% 的奇迹。

（四）一心赴救的医业境界

传统医护道德历来强调医者要不怕艰难险阻，做到患者有求，医者必应。不论情况怎样，都要为病人勇担风险，一心赴救。孙思邈指出，医生"不得瞻前顾后，自虑吉凶，护惜身命"，应当"勿避艰险、昼夜、寒暑、饥渴、疲劳，一心赴救"。他还指出，作为一个同情病人疾苦的医者，为病人治病时，应当不怕脏臭。凡遇病人患疮疡伤科病或拉痢疾时，医者要有同情怜悯之心，绝不能有丝毫厌烦之意。孙思邈本人治疗过六百多例传染病，为了解麻风病人的痛苦，他不怕被传，亲自看护，详细诊察，认真记录，通过观察得出治疗此病的方法。南丁格尔女士为了救治患者，不惜抛弃舒适富裕的生活，终生未婚，为护理事业无私奉献。

（五）勤学互助的医业精神

历史上一些著名的医家，一贯认为要实现"仁爱救人"的济世愿望，就必须有高超的技术，精通医业，要精通医业，就必须虚心学习，刻苦钻研。古医书《医学集成》中指出："医者，生人之术也，医而无术，则不足生人。""医之为道，非精不能明其理，非博不能至其约。"医家要"博极医源，精勤不倦，谦虚谨慎，刻苦钻研。"《古今医统》曾说："医本治人，学而不精，反而夭折。"明确指出，勤学不倦是医者的本分，不学无术，不仅难以行医，而且还加害于人。许多医书记载了古代医家热爱医业、精勤学习的事例。唐代名医孙思邈毕生嗜医成癖，竭力攻读医学，直至"白首之年，未尝释卷。"宋代医家杨介是虚怀若谷的榜样。据《盱眙县志》载，有一老人患病找杨介诊治，杨介诊断说三年后必患背疽而死，已无法救治。后来患者又投奔茅山观一个医术神通的道士，道士诊断后，让他每日服梨一只而愈。杨介得知此事后，深感自己医学浅薄，便穿上礼服，焚香往茅山设拜，丝毫没有嫉妒之意。《希波克拉底誓言》强调：应当尊重师长，同行互助友爱，亲如兄弟姐妹，共同进步。

考点：传统医护道德的优秀成果

第二节　护理伦理学的研究对象和基本理论

案例

某医院急诊科收治一名脑出血病人行开颅手术，术后连夜送至重症监护室。重症监护室护士刘某认真仔细护理病人，随时监测生命体征，应对病情一切变化，以提高抢救成功率为目标。次日凌晨 4 时，护士发现病人突然出现呼吸急促达 32 次/分，脉搏快而弱，血压低至 60/40 mmHg，双侧瞳孔不等大，她预感到颅内出血，一边迅速向值班医生报告，一边打开呼吸机，做好二次手术的一切准备工作。故二次开颅手术进展及时顺利，证实了病人脑部又有一动脉破裂出血，由于发现早，医护密切配合，手术成功，病人得救。

请思考：护士刘某行为的伦理依据。

一、护理伦理学的研究对象

任何一门学科都有自身特有的研究对象。护理伦理学通过对医护道德现象的全面研究，揭示医护道德关系中各种矛盾及其矛盾变化发展的规律性。也就是说，护理伦理学以医护道德现象和医护道德关系为研究对象。医护道德现象是医护道德关系的表现，医护道德关系是医护道德现象的主要组成部分。

（一）医护道德现象

医护道德现象是医学领域中人们道德关系的具体体现。医护道德现象表现为医护道德意识现象、医护道德规范现象和医护道德活动现象。

1．医护道德意识现象　也称"医护道德理论"，是指医护道德的思想观点和理论体系，包括医护道德观念、情感、意志、信念等，属于医护道德的主观方面。

2．医护道德规范现象　也称"医护道德规范"，是指在医学实践中评价和调解医护人员行为的准则，是社会对医护人员处理医际关系及其行为的基本要求的概括。

3．医护道德活动现象　也称"医护道德实践"，是指根据一定的观念，遵循一定的医护道德准则，进行的医护道德评价、医护道德教育、医护道德修养等，是主观见之于客观的方面。

总之，医护道德既以观念、理论等意识形式存在于医护实践中，又以原则、规范形式构成医护道德的规范体系，指导着医护道德的实践。因此，护理伦理学既从观念形态上研究医护道德理论，又从职业特征上研究医护道德规范，还紧密结合医学实践研究医护道德实践。

（二）医护道德关系

医护道德关系，是指在医护道德实践活动中形成的各种人际关系。医护道德关系主要包括医患关系、医医关系、医社关系和医研关系。

1．医患关系　医患关系是指在医学实践活动中，医方与患方所发生的人际关系。这是医学实践中的基本关系，也是护理伦理学研究的核心问题。护理伦理学的主要任务就是揭示医患之间的道德地位、道德责任和道德价值，阐释医患双方在医学活动中应遵守的规范和准则，分析社会和医学发展过程中医患关系的发展变化。

医患关系的模式有三种：主动—被动型、指导—合作型、共同参与型。在医患关系中，医患双方是服务与被服务的关系，医方处于主导地位。但随着社会的发展和医学科学的进步，医患关系出现了新的趋势：医患关系的民主化趋势；医患关系的法制化趋势；医患关系的人文化趋势；医患关系的多元化趋势。

2．医医关系　又称医际关系，是指在医学实践活动中，医方内部之间所发生的人际关系。包括医生与医生，护士与护士，医生与护士，医生与检验、影像、药剂等技术人员，医护、医技与医院管理人员之间的关系。护理伦理学研究其共同的道德责任和协调医际关系的道德要求。

医医关系的模式有：主从型、并列—互补型、参与合作型。医医关系逐渐从传统的主从型向互补、合作型转变。医医关系直接或间接影响医患关系。

3．医社关系　医社关系是指医学活动与社会之间的道德关系。医学不仅承担着服务患者的义务，而且承担着为社会人群提供健康服务和技术保障的社会责任，同时，医学活动又是许多重大社会问题和活动的参与者，如计划生育和优生优育基本国策的实施、传染病控制、重大事故现场急救中涉及的道德理论、道德责任和道德准则等一系列问题，都需要医护伦理学加以研究和应对。

随着社会的现代化和医学的社会化，医学与社会的联系越来越密切，医学模式、健康观、疾病观发生了巨大的变化，这种变化对医社关系产生了深远的影响。因此，协调好医社关系，已成为社会安定与进步的重要因素。

4.医研关系　医研关系是指医学科研中产生的道德关系。随着社会的进步和医学科学技术的发展，提出了许多新的伦理问题，这些问题往往与传统的伦理观念和价值取向发生冲突，如新的生育技术、基因技术、器官移植技术中产生的一系列的伦理问题，都需要医护伦理作出科学回应和选择。这使得医学研究活动中矛盾日益突出，医学科研道德也日益重要。

（三）其他

除了医护道德现象和医护道德关系，护理伦理学还要深入研究传统护理伦理学的宝贵遗产，科学地阐明医护道德的发展规律。随着医护实践活动的深入和拓展，新的医护道德难题不断出现，需要护理伦理学提出有价值的指导原则。所以，解决医护道德难题和不断探讨现代护理伦理学的新观念、新理论，也成为护理伦理学新的课题。

二、护理伦理学的基本内容和特征

（一）护理伦理学的基本内容

护理伦理学是由护理道德理论、护理道德规范、护理道德实践三大主要内容构成的有机体系。

1.护理道德理论　护理道德理论是护理伦理学的精髓。主要论述护理道德的本质、特点、社会作用、历史渊源、文化属性、发展规律，护理道德的理论基础及思想内容的演变，护理道德与相关学科的关系，护理道德与医学科学发展、医学模式转变之间的相互影响，护理道德与经济和社会发展的关系等。这些基本问题贯穿于整个护理伦理学体系，起指导作用。护理道德理论的研究，必须以马克思主义伦理观为指导，以辩证唯物主义和历史唯物主义为理论基础，以人们的社会物质关系作为护理道德赖以产生和发展的前提。

2.护理道德规范　护理道德规范主要总结、归纳护理活动中的行为规范和准则，并为护理人员的医学实践提供指导，是体现护理伦理学特征的基础，也是护理伦理学的主体内容，主要包括护理道德基本原则、护理道德基本规范和护理道德基本范畴。护理道德规范主要论述什么"应当"，什么"不应当"，即什么是善，什么是恶，从而使其避恶趋善，自觉选择符合护理道德规范的医学行为。护理伦理学作为一门规范科学，它既有对护理人员职业道德的基本要求，也有衡量和评价护理人员医护道德品质的具体标准。因此，护理道德规范成为护理伦理学的中心内容和主体部分，体现护理伦理学的基本风貌，在整个学科中占有重要地位。

3.护理道德实践　护理道德实践是护理伦理学的基础和归宿。一方面护理伦理学来源于护理道德实践，是对护理道德实践的概括和总结；另一方面护理伦理学又要指导护理道德实践，为护理道德实践服务。学习护理伦理学，归根结底是使护理实践与护理道德实践同步，把护理实践规范到护理道德实践的轨道上。护理伦理学研究的护理道德实践，主要是指护理道德评价、护理道德教育和护理道德修养等实践活动。

护理道德理论、护理道德规范、护理道德实践既相互独立，又相互贯通。其中，护理道德规范是连接护理道德理论和护理道德实践的桥梁。

（二）护理伦理学的基本特征

由于护理科学不同于其他科学技术，其本身就含有伦理因素，护理临床实践和护理科学研究中都体现了伦理价值和道德追求。因此，护理伦理学有三个比较显著的特征：

1. 理论性　护理伦理学作为护理道德的学科形态，它不仅仅指明护理人员应当如何，而且还给这种应当以理论上的说明，论证护理道德规范体系，科学地阐明护理道德的客观必然性和发展规律性，从而使这种原则规范，不仅能使护理人员形成一种认识，而且能成为一种坚定信念，它是以理论的形态再现道德。

2. 规范性　护理伦理学以阐述护理道德规范为主要内容，是护理人员医护道德行为的规范学科。护理伦理学通过护理道德规范调节医护道德关系，制约护理人员的行为，维护病人和社会利益。

3. 实践性　护理伦理学的理论性和规范性决定了它的实践性，表明它是知行统一的学科。护理伦理学的实践性很强，学习护理伦理学就是要求护理人员在护理实践活动中，用护理道德理论指导自己的护理道德实践，使护理工作服务于人民，服务于社会。护理伦理学一旦脱离了护理道德实践，就失去了其应有的价值。

三、护理伦理学的基本理论

（一）生命神圣论

生命神圣论指人的生命具有至高无上、神圣不可侵犯的道德价值的伦理观。在人类社会早期，人们意识到生存的艰难，产生了生命极其宝贵的生命神圣思想。生命对于人是第一重要的，生命与世界上的其他事物相比具有至高无上性，离开了生命，世界上万事万物就失去了存在的意义。《黄帝内经》中的"天覆地载，万物悉备，莫贵于人。"《道德经》中的"天大，地大，人亦大。"《吕氏春秋·重己》中的"圣人虑天下，莫贵于生。"孙思邈《千金要方》中的"人命至重，有贵千金，一方济之，德逾于此。"都是生命神圣思想的具体体现。宗教的产生更把生命神圣论推向了极端。

生命神圣论是医学科学和医学职业产生的基础。生命宝贵，所以当生命受到伤害、受到疾病折磨的时候，就需要一种学问予以研究和解决，就需要有一种职业、一部分人专门为这些受到伤害、受到疾病折磨的人们提供帮助。这门学问就是医学，这种职业就是医疗卫生职业，这些专业人员就是医务人员。生命神圣思想，激励人们探索生命的奥秘，发现诊治疾病的新方法，建立维护人类健康的完善的医疗卫生制度，也大大促进了医学科学的发展和医疗技术的进步。生命神圣思想唤醒了人们关心、重视生命的良知，促进人类的生存和发展。然而生命神圣论具有抽象性，缺乏辩证性。从历史上，考察人的生命并不是绝对神圣不可侵犯的，比如原始社会人们可以吃掉俘虏。从现实生活中也不难发现，人的生命也不是绝对神圣不可侵犯的，比如世界上还有许多国家保留死刑。生命神圣论在现实生活中还导致大量的伦理难题，影响计划生育政策和医学新技术的开展。

（二）医学美德论

医学美德论又称为医学德性论，是传统的医护道德学的理论，它以医学品德、医学美德和医护人员为中心，研究和探讨医护人员应该是一个什么样的人，有道德的医护人员是什么样的人，医护人员应该具有什么样的品德或品格。

医学美德论以个人为道德的主体和载体，重视人的道德主体性，强调自由、自律和负责精神；把人的美德作为价值追求的目的，而不是作为达到目的的手段。认为道德表现于人的言谈举止，深藏于人的品行之中，重视个体道德心理分析。重视品德范畴的体系构建和实际应用，注重于个体道德研究。

医学美德论有利于医护人员完善人格。医学美德的主要内容包括：仁爱慈善、公正诚实、审慎认真、勇于进取、廉洁正派等。医护人员要善于利用美德论来阐述医护行为与后果，评判医护当事人行为与后果的善恶。但医学美德论局限于个体人的道德完善，忽视社群环境对个体道德的制约性，没有把作为道德主体的人理解为社会关系的总和，不利于实现个体道德建设与社群道德建设的平衡发展。

（三）医学义务论

医学义务论以医护道德义务和责任为中心，研究和探讨医务人员应该做什么，不应该做什么，即医务人员应该遵守怎样的医学道德规范，并对医务人员的行为动机和意向进行研究，以保证医务人员的行为合乎道德。医学义务论的核心内容是医护道德义务，医护道德义务是医学界的职业道德责任。医护道德义务的责任主体是整个医学界，基本的责任主体是医务人员；责任客体是服务对象（包括个体和社会），基本的责任客体是病人。医护道德义务是社会对医学界的职业责任要求，其具体内容由社会的医学道德体系规定。随着医学的发展和社会的进步，医学界的职业责任会发生一些变化，当今主要的医护道德义务是救死扶伤、防病治病、维护健康、提高生命质量等几个基本方面。

医学义务论注重提出社会医学道德要求，但认为这些道德要求是绝对的，而往往不管行为的结果对社会、对病人、对自己是祸还是福，其精神实质，就是即使天塌下来，也要行正义之事。不注重这些道德要求是怎样提出、形成、论证和研究的，不注重这些规范在丰富复杂的现实医学实际中的灵活运用。尤其是当今，在进行医学伦理决策的时候，所依据的道德规范（医护道德义务）之间本身会发生矛盾。在对许多医学行为进行道德评价的时候，已有的道德规范（医护道德义务）之间本身发生矛盾，此时医学义务论的缺陷就暴露得更加突出。

（四）医学功利论

功利论认为，判定人的行为在伦理上的正误的标准要看行为的效用如何。功利论分为行为功利论和规则功利论。行为功利论将效用原则直接应用于特定的行为，把行为的价值是否带来有效用的后果作为行为在伦理上正误的标准。规则功利论认为判定行为的对错要看其是否符合规则，而规则应带来正效用，或正效用大于负效用。在实际工作中功利论被广泛应用，如成本/效益分析、风险评估等。对功利论的批评集中在两个方面：一是后果或效用难以定量和计算，也难以预测。二是有可能导致社会不公正。在应用功利论的同时，也要看到和避免其中的不足之处。

（五）医学公益论与医学公正论

1. 医学公益论 医学公益论强调以社会公众利益为原则，是社会公益与个人健康利益相统一的医护伦理理论。随着医学科学的发展和新的医学模式的出现，医学已经发展成为一项社会性事业，医学活动与某一群体、全社会乃至全人类的利益密切相关，不仅与当前利益密切相关，而且与长远利益相关；不仅与当代的人们利益密切相关，而且与子孙后代的利益密切相关。因此，医学公益论主张医学活动兼顾社会公益、集体公益与个人利益的统一，兼顾经济效益与社会效益的统一，兼顾当前利益与长远利益的统一。当矛盾统一体发生冲突时，如果冲突不是"非此即彼"的排斥性冲突，那么社会、集体无权作出否定个人正当利益的抉择，应尽量满足个人利益。当冲突是以排斥方式产生时，应当从整体利益出发，贯彻社会优先的原则。

2. 医学公正论 医学公正论强调医疗卫生领域内体现公平对待、均衡、效益等。主张人人享有健康的基本权利，健康面前人人平等。在具体资源和利益的分配上，按照需要来处理分配，相同需要应相同处理和对待，不同需要则不同处理，坚持合理差等享权的原则。人人平等不等于人人平均，合理的差等分配可以有效地防止资源浪费，提高资源使用效益，这才是真正的公正。公正分配资源也不等于无偿分配资源。我国还处于社会主义初级阶段，除国家财政支持外，还需要医疗行业谋求自身发展。国家财力重点保障国民基本医疗，公民从经济角度上应当为医疗发展承担一定义务。

（六）生命质量论与生命价值论

现代医学的进步和人们观念的转变，人们对生命神圣论认识有了突破性的改变，提出了生命质量论和生命价值论。

1. 生命质量论 是指根据人的自然素质（在临床实践中，通常指健康程度、治愈希望、预期寿命和智力状况等）的优劣，而采取不同对待的生命伦理观。生命质量论认为生命质量是生命神圣的基础，应该根据自然素质的高低、优劣来决定相应的医疗措施。生命质量分为主要质量、根本质量和操作质量三种。主要质量指个体生命的身体或智力状态。根据这一生命质量标准，生命质量论认为，患有严重的先天心脏畸形儿和无脑儿，其主要质量已经非常低，因此，已经没有必要进行生命维持。根本质量是与他人在社会和道德上相互作用上的生命的意义和目的。根据这一生命质量标准，生命质量论认为，极度痛苦的晚期肿瘤病人、不可逆的昏迷病人已经失去了与他人在社会和道德上的关系，失去了生命的意义和目的，因此，已经没有必要进行生命维持。生命质量论认为，对生命质量极其低下或没有生命质量的人，医学不必再履行挽救义务，这样做是符合医学伦理学道德要求的。

2. 生命价值论 是指根据生命对自身和他人、社会的效用如何，而采取不同对待的生命伦理观。根据生命价值主体的不同，生命价值分为内在价值和外在价值。价值就是生命具有的对他人、社会具有效用的属性，是生命具有的对他人、社会的效用。根据生命价值是否已经体现出来，生命价值分为现实的生命价值（现实价值）和潜在的生命价值（潜在价值）。现实价值指已经显现出的生命对自身、他人和社会具有的效用；潜在价值指生命目前尚未显现、将来才能显现出的对自身、他人和社会的效用。根据生命价值的性质，生命价值分为正生命价值、负生命价值和零生命价值。正生命价值是指生命有利于自身、他人和社会的效用的实现，即对自身、他人和社会有积极效用；负生命价值是指生命有害于自身、他人和社会效用的实现，即对自身、他人和社会有消极效用；零生命价值（无生命价值）是指生命无利也无害于自身、他人和社会的效用的实现，即对自身、他人和社会既没有积极效用又没有消极效用。生命价值论认为，医学参考其生命质量，在分配卫生资源和对待生命的态度上可以有所取舍，对生命质量低下，且零生命价值和负生命价值的人，放弃医护道德义务是符合医学伦理学道德要求的。

生命质量和价值论的提出，使人们由传统生命神圣论转向生命质量和价值的新观念，促进医务人员追求高质量的生命，为人们控制不需要出生的人而采取避孕、人工流产、节育、遗传咨询等措施提供了理论依据，为人们提出人口政策、环境政策、生态政策等提供了理论依据，也为解决医护道德难题提供了理论依据。生命质量论和生命价值论的提出完善了医护伦理学的理论基础，为全面认识人的生命提供了科学的论据。然而，绝对的生命质量论和生命价值论主张根据人的质量和价值对人区别对待，显然违背了人人平等的观念。

考点：护理伦理学的基本理论

四、护理伦理学与其他医学人文学科

（一）护理伦理学与医学伦理学

护理伦理学与医学伦理学同属于卫生领域的道德规范学科，由于护理伦理学是依托医学伦理学学科发展起来的新兴学科，因此，二者肩负着共同的医业宗旨和职业使命，具有相同的伦理原则、规范和范畴。两者在具体规范方面有所侧重，护理伦理学侧重于护士伦理规范，而医学伦理学侧重于医师伦理规范。两者相辅相成，共同构成卫生领域的两大支柱规范体系。

（二）护理伦理学与护理心理学的关系

护理伦理学与护理心理学是姊妹学科，二者相互渗透。护理伦理学主要研究护理人员在医学实践中应遵循的道德原则和规范，并有效地开展护理道德评价和护理道德教育，以不断提高护理人员的护理道德修养，使护患关系和谐协调、护医关系团结协作。护理心理学是从护理情境与个体相互作用的观点出发，研究在护理情境这个特定的社会生活条件下个体心理活动发生、发展及其变化规律的学科。护理伦理学为心理诊断与心理治疗提供了可能与保证。护理心理学为护理伦理行为提供了心理科学的依据。护理人员通过良好的医护道德行为，给予患者的心理治疗，有助于病人身心状态的改善，达到治疗的目的。

（三）护理伦理学与法学的关系

护理伦理学与法学相互补充、相互支持，相互转化，各有特点。法学是研究法的产生、发展及其规律的科学。护理伦理学与法学（包括卫生法学）同属于规范学科，担负着调节人际关系，维护社会正常秩序的使命。在护理实践中，有时单靠护理道德无法调节某些护患和护医道德关系，需要依靠法律法规强制解决。而有些行为虽没有触犯法律，而确实又违背了道德，就得靠护理道德教育、护理道德信念、护理道德舆论的力量纠正。有些护理道德规范可以通过立法程序转化为法律规范，有些法律规范也具有道德规范的价值。两者有联系也有区别。道德主要通过良心发挥作用，法律是通过国家的强制力发挥作用。护理道德的调节内容涉及护理道德关系的方方面面，而法律的调节面相对狭窄。同时，护理道德的调节作用随着护理学的发展而发展。法律的调节作用将随着阶级社会的消灭而消失。

（四）护理伦理学与美学

护理伦理学与美学相互影响、相互支持。医学探索"真"，伦理学探索"善"，美学探索"美"。护理实践中的人际关系应该是"真、善、美"的统一。高尚的护理道德是护理人员内在美的体现，良好的仪表举止和得体的语言沟通既是护理人员外在美的展示，也是护理人员内在修养的外显。美学能帮助护理人员加深对美的认识和理解，提高审美能力，有助于陶冶高尚的护理道德情操。护理人员的医护道德行为应该满足病人对美的需求和渴望。在现代医学模式中，美对于疾病的治疗和康复有重要的辅助作用。

第三节　学习和研究护理伦理学的意义和方法

案例

董奉（生卒年不详），江西人，三国时期吴国名医。他医术精湛，医德高尚，隐居茅山，专为贫民治病。董奉治好了一个个疑难病症，却不要人一文钱。他只提出一个要求，凡是被他治好的病人，都要帮他种植杏树，病重的种五株，病轻的种一株。数年以后，他的园子里共种植了十多万株杏树。董奉用杏子换取粮食来周济贫民，后人称为"杏林佳话"。病人常用"杏林春暖"来表示对医生的敬意。

请思考：医护道德的意义？

一、学习和研究护理伦理学的意义

（一）护理伦理学对社会具有促进作用

社会生活和医学实践需要护理伦理学，因为护理伦理学作为规范学科具有十分重要的社会作用。总的来讲，护理伦理学的伦理规范同一般社会伦理道德一样，具有两种性质不同的社会作用。高尚的医护道德观念，良好的医护道德风尚，不仅能很好地调节医护道德关系，保证和提高医疗质量，有利于病人身心健康的恢复，有效地保护社会生产力，而且能促进医学科学的发展，推动整个社会的精神文明的建设。反之，则会破坏这一切。

（二）护理伦理学是培养医学护理人才的必修课

护理伦理学是提高护理专业学生综合素质、完善知识结构不可缺少的组成部分。一个高素质的医学护理人才，必须是一个具有丰富医护道德知识和高尚医护道德品行的人才。孙思邈曾强调"大医"必须"精诚"，精和诚必须统一，相辅相成。日本医学家高桥义雄把医者的知识结构归纳为三"H"，即 Head（理论）、Hand（才能）、Heart（品德）。可见，学习护理伦理学对培养和完善医学人才的素质和知识结构具有极为重要的科学价值。

（三）护理伦理学是医学实现自身价值的重要保证

医学的价值在于有效地挽救人的生命，全面地促进人类健康。这一价值的实现要求医护人员既能运用物质手段进行诊断和保健，又能进行精神和心理诊断和保健，这是现代医学发展的特点和趋势。

（四）护理伦理学有利于社会成员伦理观念的转变

现代医学科学的发展给医护伦理学提出了许多新课题，对学习医护伦理学赋予了新的意义。当代许多医学问题能否解决，许多科学成果能否造福于人类，不仅取决于医学本身，也取决于人们伦理观念的转变。这就是学习和研究医护伦理学的新意所在。

二、学习和研究护理伦理学应有的视野

医护道德伴随着医学的发展而发展，但是，医护道德作为社会的上层建筑，其发展不是孤立的，有什么样的经济、政治和文化属性，就会有什么样的医护道德表现。医护道德最终是由社会经济关系决定的，同时，医护道德观念又必然受特定时代政治因素和思想、宗教、民族习惯等文化因素的制约和影响。因此我们在学习和研究护理伦理学时，应当将其放在经济、政治和文化的大背景了解和探究。

（一）经济视野

经济和社会发展是医护道德进步的原动力。不同的经济基础，不同的社会发展阶段，对医护道德的影响不同。在奴隶社会和封建社会，占统治地位的是自然经济。自然经济的一个重要特征是自给自足，人们在物质利益上并没有表现出明显的冲突，因而，自然经济不可能对人们的情感关系起破坏作用。传统医护道德观念作为医务人员的良好职业习惯而世代相传。

在资本主义社会，占统治地位的是商品经济。商品生产的目的是为了追求高额利润，在价值规律的作用下，整个社会处于激烈的竞争之中，打破了自然经济的安谧平静，破坏了人与人之间朴素的情感关系，利己主义的思想往往支配着人们的行为。在商品经济的影响下，医务部门也不可避免地趋于商品化。医疗服务也不可避免地要受到价值规律的支配，从而影响了医务人员的行为。医务人员过度追求物质利益，医务活动受到金钱的支配，不可避免地导致了医护伦理道德的滑坡。

社会主义市场经济是同社会主义基本制度结合在一起的。社会主义市场经济的发展，有利于形成正确的医护道德观念，促进医护道德爬坡。市场经济的发展为医护道德的进步提供根本动力：一是为医护道德观念更新注入动力。经济基础的变革既是全部社会变革的真正动力和基础，也是道德观念变化和发展的前提。市场经济的发展，是医护道德观念更新特别是进一步确立"以病人为中心"和"以质量为核心"的思想和原则的强大动力源泉。二是为医护道德爬坡注入动力。伴随市场经济的发展，由于各种原因所致，医务界的确出现了某些医护道德滑坡现象，但从医务人员医护道德心理和医护道德行为的变化看，从医护道德本质和发展趋势看，从医护道德深层次进步因素看，医护道德整体上在爬坡，而这正是市场经济发展的必然结果。三是为完善医护道德体系注入动力。众所周知，医护道德作为上层建筑的一个重要组成部分，在改革开放和现代化建设进程中必然要经历相应的变革，建立与市场经济相适应的医护道德体系，这本身就要求医护道德体系必须建立在市场经济基础之上，必须与市场经济接轨。因此，进一步完善医护道德体系离不开市场经济的发展。当然，市场自身的弱点和消极方面也会给医护道德建设带来负面影响，必须高度重视并认真加以研究解决。

（二）政治视野

政治比道德更直接、更集中地反映经济关系的阶级利益，而道德是政治的折射。在阶级社会里，一定历史条件下的医学道德，始终离不开占统治地位的阶级道德的影响和制约：一是它规定着医学实践的性质和目的，规定着医学实践的服务方向。任何一个社会的医学实践，无一不是从该社会的统治阶级的利益出发，为该社会的统治阶级服务的。二是它规定着医护道德的具体规范、范畴和准则。如在我国封建社会的医护道德中，就有"君有疾饮药，臣先尝之"。印度《摩奴法典》规定，医生发生医疗事故时，要受罚金处分，其罚金的多寡则根据病人的阶级而定。总之，在人类历史上，各个阶级的道德以及从属于阶级道德的各种职业道德的形成和发展，总是与本阶级的政治紧密联系在一起的，为统治阶级所提倡和维护的。

（三）文化视野

传统医护道德作为一种评判善恶的标准，必然会打上民族文化的烙印。中国传统文化对医护道德的影响，体现在孔子的仁学思想中。传统医学把医护道德与"仁"的思想结合起来，强调医生应以"仁爱救人"为医护道德行为的最高准则，并使"仁"发展成为医护道德原则的核心。因此从汉武帝之后，儒家思想在我国社会意识形态领域占据统治地位，成为我国传统文化的核心，绝大部分医家都崇尚儒家学说，以儒家学说为思想依据和行为指导，造成了儒家学说与传统医护道德之间不可分割的血缘关系。如推崇"先知儒理，后知医理"、"儒医世宝"。

同时，在我国传统文化中，封建宗教伦理思想也占有一席之地。佛教的"因果报应"、"恻隐之心"、"大慈大悲"等伦理思想对医护道德思想影响是很大的。像孙思邈这样的大医家，医护道德的动机都明显表现出"因果报应"的思想。但是，由于儒家思想一直处于统治地位，道教和佛教伦理思想始终处于非主导地位。

西方传统文化的显著特征有两个：一是以自由、竞争、冒险为其主要精神，注重人的权利和利益。因而人道主义成为西方传统医护道德的一个永恒内涵。二是表现为一种宗教文化。它在国外传统文化庞大的体系结构中始终占有重要地位，统治着人们的思想，影响着人们的思维方式和生活方式。不仅如此，当时从事医疗职业的人主要是教会的祭司和僧侣，教堂和寺庙则是从事医疗实践、传授医学知识的场所。所以西方传统医护道德从外在形式到内涵都被抹上了一层浓厚的宗教色彩。如《希波克拉底誓言》就是以宗教礼仪中盟誓的形式出现的。《迈蒙尼提斯祷文》则更是以宗教祷文的形式来表述其医护道德思想的。由此可见，西方传统医护道德认为，行医除了出于人道，更是体现神的旨意的活动。

认识和掌握了经济、政治、文化等因素对护理道德的影响，才能全面深入地探究护理伦理学的发展规律和方向。

三、学习和研究护理伦理学的方法

护理伦理学作为马克思主义伦理思想指导下的道德科学，必须从实际出发，坚持辩证唯物主义和历史唯物主义的方法论。

第一，坚持辩证唯物主义和历史唯物主义。这是研究社会现象和社会规律的根本方法。护理道德作为社会道德的组成部分，与社会经济基础保持着密切的关系，同时又受到社会意识形态的影响和制约，只有坚持辩证唯物主义和历史唯物主义的立场、观点、方法，才能对医护道德现象、医护道德关系作出科学的阐述。

第二，坚持理论联系实际。这是学习医学伦理学的基本方法。首先，要认真学习护理伦理学的科学知识及其有关理论，这是学习的起点。其次，要积极参加医疗实践，注重调查研究。理论联系实际地学习和研究护理伦理学，一方面要不断地发展和完善它的理论体系，使之成为一门系统而严谨的学科；另一方面，要切实面向实际，研究古今中外丰富的医护道德实践，吸取现实医护道德实践经验，提高自己的医护道德境界。

考点：学习和研究护理伦理学的意义

| 小结 | 护理伦理学随着护理学的发展由实践活动上升为理论形态，并积淀了丰富的优秀成果。护理伦理学以医德现象和医德关系为研究对象，其内容包括护理道德理论、护理道德规范和护理道德实践，护理伦理学的基本理论依据既有传统的生命神圣论、医学美德论、医学义务论，又有医学公益论、医学公正论、生命质量论和生命价值论，学习和研究护理伦理学对医护个体、对医学行业和社会整体都具有重要的现实意义。 |

（菏泽医学专科学校　吴晓露）

第二章 护理伦理的基本原则、规范和范畴

<table>
<tr>
<td>学习目标</td>
<td>

1. 知道护理伦理基本原则和基本规范的作用。
2. 熟记护理伦理原则和规范的内容。
3. 描述护理伦理基本原则和基本规范的特点。
4. 解释医德权利与义务、医德情感与良心、医德审慎与保密、医德荣誉与功利。
</td>
</tr>
</table>

第一节 护理伦理的基本原则

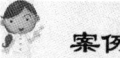

案例

一位糖尿病、肺癌晚期患者，营养师为他制订了糖尿病饮食标准，并向病人详细讲解了遵守饮食标准对控制血糖稳定的重要性，希望他能遵守所制订的糖尿病病人饮食标准。病人能理解被告知的信息，并能理性地认识到不遵守糖尿病饮食原则的不利后果，但病人还是决定不遵守营养师制订的饮食标准，选择在余生随意进食自己喜爱的食物，这样他觉得更快乐。但这会使病人因为没有控制饮食而引起血糖不稳定。

请思考：1. 该案例中涉及哪些护理伦理基本原则？
　　　　2. 作为护士你怎样处理存在的伦理冲突？

护理伦理基本原则、规范、范畴构成了护理道德规范体系，是护理伦理学的核心内容，它所涉及的理论、观点贯穿于护理道德的各个方面。学习和掌握医学道德规范体系，对培养护理人员的职业道德品质，指导和评价其言行具有重要意义。

护理伦理的基本原则是调节各种护理道德关系的根本准则和最高要求。也是衡量护理人员道德水平的根本标准。

护理伦理的基本原则是护理道德规范体系的总纲和精髓，在护理道德规范体系中处于首要地位，起着主导作用。无论是护理伦理规范的制定，还是护理伦理范畴的确立，都必须遵循护理道德基本原则。

一、护理伦理基本原则的作用

护理伦理的基本原则反映了护理道德的基本要求，是处理各种护理道德关系和衡量护理人员道德水平的最高标准，它既是指导护理行为的准则，又是护理人员行为选择的主要依据，在实践上对于处理护患关系、护际关系、护理人员与社会的关系有规范作用，对于帮助护理人员和医疗机构确立合乎社会要求的价值目标，提高医德信念具有重要的指导作用。

二、护理伦理基本原则的内容

(一) 我国护理伦理学基本原则内容

护理伦理基本原则是在医学实践中概括总结出来的，护理伦理作为医学道德的组成部分，离不开医学道德基本原则和社会一般道德的制约。在我国，护理伦理基本原则是社会主义道德原则在护理领域中的具体运用。1981 年，在上海举行的新中国成立后的第一次全国医德学术讨论会上，与会学者经过研讨，提出了我国当代医学伦理学基本原则即社会主义医德基本原则，其表述为"救死扶伤，防病治病，实行革命的人道主义，全心全意为人民服务"。20 世纪 80 年代中期，国内伦理学界将其修改为"防病治病，救死扶伤，实行社会主义人道主义，全心全意为人民身心健康服务"。有的学者把它概括为社会主义医学人道主义。社会主义医学人道主义基本原则明确了护理人员服务的宗旨和目的，是具有指导性的根本原则。我国卫生部颁布的《护理人员医德规范及实施办法》(1988 年 12 月 15 日) 第一条规定："救死扶伤，实行社会主义的人道主义。时刻为患者着想，千方百计为患者解除病痛"，就体现了这一根本性的原则。

(二) 护理伦理学基本原则对护理人员的要求

1. 防病治病，救死扶伤　防病治病，救死扶伤是医学的根本任务和医务人员的神圣职责，也是医务人员实现"全心全意为人民健康服务"的途径和手段，体现了医学道德对医务人员的基本要求和医学事业科学性和道德性的统一。它要求医护人员应当具备良好的职业道德和医疗执业水平，履行防病治病、救死扶伤、保护人民健康的神圣职责。

2. 实行社会主义人道主义　"实行社会主义医学人道主义"是处理医疗人际关系必须遵循的普遍、现实的基本准则，也是医务人员"全心全意为人民健康服务"的内在要求，体现了医学道德对医务人员的较高要求和医学道德继承性和时代性的统一。社会主义医学人道主义的核心内容是尊重病人，它要求医护人员在医药卫生保健工作中，特别是在医患关系中要关心和爱护患者的健康，尊重患者的生命价值、人格和权利，维护患者的利益和幸福等。

3. 全心全意为人民身心健康服务　为人民身心健康服务是医学伦理学基本原则中的最高要求和理想人格，是"防病治病、救死扶伤"和"实行社会主义医学人道主义"的落脚点，体现了医学道德对医护人员的最高层次的要求和我国医学道德的先进性。为人民健康服务的要求应该是分层次的，其最高境界是全心全意为人民身心健康服务，作为一种理想人格，现在只能有很少一部分医务人员经过不懈努力才有可能达到，大多数人只能通过勤奋修养而不断趋近它，但它仍然是必须被倡导的。

医学道德基本原则的三方面内容是相互联系、不可分割的统一整体，也体现了医学道德不同层次的要求。

考点：社会主义护理道德基本原则的内容及对护理人员的要求

(三) 护理伦理的具体原则

在复杂的现实情境中，社会主义护理伦理基本原则在具体运用中还需借助于一些护理伦理学的具体原则，主要包括不伤害原则、有利原则、公正原则、尊重原则。

1. 不伤害原则　不伤害原则是指在诊治、护理过程中，不使患者的身心受到不应有的损伤。不伤害原则并非是绝对的，有些诊治、护理手段即使符合适应证，也会给病人带来躯体上或心理上的一些伤害。因此，凡是必需的或者是属于适应证范围的医疗、护理手段就是符合不伤害原则的。反之，无益、不必要的或是禁忌的，而有意或无意地去勉强实施，从而使病人受到伤害，就违背了不伤害原则。不伤害原则的真正要义不是要消除一切伤害，而在于强调医护人员要有对患者高度负责的态度，审慎选择医疗行为，努力避免各种伤害的可能或将伤害降低到最低限度。

不伤害原则对护理人员的伦理要求：①培养护士为病人利益和健康着想的动机和意识。②掌握扎实的护理操作技能，尽力提供最佳的护理手段。③对有危险或有伤害的护理措施要进行评价，要选择利益大于危险或伤害的行为等。

2. 有利原则　有利原则就是把有利于患者健康放在首位并切实为患者谋利益的伦理原则。这一原则在西方也被称为行善原则。护理道德的原则不仅要求护理人员不伤害患者，而且要促进患者的健康和福利。有利原则要求医务人员的行为不仅对患者有利，而且有利于医学事业和医学科学的发展，有利于促进人群和人类的健康。因此，有利原则比不伤害原则的内容广泛，层次也更高。

有利原则对护理人员的伦理要求：①要求护理人员提供最优化的护理服务，全面权衡医护行为的利害得失，尽可能给患者带来最大的益处和最小的危害。②要求护理人员树立全面的利益观，真诚关心患者的利益，包括以健康利益为核心的止痛、康复、治愈、节省医疗费用等客观利益和正当的心理需求及社会需求等主观利益。

3. 公正原则　公正即公平正直、没有偏私。公正是社会的一种基本价值观念与准则，规定着资源与利益在社会群体之间、在社会成员之间的适当安排和合理分配。医疗实践中的公正原则指公正分配卫生资源和平等地对待不同的患者，体现为医患交往公正和资源分配的公正。一方面，在医疗护理服务中，医护人员应公平、平等地对待每一位患者；另一方面，在医疗卫生资源分配中做到公正优先，兼顾效率，合理配置卫生资源。

公正原则包括公正的形式原则和公正的内容原则。公正的形式原则是指分配负担和收益时，相同的人同样对待，不同的人不同对待；公正的内容原则是指根据哪一方面来分配负担和收益，如公正分配时可根据需要，或根据个人能力、对社会的贡献、在家庭中的角色地位等方面考虑。

公正原则对护理人员的伦理要求：①公正待患。与患者平等交往和对患者一视同仁，不因患者身份、地位、文化程度、宗教信仰等而厚此薄彼，亲疏不一。②公正分配卫生资源。医疗卫生资源是指提供给卫生保健方面的人力、物力和财力等，其分配包括宏观分配和微观分配。宏观分配是指在国家行政部门确定卫生保健投入占国民总支出的比例以及拿出多少分配给卫生保健部门以及在卫生保健部门如何分配；微观分配是指医院、医护人员和有关机构针对患者在临床诊治中所需要的资源进行分配。在我国，目前主要指住院床位、手术机会以及稀缺卫生资源的分配。要做到公正分配，需按照医学标准、社会价值标准、余年寿命标准、家庭角色标准等进行筛选。在诸多标准中，医学标准必须是优先保证的首要标准。医护人员既有宏观分配卫生资源的建议权，又有参与微观分配卫生资源的权利。因此，应根据公正的形式和内容原则，行使自己的权利，尽力实现患者基本医疗和护理的平等。③在护患纠纷、医护差错事故的处理中，要实事求是，站在公正的立场上。

4. 尊重原则　尊重原则是指对自主的人及其自主性的尊重，在医护实践中主要是对能够自主的病人的自主性的尊重，所以又称为尊重自主原则。病人的自主性是指病人对有关自己的医护问题，经过深思熟虑所作出的合乎理性的决定并据以采取的行动。知情同意、知情选择、保守秘密和隐私等均是病人自主性的体现。

尊重原则的内容包括尊重患者人格和尊严，尊重患者的生命和生命价值，尊重患者的自主性。

患者的自主性是指病人对有关自己的医护问题，经过深思熟虑所作出的合乎理性的决定并据以采取的行动。患者的自主性不是绝对的，而是有条件的，患者自主性实现的前提条件是：①它是建立在医护为病人提供适量、正确且病人能够理解的信息之上。对患者缺乏必要的信息公开，患者难以实现其自主性。②患者必须具有一定的自主能力。对于丧失自主能力（如：疾病发作期的精神患者，处于昏迷状态和植物状态的患者等）或缺乏自主能力（如：婴幼儿、少年患者，先天性严重智力低下的患者等）是不适用的。他们的自主性由家属、监护人或代理人代替。③患者的情绪必须处于稳定状态。患者虽有自主能力，但由于情绪处于过度紧张、恐惧或冲动状态，往往失去自制而难以作出自主性决定。④患者的自主性决定必须是经过深思熟虑并和家属商讨过的，如果患者未经周密思考而轻率地作出决定，往往不能反映患者的真实自主性。⑤患者的自主性决定不会与他人、社会的利益发生严重冲突，也就是说，当患者的自主性会对他人、社会利益构成严重危害时，也要受到必要的限制。

尊重原则对护理人员的伦理要求：①增强尊重患者自主性的意识。尊重患者是医学人道主义的核心，也是护理服务理念的最高境界。因此，护理人员应自觉养成主动尊重患者自主权的意识，尊重患者独立平等的人格、尊严，尊重患者及亲属或监护人知情同意和选择的权利。②为患者提供真实、充分的医护信息。医护人员必须向患者及家属提供包括诊断结论、治疗护理方案、病情预后以及治疗费用等方面的详细信息，加强医患之间的交流沟通，以利于患者及家属自主地作出理性的选择和决定。③履行帮助、劝导甚至限制患者选择的责任。医护人员要有正确的判断力，明辨患者是否有自主决定的能力，对于缺乏或丧失自主选择能力的患者，要履行帮助、劝导、甚至限制患者选择的责任。④尊重患者不得附加任何条件。尽管尊重原则要求患方对护方的人格、劳动也应给予足够的尊重，但医护人员却不能以此作为尊重患者的条件。也就是说，即便有个别患者表现出对医护人员不尊重的态度和行为，医护人员也不应以此为借口不尊重患者，除非患者的行为极端不合理或已违反法律。

综上所述，在医疗实践中，护理人员以护理道德的四个具体原则约束自己的行为是很重要的，但是，有时难免会出现几个原则之间的冲突，如不伤害原则与公正原则、有利原则与尊重原则等常会发生冲突，因此要从护理情境出发灵活应用护理道德原则。另外，在处理某一具体问题时，各原则存在主次之分，有利原则和尊重原则可作为主类，但在稀有卫生资源的分配上，公正原则应排在首位。同时要明确不伤害原则和尊重原则是最底线的伦理要求。

考点：护理伦理具体原则的内容和要求

三、护理伦理基本原则的特点

（一）护理伦理基本原则的时代性

护理道德基本原则是从医疗卫生工作实践和医学科学发展过程中概括出来的。随着现代科学的进步和医疗卫生事业的发展，以及道德观念的更新，医护工作者服务的范围在不断地扩大，服务意识也随之发生了变化：由原来面向单个病人到面向社会人群；由原来单纯治疗扩展到预防；由原来只治疗躯体疾病扩展到保障身心健康等。护理伦理基本原则很好地体现了现代医学科学的发展趋势和医疗卫生事业的职业特点。社会主义医学道德的基本原则以科学、精练的语言，高度集中地反映出我国当代医学服务所具有的广泛的人民性、彻底的人道性、鲜明的时代性等伦理本质。是社会主义卫生事业性质和当代医学服务目的的集中体现。

（二）护理伦理基本原则的继承性

护理道德基本原则继承和发扬了人类医德遗产的精华，尤其是吸收了传统医学人道主义的精华，注入了符合广大人民根本利益的崭新内容。

（三）护理伦理基本原则的崇高性

"全心全意为人民身心健康服务"的原则，体现了具有时代特征的崇高护理道德境界，是护理工作者服务意识的最高标准和人生价值的一种追求。护理工作者要达到这一崇高境界，就要不断增强为人民身心健康服务的责任感，把为人民服务的思想贯穿于各种医德规范之中，把为人民防病治病、救死扶伤放在一切工作首位，以毕生精力为人民的身心健康服务。

第二节　护理伦理的基本规范

案例

一麻痹性肠梗阻患儿，因不能进食而插了鼻饲管并进行输液支持治疗。医生查房后口头遗嘱："有尿后给氯化钾 10ml 推入管内。"待患儿有尿后，护士执行医嘱未再追问，便将 15% 氯化钾 10ml 直接推入静脉注射壶内，致使患儿心脏骤停，抢救无效死亡。

请思考：该事故中，护士违背了什么伦理规范？

护理伦理规范是护理基本原则的具体体现和补充，它在护理实践活动中不断得到丰富与发展，形成完善的护理道德规范。护理工作的地位、作用和特点，决定了护理工作者除遵守一般医德原则外，还应遵守特殊的道德规范。

一、护理伦理基本规范的作用

（一）护理伦理基本规范的含义

道德规范是一定社会关系中人们普遍遵循的行为准则。护理道德的基本规范是依据一定的护理道德理论和原则制定的，以调整护理工作中各种人际关系行为准则和评价护理人员行为的具体标准。

医护规范一般采用守则、法规、誓言、誓词或宣言的形式。世界医学会在 1948 年颁布了《医学伦理学日内瓦协议法》，国际护士协会在 1953 年 7 月的国际护士会议上通过了《护士伦理学国际法》，我国卫生部 1988 年颁布了《医务人员医德规范及实施办法》。还有《希波克拉底誓言》、《南丁格尔誓言》、《赫尔辛基宣言》、《悉尼宣言》等，都对医护人员的道德规范作了规定。

（二）护理伦理基本规范的作用

1. 调整和约束作用　在现代医学活动中，医患关系、医医关系和医社关系变得既丰富又复杂，能否协调医、护、患三者之间的关系，关系到护理工作的质量及人们的健康和生命。护理道德规范是在社会主义医德原则指导下，为正确处理护理工作中人们相互关系和适应护理实践而制定的具体的医德行为准则，它有效地约束着护理人员的思想行为，协调各方面的关系，以保证医学活动的顺利开展，实现救死扶伤、防病治病的目标。

2. 促进和完善作用　护理伦理规范是护理人员从事护理活动应当遵循的行为准则，要求护理人员忠于职守，有高度责任心、同情心，严格执行医嘱和操作规程，慎言守密以及维护良好的医疗环境等。这些护理道德规范的内容，构成了比较完善的护理道德体系，有利于提高护理工作质量，也有利于护理人员不断提高自己的职业道德修养，形成良好的医德医风，并由此推动社会精神文明的发展。

二、护理伦理基本规范的内容

根据1988年12月我国卫生部颁布的《医务人员医德规范及实施办法》，结合护理实践，护理伦理基本规范的内容主要可归纳为以下几点：

（一）救死扶伤，忠于职守

《医务人员医德规范及实施办法》第3条第1项规定："救死扶伤，实行社会主义人道主义，时刻为患者着想，千方百计为病人解除病痛。"这一道德规范要求护理人员要热爱护理专业，忠于职守，把防病治病、全心全意为人民身心健康服务作为自己神圣的天职，时刻把患者的病痛、生死安危放在首位，把高尚的道德情操、科学的工作态度、精湛的诊疗技术有机结合起来，在平凡的护理岗位上有所作为，成为人民欢迎拥护的白衣天使。

（二）尊重患者，一视同仁

《医务人员医德规范及实施办法》第3条第2项规定："尊重患者的人格与权利。对待患者，不分民族、性别、职业、地位、财产状况，都应一视同仁。"这一道德规范要求护理人员首先要对患者的人格、权利、生命价值给予充分的尊重，时时处处为病人的荣誉、幸福和安全着想。不论任何时候，护士都不能欺骗侮辱病人，损坏病人的声誉，不能乘人之危追求个人不道德的目的。同时，保守医密也是维护患者尊严和利益的重要措施。《医务人员医德规范及实施办法》第3条第5项规定："为病人保守医密，实行保护性医疗，不泄露病人隐私与秘密。"其次，要尊重病人平等求医的权利。不论患者的社会地位高低，权利大小或关系的亲疏，在护理时必须做到一视同仁，不能厚此薄彼。那些以医疗技术作为交易资本，视病人地位高低和送礼多少而决定自己服务行为的做法，是不符合医德基本规范要求的。

（三）举止端庄，言行文明

《医务人员医德规范及实施办法》第3条第3项规定："文明礼貌服务。举止端庄，语言文明，态度和蔼、解释耐心，同情、关心和体贴患者。"医护人员言谈举止文明不仅是自身良好素质和修养境界的体现，也是赢得患者信赖与合作的基础。希波克拉底指出："有两种东西可以治病，一是对病的药物，二是良好的语言。"所以，护理人员要注意使用礼貌用语、文明用语，多安慰、鼓励患者，避免使用简单、生硬、粗鲁、刺激性的语言。在与患者交往中，医务人员还应该服装整洁、仪表端庄、态度和蔼、耐心细致，给患者以信任感。

（四）廉洁奉公，遵纪守法

《医务人员医德规范及实施办法》第3条第4项规定："廉洁奉公，自觉遵纪守法，不以医谋私。"医学以解除病人的痛苦、维护人民的健康为崇高目的，因此，医护人员应自觉维护医疗职业的崇高声誉，光明磊落，公平服务，不以医徇私，不索取或收受患者财物，不使用伪劣药品，坚决杜绝采取不正当手段去谋取个人或小团体的利益。

（五）互学互尊，团结协作

《医务人员医德规范及实施办法》第3条第6项规定："互学互尊，团结协作，正确处理同行同事间的关系。"随着现代医学的发展，医院内部的专业分工越来越精细，医疗活动的开展需要多学科、多专业医务人员的团结协作。因此，医护之间应该彼此尊重、密切配合、相互支持，共同完成医疗任务，使病人得到优质治疗和优质护理。护士要认真执行医嘱，经常巡视病房，细心观察病情，及时为医生诊断治疗提供依据。

（六）勤奋学习，精益求精

《医务人员医德规范及实施办法》第3条第7项规定："严谨求实，奋发进取，钻研医术，精益求精。"医护工作有着很强的科学性、技术性和社会性，特别现代医学的迅速发展，诊疗新理论、新技术、新方法的不断出现和运用，以及医学模式的转变，使医学为人类服务的范围更加广泛，人民群众对医疗服务的方式和质量也提出了更高的要求。所以，医护人员要牢固树立终身学习的理念，适应新的医学模式，掌握扎实的医学理论知识，练就精湛的医学专业技能，不断满足保障人民身心健康的需要。

考点：护理道德规范的基本内容

三、护理伦理基本规范的特点

（一）现实性和理想性的统一

医学伦理学基本规范是在医德原则指导下，在优良的医德传统及各种医学道德规范的基础上，结合工作实际总结概括而形成的。社会主义护理道德规范是护理人员道德行为和道德关系普遍规律的反映，是在护理道德基本原则指导下制订的具体行为准则，也是评价护理人员是否道德的具体标准，反映了国家和人民对护理人员行为的基本要求，具有现实性。同时它又具有一定的理想性，它要求护理人员具有崇高的理想，追求更高的道德境界，在自己的护理实践中，一言一行都力求有利于患者的康复，为救死扶伤，实行社会主义人道主义而贡献力量。

（二）普遍性和特殊性的统一

随着医学模式和健康观的转变，护理工作的范围不再局限于医院，而是扩大到全社会，具有范围广、内容多的特点。从护理对象看，护理人员面对的不仅是各种各样的患者和各种不同的病情，还要面对社会人群的健康人；从护理内容看，有基础护理、专科护理和特殊护理等；从护理方式看，有躯体护理、心理护理、自我护理和家庭护理等。因此，护理工作有基本的道德要求，即对所有护理人员都适用的概括性护理道德规范和若干观念，以此规范护理人员的行为，保证护理工作的质量。同时，对特殊的服务群体，如老年患者、精神病患者、传染病患者等，还应有特殊护理工作的道德要求，即根据各部门、各科室的特点和各类护理人员的具体岗位而制订的护理道德规范，以满足对其特殊的道德要求。

（三）稳定性和变动性的统一

社会主义的护理道德规范，一方面继承了传统护理道德规范世代相传的精华部分；另一方面，随着社会的发展变化而发展变化。当今的护理道德规范要符合护理新观念、新模式、新进展，是与时俱进的道德规范，它的核心内容和要求是全心全意为人民的身心健康服务，它所实行的人道主义是建立在现代护理基础上的新型的护理人道主义。所以，护理道德规范并非一成不变，其内容将随着社会进步和护理伦理学的发展进行不断修正、丰富和完善，以适应时代，满足社会对护理的要求。

（四）实践性和理论性的统一

护理道德规范并不是人们头脑中主观想象的产物，也不是少数人随意杜撰的结果，而是护理人员的道德行为和道德关系在护理工作中普遍规律的反映，它反映了一定社会中人们对护理人员职业道德行为的基本要求。也就是说，护理道德规范来源于实践，并在实践中丰富和发展。在不同历史条件下的护理道德理论和基本观点，总是结合不同的具体实践，形成一定的规范，从而发挥指导人们的行为和调节人们相互间关系的作用。

第三节　护理伦理的基本范畴

案例

患者，男，28 岁，技术员，在某厂医院被确认患有乙型肝炎。他要求医护人员不要将诊断结果告诉别人。因为他怕隔离治疗后被同事疏远和歧视，更担心相识不久的女朋友因此而与他中断恋爱关系。医护人员答应患者暂不向他人透露，但要求患者抓紧治疗，注意休养。

请分析：1. 患者有无要求保密的权利？
　　　　2. 医护人员是否应该履行为患者保密的义务？

范畴是反映客观事物、现象本质属性和普遍联系的基本概念，是人们在实践中对事物、现象的本质联系的高度概括。各门学科都有自己的一系列范畴，比如哲学中有物质和精神、矛盾和统一等范畴，经济学中有商品、货币、价值等范畴。

护理伦理基本范畴是对医学实践中最本质、最普遍道德关系和道德现象的概括和反映，主要包括权利与义务、情感与良心、审慎与保密、荣誉与功利等。护理伦理基本范畴是护理伦理原则、规范体系的具体化和必要补充，它将基本原则和规范的要求转化成主观的、内在的护理道德意识，进而指导护理人员正确地选择、调整、评价自己的护理道德行为。

一、权利与义务

（一）医德权利与医德义务的含义

1. 医德权利　权利通常有两方面的含义：一是法律上的权利，即公民或法人依法拥有的权力和利益；二是伦理学意义的权利，即道德上允许行使的权力和享受的利益。医德范畴中的权利指的是行为主体在医学道德允许的范围内可以行使的权力和应该享受的利益。在护理伦理领域，医德权利主要包括两方面的内容：一是患者在接受医疗卫生服务时所享有的权益；二是护理人员在提供护理服务过程中应当享有的权益。

2. 医德义务　义务是为了维护一定的权益而要求主体必须或者应当履行的职责。一个人对权利的拥有是以他履行相应的义务为条件的，履行义务是拥有权利的代价。护理道德义务与护理道德权利是相对应的，也包括两方面的内容：一是护理人员在提供护理服务过程中应当履行的义务；二是患者在接受医疗卫生服务时应当履行的义务。

道德权利和义务和法律权利和义务二者既有联系又有区别。法律上的权利和义务是最基本的、必需的，范围较小；而道德上的权利和义务一般是指社会舆论所倡导的符合传统习俗和人们内心信念的权利和义务，范围较大。一般来说，法律权利都是伦理权利，但伦理权利不一定是法律权利。法律上的义务具有强制性，但道德义务有时候会比法律义务要求更高，生活中通常有不少行为虽不会受到法律制裁，但会受到人们自发的谴责。另外，在政治、法律范围内，权利和义务是相对应的，公民或法人尽到了自己的义务，就可以依法行使一定的权力，享受一定的利益。在道德领域，权利和义务同样是是相对应的，但道德更强调义务且不以享有权利为前提。这就要求护理人员在处理道德权利和义务的关系时，不能把它等同于法律的关系，不能认为有权利就尽义务，没有权利就放弃责任。

（二）患者的权利与义务

1．患者的权利　患者权利也称患者权益，指患者基于其病人角色和独立人格依法所享有的权利。患者是具有独立人格的自然人，享有其他自然人应当享有的一切权利。关于患者权利的讨论最早始于18世纪90年代的法国大革命时期，病人争取健康权利的运动开始出现。20世纪60、70年代，病人权利运动进入高潮。1946年，《纽伦堡法典》提出了病人的自主权和知情同意权，1973年，美国医院协会制订了《护士和患者的权利和责任》。其中规定患者的权利有十二个方面。1975年，欧洲议会理事会将有关保证病人权利的建议草案提交给会员国。1981年，第三十四届世界医学会通过了《病人权利宣言》。1997年10月，中华医学会医学伦理学分会公布了《患者的医疗权利与义务》，规定了六项患者权利。20世纪以来，新的医学模式要求医务人员必须高度重视患者的思想感情、社会环境，患者自身权利意识也不断增强，越来越多的国家通过建立健全法规明确规定医患双方的权利和义务，患者的权利内容不断扩大并得到了充分保障。2010年7月1日正式施行的《中华人民共和国侵权责任法》（以下简称《侵权责任法》）对公民民事权益进行了全方面、多层次、立体化保护，涉及生命权、健康权、隐私权、婚姻自主权、继承权等人身、财产权益的诸多方面，对构筑和维系互相信赖、更为和谐和理性的医患关系具有重要意义。

根据《宪法》、《民法通则》、《执业医师法》、《侵权责任法》、《消费者权益保护法》、《医疗机构管理条例》、《医疗事故处理条例》等有关法律法规，患者的权利主要包括以下内容：

（1）生命健康权：包括生命权、健康权、身体权，是公民享有的最基本的人权。生命权是指公民享有的生命安全不被非法剥夺、危害的权利。公民的生命非经司法程序，任何人不得随意剥夺。健康权包含躯体健康和心理健康两个方面，是公民维护其身体健康即生理机能正常运行，具有良好心理状态的权利。

身体权是公民对其肢体、器官和其他组织的支配权。身体是生命的物质载体，是生命得以产生和延续的最基本条件，脱离了身体，其他任何权利均无从谈起，公民身体权最重要的就是保持其身体整体的完全性、完整性。所以，任何人，包括医务工作者，在未得到公民允许的情况下，破坏公民身体完整性的行为均构成对身体权的侵害。例如，在医疗实践中，有些医生基于科研目的，切割和保留患者的身体组织、血液等，为自己的实验留出足够量的活体材料。这些未告知患者、未经患者知情并同意且不以诊断治疗为目的的行为，均属于侵害患者身体权的行为。公民献血200ml是法律允许并且鼓励的，但公民一次献血超过400ml则为法律所禁止。

身体权与生命权、健康权密切相关，但内容却不尽相同。身体权所保护的是肢体、器官和其他组织的完整状态，而健康权所保护的是各个器官和整个身体功能的健全。根据这一标准，只要是未经患者知情并同意，对人体无感觉神经分布的组织[头发、眉毛、体毛、指（趾）甲]等实施的侵害行为，虽未构成对健康权的侵害，但均构成对患者身体权的侵害。

（2）平等医疗权：患者有平等享受医疗的权利。医疗权实际上是生命健康权的延伸，是患者生命健康权实现的必然途径。人们的生存权利是平等的，享受的医疗权利也是平等的。凡患者不分性别、年龄、国籍、民族、信仰、社会地位和病情轻重，都有权受到礼貌周到、耐心细致、合理连续的诊治。凡病情需要，都有权获得有助于改善健康状况的诊断方法、治疗措施、护理条件。医护人员应平等地对待每一位患者，在任何环境下坚持不歧视、无偏见的诊治和护理，自觉维护患者的权利。

享有实质意义上的医疗平等权，是保障公民生命健康权的必要条件。保护公民的生命健康是任何一个国家的基本义务。为此，国家应当尽一切努力，为公民提供充足、优质的医疗资源。自新中国成立以来，我国政府先后推行的城镇职工公费医疗制度、城镇居民医疗保险以及农村合作医疗制度，其目的都是为了全民能够平等地、普遍地享受医疗资源。与新中国成立前相比，我国的医疗资源得到大幅度增加，无论是医疗机构及从业人员的数量，还是医疗技术水平，在短短几十年的时间内都得到迅速提升。

（3）医疗自主权：患者的医疗自主权包括医疗选择权、医疗同意权与拒绝医疗权。即患者有权自主选择医疗单位、医疗服务和医务人员；有权自主决定接受或不接受任何一项医疗服务，特殊情况下如患者生命危急、神志不清不能自主表达意见可由患者家属决定；有出院及要求转院的权利；有权自主决定其遗体或器官如何使用等。

患者的自主权并不是无限制性的，患者的自主权必须服从国家法律法规的特别规定。如患者的入院治疗、出院、转院等均必须服从国家法律规定和医务人员的管理和医嘱。

（4）知情同意权：知情同意权是患者医疗自主权的主要内容和体现。患者的知情权是指患者在治疗过程中有权获得必要信息的权利，包括有关医疗机构和医生的资质、治疗环境、仪器设备等方面的医疗背景信息，以及直接与患者的病症和治疗有关的具体信息。患者知情同意权是近年来在医疗诉讼过程中逐步从知情权分化出来的特殊权利，是指在充分知情的基础上，患者对医护人员的建议、方案、决定自愿赞成或默许，同意进行诊断、检查及治疗的权利。同时它又是一项义务，是患者必须履行的，必须作出同意或者不同意的表示，并且必须签字表明。知情是同意的前提与基础，同意是知情的结果和价值体现。患者的同意权只有在完整、客观、真实的知情后才有可能得以实现。

我国现行法律、法规的相关规定都体现了对患者知情同意权的尊重，如《侵权责任法》第55条规定："医务人员在诊疗活动中应当向患者说明病情和医疗措施。需要实施手术、特殊检查、特殊治疗的，医务人员应当及时向患者说明医疗风险、替代医疗方案等情况，并取得其书面同意；不宜向患者说明的，应当向患者的近亲属说明，并取得其书面同意。医务人员未尽到前款义务，造成患者损害的，医疗机构应当承担赔偿责任。"《医疗机构管理条例实施细则》第62条规定："医疗机构应当尊重患者对自己的病情、诊断、治疗的知情权利。在实施手术、特殊检查、特殊治疗时，应当向患者作必要的解释。因实施保护性医疗措施不宜向患者说明情况的，应当将有关情况通知患者家属。"

（5）隐私保护权：隐私权是自然人享有的对其个人的与公共利益无关的个人信息、私人活动和私有领域进行支配的一种人格权。患者享有不公开自己的病情、家庭史、接触史、身体隐私部位、异常生理特征等个人生活秘密的权利，医院及其工作人员不得非法泄露，医务人员对在诊疗护理工作中涉及的有关病人不愿公开的信息也应给予保护。

（6）监督权：患者有权利对医疗机构的医疗、护理、管理、后勤、医德医风等方面进行监督，如果发现自己或其他患者的医疗护理权利受到侵害，有权向医疗机构及施加侵害行为的医护人员提出批评和意见。患者的监督对于改善医护人员的服务态度，提高服务质量，维护医疗秩序有重要意义。《侵权责任法》第62条规定："医疗机构及其工作人员应当对患者的隐私保密。泄露患者隐私或者未经患者同意公开病历资料，造成患者损害的，应当承担责任。"

（7）诉讼和赔偿权：由于医疗机构及其医务人员的行为不当，造成患者人身损害后果的，患者及其家属可通过正当程序提起诉讼及获得赔偿的权利。2002 年颁布的中华人民共和国卫生部《医疗事故处理条例》对患者的诉讼权、赔偿权及赔偿办法都做了明确、详细的规定。

《侵权责任法》在我国历史上第一次把医疗损害赔偿责任设立专章进行规范，不仅明确了医疗损害赔偿责任，也对医患双方的行为进行了规范。

（8）免除一定社会责任和义务的权利：按照病人的病情，可以暂时或长期免除服兵役、献血等社会责任和义务。这符合社会公平和人道主义原则。

2．患者的义务　患者的义务是指在医疗活动中患者应当履行的道德责任。患者在享有正当权利的同时，也要履行应尽的义务，对自身健康和社会负责。虽然目前我国尚未形成系统、全面的患者义务规范，根据现有的法律法规和理论研究，患者需要承担如下义务：

（1）诚实、全面地提供疾病信息的义务：患者在就医时，应当向医生如实陈述病史和病情，尽可能正确地传达其健康信息，既不夸大目前的病情，也不隐瞒过往病史。只有诚实、全面地提供疾病信息，才能使医疗人员全面、准确地收集、了解就医者的疾病史以及与疾病发生、发展有关的医学信息，并在此基础上对其病情作出正确的诊断和治疗。

（2）积极配合检查、治疗和护理的义务：患者应该充分信任医护人员，遵守医嘱，积极配合医疗机构诊治和护理，使自己早日恢复健康。患者的此项义务是实施相应医疗服务行为的前提。《侵权责任法》第 60 条第 1 款规定，患者或者其近亲属不配合医疗机构进行符合诊疗规范的诊疗，患者虽有损害，医务人员已经尽到合理诊疗义务，医疗机构不承担赔偿责任。

（3）接受强制治疗的义务：为避免对他人和社会构成危害或造成传染，法律规定，患有严重传染病的患者有接受强制治疗的义务，疑似患有严重传染病的人或人群，有接受强制检查、诊断与治疗的义务。此外，还有药物成瘾者的强制戒毒治疗义务和患有严重的精神疾病患者接受强制治疗的义务等。《母婴保健法》中规定了医师发现或者怀疑患严重遗传性疾病的育龄夫妻应根据医师的意见采取相应措施的内容。

（4）尊重医护人员的义务：医务人员依法履行职责，受法律保护。患者有尊重医务人员劳动及人格尊严的义务，这是建立良好医患关系的必然要求。《执业医师法》《卫生部、公安部关于维护医院秩序的联合通知》等规定，阻碍医务人员依法执业，侮辱、诽谤、威胁、故意伤害医务人员或者非法限制医务人员人身自由的，由公安机关依据《中华人民共和国治安管理处罚法》予以处罚；构成犯罪的，依法追究刑事责任。

（5）自觉遵守医院规章制度的义务：医院的各种规章制度是维护医院正常医疗秩序、保证医护质量、提高医院管理水平的有力措施，如门诊就诊须知、病房管理制度、查房制度、手术制度、药物管理制度、消毒隔离制度、病人探视制度、陪护制度、出院制度等等，患者及其陪同人员有义务遵守这些规章制度，遵守国家法律、法规及医疗机构的诊疗规章秩序，以利于自己及他人就医权利的保障。

2012 年 4 月 30 日，卫生部、公安部联合发出的《关于维护医疗机构秩序的通告》（卫通〔2012〕7 号）明确规定："医疗机构是履行救死扶伤责任、保障人民生命健康的重要场所，禁止任何单位和个人以任何理由、手段扰乱医疗机构的正常诊疗秩序，侵害患者合法权益，危害医务人员人身安全，损坏医疗机构财产。"

（6）支付医疗费用的义务：医患之间成立医疗服务合同，医生对患者提供妥当的医疗服务，患者则负有给付医疗费用的法律义务。即便患者的疾病未能痊愈，只要医生提供的医疗服务是妥当的、合理的，患者就必须支付相关的费用。但是，这并不意味着医生可因患者拒绝交费获得拒诊权。

（7）支持医学科学发展的义务：医学科学的发展以及医疗技术的提高，都离不开医学科学的研究。人既是医学科学研究成果的受益者，又是医学科学研究的对象。一些疑难病的研究、新药物的使用、新疗法的推广等，都需要患者的积极配合。另外，医学生及护生的见习、实习，也需要患者的理解、支持和配合。从道德上讲，患者有支持医学生及护生学习的义务。但在实践中，当患者的此项义务与不同意在自己身上实习的自主权产生矛盾时，一般应尊重患者权利。

（三）护士的权利与义务

1. 护士的权利　护士在执业活动中，既享有作为公民应有的权利，也享有作为护理职业范围内的特殊权利。护士职业的权利是法律、道德赋予护士角色的权利。护士正当的护理道德权利受到尊重和维护，可以提高护理职业的声誉和社会地位，调动和提高广大护士履行护理道德义务的积极性和主动性，从而有利于护士在维护和促进人类健康中发挥更大的作用。

护士道德权利的内容主要有：

（1）在执业活动中，人格尊严和人身安全不受侵犯的权利：人格尊严和人身安全不受侵犯是公民的一项基本权利，护士作为从事特殊职业的公民也应享有这项权利。我国2008年5月施行的《护士条例》第3条规定：护士人格尊严和人身安全不受侵犯；护士依法履行职责，受法律保护；全社会应当尊重护士。保证护理人员的人格尊严和人身安全不受侵犯是保障护理工作有序进行的基本条件。

（2）在注册的执业范围内进行正当执业的权利：《护士条例》第15条规定：护士有获得疾病诊疗、护理相关信息的权利以及其他与履行护理职责相关的权利，可以对医疗卫生机构和卫生主管部门的工作提出意见和建议。这就意味着护士在执业中有自主进行护理诊断、实施护理计划、配合医生治疗的权利。

（3）有要求合理待遇、维护个人正当利益的权利：①护士执业，有按照国家有关规定获取工资报酬、享受福利待遇、参加社会保险的权利。任何单位或者个人不得克扣护士工资，降低或者取消护士福利等待遇。②有获得与其所从事的护理工作相适应的卫生防护、医疗保健服务的权利。从事直接接触有毒有害物质、有感染传染病危险工作的护士，有依照有关法律、行政法规的规定接受职业健康监护的权利；患职业病的，有依照有关法律、行政法规的规定获得赔偿的权利。③有按照国家有关规定获得与本人业务能力和学术水平相应的专业技术职务、职称的权利；有参加专业培训、从事学术研究和交流、参加行业协会和专业学术团体的权利。④有要求参与、影响护理政策性决定的权利。

（4）在特殊情况下护士有特殊干涉权：特殊干涉权是指医护人员在特殊情况下，有权对病人的自主权利进行干预和限制，以确保病人自身、他人和社会的安全。

医护人员不能任意行使特殊干涉权，其使用的范围主要有以下几种特殊情况：①精神病患者或自杀未遂等拒绝治疗时，甚至病人想要或正在自杀时。②对需要进行隔离治疗的传染病病人的隔离。③对患者病情的善意隐瞒，以避免加重患者的心理负担。当然，仅凭可能的不利后果就剥夺患者的知情权是否恰当，目前学术界还有争论。

2. 护士的义务　护士道德义务是指护士对患者和社会所承担的道德责任，也是患者和社会对护士在护理活动中行为的基本要求。护士道德义务把患者和社会的责任变成自身的内心信念和道德习惯，从而自觉地履行对患者和社会的义务。护士履行道德义务不以享受权利为条件，相反，有时还需要牺牲自己的个人利益。

我国的《护士条例》明确规定了护士法律义务，这些法律义务也是护士应当履行的最基本的道德义务。

（1）尽职尽责地为患者提供最佳护理服务的义务：这是护理人员最基本的道德义务。竭尽全力来为患者治疗护理，解除患者的病痛，维护患者的健康，是护理人员义不容辞的责任。

（2）必须遵守职业道德和医疗护理工作的规章制度及技术规范的义务：这是护士执业的基本要求，包含了护士执业过程中应当遵守的大量具体规范和应当履行的义务。

（3）积极主动而负责地执行医嘱的义务：在执业活动中，护士如发现医嘱违反有关法规或诊疗技术规范，应当及时向开具医嘱的医师提出，必要时，应当向该医师所在的科室负责人或者医疗卫生管理部门报告。

（4）遇紧急情况采取急救措施的义务：发现患者病情危急，应当立即通知医师；如遇患者生命垂危的紧急情况，应当先行实施必要的紧急救护。《侵权责任法》第56条规定："因抢救生命垂危的患者等紧急情况，不能取得患者或者其近亲属意见的，经医疗机构负责人或者授权的负责人批准，可以立即实施相应的医疗措施"。在紧急情况下及时抢救生命垂危的患者，是医护人员不可推辞的法定义务。

（5）尊重病人的人格、权利，保护患者隐私的义务：保密是保护性医疗的重要措施，也是维护患者利益的需要，是医护人员的传统美德，有利于建立相互信任、以诚相待的护患关系。《侵权责任法》第62条规定："医疗机构及其医务人员应当对患者的隐私保密。泄露患者隐私或者未经患者同意公开其病历资料，造成患者损害的，应当承担侵权责任"。

隐私资料的公开将严重地侵犯患者的名誉权、人格权，有可能给患者的政治生命、工作、家庭生活、爱情等方面造成经济上和精神上的损害。因此，护理人员在医疗实践中应尊重患者的隐私，关心患者的名誉，切实保护患者的隐私权。如严格执行各项操作和日常护理规范，要尽量减少或者避免患者隐私部位的暴露；不在公众场所讨论涉及患者隐私的有关疾病或治疗等信息问题，不在患者面前分析病例或讨论不利于患者康复的疾病研究进展，保管好涉及患者隐私的病历资料等。

（6）参与公共卫生和疾病预防控制工作，保护社会环境和促进社会人群健康的义务：护士有承担预防保健工作、宣传防病治病知识、进行康复指导、开展健康教育、提供卫生咨询的义务。遇有自然灾害、传染病流行、突发重大伤亡事故及其他严重威胁公众生命健康的紧急情况，护士必须服从卫生行政部门的调遣，参加医疗救护和预防保健工作。

（7）努力提高专业知识、技术水平和发展护理科学的义务：在医疗实践过程中，护患双方按照一定的道德原则和规范来约束、调整自身的行为，尊重彼此的权利，认真履行各自的义务，是提供高护理服务质量，建立和谐护患关系的重要保证。

考点：护患双方权利和义务的内容

二、情感与良心

情感与良心都是人们的心理现象和主观的道德意识，它们反映了客观的道德原则和规范与主观的道德要求和行为之间的关系。

（一）情感

1．情感的含义　情感是人们内心世界的自然流露，是对客观事物和周围环境的一种感受反映和态度体验。医学伦理学中的情感主要指道德情感，是指在一定的社会条件下，人们根据社会道德原则和规范去感知、评价个人和他人行为时的态度体验。护理道德情感是指护理人员在护理实践活动中对各种道德现象的内心体验和自然流露。护理道德情感建立在对病人健康高度负责的基础之上，体现了护理人员对病人的生命价值、人格及权利的尊重和对社会的责任，是一种高尚的情感。

2．情感的内容及其作用　在护理实践中，护理人员的道德情感主要表现为同情感、责任感和事业感。

同情感是护理人员最基本的道德情感，其感性因素居主导地位，是服务病人的原始动力。主要表现为对患者的病痛能够理解、同情，进而在行动上关心、体贴患者，支持和帮助患者。

责任感是同情感的升华，指护理人员把促进患者的康复视为自己的崇高职责和义不容辞的责任，从而自觉地维护患者的利益。责任感是起主导作用的医德情感，其理性因素居主导地位，是一种自觉的道德意识，可弥补同情感的不足，使医务人员的道德行为具有稳定性，真正履行对病人的道德责任。

事业感是责任感的进一步升华，是更高层次的医德情感，即把本职工作与护理事业紧密联系起来，愿意为人类健康和护理事业贡献自己的毕生精力。强烈的事业感能激励护理人员为医学事业的发展勇于探索，乐于奉献，真正实现全心全意为人民健康服务的道德原则。

（二）良心

1．良心的含义　良心是人们对他人和社会履行义务的过程中所形成的自我道德意识，是人们对自身行为是否符合社会道德规范的自我认识和评价能力。它是道德情感的深化，是道德观念、道德情感、道德意志、道德责任在个人意识中的统一。良心的特点在于它的内在性和自觉性，它不随外界的压力、监督、引诱而改变，是一种自觉行动的动因。

在护理实践中，良心是指护理人员在履行护理道德义务的过程中形成的一种的自觉意识，是对自己应负道德责任的自我认识和自我评价。它是护理道德原则、规范在个人意识中形成的稳定的信念和意志，是护理人员对自身行为的荣辱美丑的感受和反思，是其道德信念和情感的深化。

2．良心的作用　在行为前，良心对符合道德要求的行为动机给予肯定，对不符合道德要求的行为动机给予抑制或否定。在行为中，良心对行为起着监督作用，对符合道德要求的情感、意志、信念以及行为方式和手段予以激励和强化，对不符合道德要求的情感、欲望、冲动及其行为方式等则予以纠正、克服。在行为后，良心对行为的后果和影响有评价作用。护理人员对履行了医德义务并产生了善的效果的行为给予自我肯定性评价，即感到满意、欣慰和自豪；反之，则给予自我否定性评价，即感到羞愧、悔恨、谴责和内疚。

总之，良心是提高护理人员整体素质的内在力量，促使和推动护理人员履行道德义务，使医护行为最大限度地符合病人的利益。

考点：护士道德情感、良心的内容及作用

三、审慎与保密

（一）审慎

1. 审慎的含义　审慎是指医护工作者在行为之前的周密思考和行为过程中的小心谨慎、细心操作，是医护工作者的道德作风和良心的具体表现，反映了医护工作者对病人、社会履行义务时所表现的高度责任感，是我国的优良医德精华。

2. 审慎的基本内容　行为方面：护理人员在工作中要认真周密细致地操作，反对粗枝大叶、敷衍搪塞等不良行为，以免给患者造成伤害。语言方面：护理人员对患者讲话要做到慎言、守密，忌用简单、粗暴、尖刻的语言，多用安慰性、鼓励性语言，以利患者情绪的稳定和身体的康复。

3. 审慎对护士行为的作用　一是促进护理人员以高度负责的精神对待病人，从而避免因疏忽大意、敷衍塞责而酿成护理差错事故，有利于护理人员提高技术水平和服务水平，保证病人生命安全和健康；二是有利于护士养成良好的护理作风，加强自身道德修养，从而不断提高自身道德水平。

（二）保密

1. 保密的含义　保密是指医务人员在防病治病过程中保守涉及患者的某些诊疗信息和隐私，不对外泄露和传播。医德保密是医务人员的职业道德要求，是医疗卫生职业的优良传统，同时也是法律层面的要求。

2. 保密的内容　在护理领域中，保密的基本内容主要包括两个方面：一是为病人保密，即保守患者某些不宜公开的诊疗信息、生理缺陷、家庭生活史、个人隐私、既往病史等；询问病史、查体从疾病诊断的需要出发，不有意探听病人隐私，不泄露病人隐私等。二是对病人保密，即对于某些可能给病人带来精神打击的诊断和预后，不应该直接告知病人，但应该及时告知病人家属。

3. 保密在护理人员行为中的作用　医疗保密是良好医患关系维系的重要保证，是取得病人信任和主动合作的重要条件。为患者保密，体现了护理人员对病人人格和权利的尊重，有助于医患双方的情感交流，有利于建立医患双方的信赖关系；减少医疗纠纷。对病人保密，以免给患者带来心理刺激，有利于患者稳定情绪，增强战胜疾病的信心。尤其是对一些特定的患者（如性格抑郁内向、心理承受能力差等患者），医疗保密也是一项必要的保护性防治措施，可以防止意外和不良后果的发生。

> 考点：审慎与保密的内容及要求

四、荣誉与功利

（一）荣誉

1. 荣誉的含义　荣誉是指人们履行了社会义务之后，所得到的社会褒奖与肯定。医德荣誉是指医护人员在履行对社会、对病人的义务之后得到社会和病人的褒奖和肯定，以及个人对自己行为社会价值的自我评价意识。

在护理实践中，荣誉表现为护士在履行了自己职业义务以后，获得患者、社会上的赞许、表扬和奖励。它不但是人们或社会对护士道德行为社会价值的客观评价，而且也包含了护士道德情感上的满足意向，是护士良心中的知耻心、自尊心和自爱心的表现。

2．荣誉的作用　荣誉具有评价和激励作用。

（1）评价作用：荣誉实际上就是一种评价。荣誉通过社会舆论表现社会支持什么，反对什么，对医护人员的评价是一种无形的力量，可以促使医护人员严格要求自己，保持荣誉，更好地为患者服务。

（2）激励作用：在社会生活中，争取获得荣誉，避免耻辱，是人们的共同愿望，也是进取心的一种表现。古人云："宁可毁身，不可毁誉"。医德荣誉可以促使医务人员把履行医德义务变成内心信念，并通过相应的医德行为表现出来。因此，医德荣誉可以转化为一种精神力量，促使医务人员不断进取。

3．树立正确的荣誉观　正确的荣誉观要求医护人员处理好以下关系：

（1）正确处理工作和荣誉的关系：医护人员工作的根本目的是为了维护人民的身心健康，而不是为了获取个人荣誉。医护人员应把社会和人民给予的荣誉当作对自己工作的肯定和前进的动力，而不要被荣誉所束缚。医护人员防病治病，救死扶伤，全心全意为患者服务，社会就会对其贡献给予肯定的评价。

（2）正确处理个人荣誉与集体荣誉的关系：个人荣誉和集体荣誉紧密联系，集体荣誉是个人荣誉的基础和归宿，个人荣誉是集体荣誉的体现和组成部分。集体荣誉高于个人荣誉，要树立热爱集体、关心集体、自觉地为集体尽义务、做贡献、争荣誉的集体荣誉感。

（二）功利

1．功利的含义　所谓功利，就是功效和利益。医德中的功利，是指医护人员在履行医德义务，坚持病人利益第一的前提下取得的集体和社会利益以及个人的正当利益。

2．社会主义医德功利观的基本内容　讲道德并不是不要功利，恰恰正是要正确地对待功利。社会主义医德功利观主张个人利益服从集体利益，局部利益服从整体利益，暂时利益服从长远利益。社会主义医德功利观的基本内容是：

（1）坚持社会效益与经济效益的统一：维护病人的健康和社会利益，取得社会效益是医护人员的最大功利，但医院是带有一定公益性的事业单位，也是生产经营性单位，因此，医护人员在医疗活动中，也应该把经济效益和社会效益有机地结合起来。

（2）坚持个人功利与集体功利的统一：医护人员在医疗活动中要坚持集体功利至上的原则，个人功利服从集体功利。人是一切社会关系的总和，个人生活的改善和提高都是以社会、国家、集体发展为条件和前提的。从总体上说，个人功利与集体功利是一致的，但当二者有矛盾或相冲突时，就需要牺牲个人功利，维护集体功利。

（3）坚持眼前利益与长远利益的统一：医护人员在重视人的生命和人的价值基础上，坚持功利原则，不仅要重视眼前的利益，还必须着眼于后代和未来，反对那种为了眼前利益，而不顾长远利益和社会利益的做法。强调在尊重和关心个体的人的同时，也要尊重关心自然、生态和整个人类社会。

（4）坚持履行义务与实现价值的统一：在医护人员履行对患者的道德义务的基础上，必须维护医护人员个人的正当利益，把义务与价值统一起来。既要反对医护人员只重个人功利而不顾一切的做法，又要反对只要求医护人员奉献，不考虑医护人员利益的做法。

3．功利的作用　促使医护人员处理好个人利益和集体利益的关系，把树立高尚的医德信念和远大的医德理想，全心全意为人民身心健康服务作为自己追求的目标。

> **考点：** 正确理解医德荣誉和医德功利，树立正确的荣誉观、功利观

小结	本章阐述了护理道德的基本原则、规范和范畴内容和作用及对护理人员的要求。护理伦理基本原则、规范、范畴既相互联系又相互区别。护理伦理基本原则在护理道德规范体系中处于主导地位，是衡量护理工作者行为的最高道德标准，统帅规范和范畴，具有广泛的约束力；护理伦理基本规范是在护理伦理基本原则指导下的具体行为准则，是在护理伦理基本原则的进一步展开；护理伦理范畴是反映护理道德现象和关系的普遍本质的基本概念，是对基本原则和规范的具体化和补充。护理伦理基本原则、规范、范畴对于护理工作者树立护理道德观念、践行护理道德义务、加强护理道德修养、改善护理作风、提高护理质量具有重要意义。

（菏泽医学专科学校　张　晶）

第三章　护理活动中的人际关系伦理

第一节　护患关系伦理

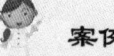

案例

一名冠心病患者，诊断后悲观绝望，恐惧焦虑，以为心脏病是绝症，怕这怕那，尤其怕突然死亡，不敢活动。护士了解他的想法后，对他的心情表示理解和关心。向他阐释了冠心病的发病机制、发展过程、饮食运动的注意事项、情绪调节和治疗方法等知识，指出了其危险性，更强调了危险是可以预防的，休息是适当的，活动也是需要的。冠心病患者可以在一定范围内正常生活和工作。护士与他一起制订了可行的护理计划，患者正确认识了冠心病，纠正了原有的错误理解，积极投入到了治疗和护理活动中。

请思考：护士的伦理行为在患者康复中的作用？

护理活动中的人际关系是指护士在工作中，与相关人员交往而产生的相互关系，它会直接影响护理工作的质量，主要包括护士与服务对象（如患者和家属）、与护理伙伴、与医生、与其他科室人员及与社会相关部门人员等的关系，能否处理好这些人际关系，既体现了护士的工作水平，也体现了护士的道德水准。

一、护患关系的性质与特点

（一）护患关系的实质是帮助与被帮助的关系

护患关系是通过医疗和护理等活动，护士与患者建立起来的一种特殊的人际关系，这里所说的患者是个广义的概念，即患方，包括患者本人、家属、朋友、同事等能代表患者利益的一方。这种关系的实质是帮助与被帮助的关系，即护士与服务对象（患者）通过特定的护理服务而连接在一起的。护士的工作中心和使命就是帮助对方恢复、保持或提高健康水平，这是护士的工作意义、责任和价值的集中体现，是责无旁贷。当然，有患者来求助，护士才有用武之地，才有机会发挥自身价值，并在实践中学习，不断提高自身的理论水平和操作技能，从这点来说，护士也是被帮助者，但是这种帮助是通过护士帮助患者来实现的，所以，在护患关系中护士是主要的帮助提供者，是主动方，护患关系的好坏主要取决于护士的工作态度和水平。

（二）护患关系是一种专业领域内的工作关系

护患关系的形成不是简单的人际相遇，并非由于护患双方的相互好感而产生，而是当患者有健康方面的需求，寻求专业帮助时才产生的，无论面对何种病情、年龄、性别、身份、职业、素质的患者，也无论护士与患者之间有无人际相互吸引的基础，出于工作需要，护士都应与患者建立和保持良好的护患关系。所以，护患关系是有一定责任和职业要求规范的工作关系，双方均受到法律的约束和保护，离开这种在互相都承认的权利和义务的承诺之下的专业领域内的工作关系，也就不再是我们所说的护患关系了。

考点：护患关系的性质与特点

二、护士的多角色功能及护理工作的中心

（一）护士的角色

要想从根本上处理好护患关系，就要从思想上明确作为护士的角色功能是什么。纵观护理的发展历程，可大致分为如下几种：

1. 母亲的角色　在远古护理的雏形阶段，"护士"所从事的工作主要是照顾弱者，类似母亲的角色。

2. 天使的角色　在宗教盛行阶段，受基督教等宗教的影响，护理服务走出家庭，步入教堂，宣扬"博爱"、"牺牲"思想，类似天使的角色，将上帝的慈爱和公义传递给需要的人。

3. 多功能角色　在现代护理学发展阶段，以南丁格尔在1860年建立世界第一所护士学校为标志，护理事业的发展走上了更专业化的发展历程，现今护士的角色功能日益丰富，主要包括照顾的提供者、护理计划者、护理管理者、护理教育者、协调者、患者利益代言人、护理研究者等。

从以上简单的叙述我们可知道护理是个有悠久发展历史的事业，但无论如何发展，始终没有离开为服务对象服务这一宗旨，而且，护理事业越发展，为服务对象的服务越全面，所以，这正是与我们目前所倡导的系统化整体护理相一致的，即为患者提供身心的全面护理。

（二）护理工作的中心

患者是我们的工作中心，处处为患者的利益着想，与我们工作水平的提高是等同的、一致的，一切为了患者是我们的工作准则，这是因为：

1. 医护需要患者　医院的声誉、发展及经济来源都要靠患者来支撑，我们也要靠患者的康复来实现个人价值，所以，我们要通过更好地为患者服务，才能更好地满足我们的需要。

2. 患者是老师　可以说是无数的患者用生命和健康铺垫起了医学之路，对每种疾病的了解、诊断、治疗、护理，都是在无数次与患者的接触中总结出来的。教学科研离不开患者的病例，从根本上说我们的医学知识都是从患者身上得到的。

3. 患者是亲人　基因决定是否有亲属关系，人类的基因相比其他生物来说，是相似的（即使是亲子之间基因也不会完全吻合），只要符合一定条件，是可以相互输血的。所以，从广义上讲，我们人类都是亲属，有的是近房，有的是远房，可以说是一大家人，我们有共同的祖先。加强这样的理解，人们之间的关系就会柔和亲近些，有利于与患者之间感情

的培养。

4. 患者是自己　这是一个理念的问题，可以从两方面来理解：一是我们的身体和患者一样，也有五脏六腑、躯干四肢等，客观上讲，患者目前有的病，我们也许有一天也可能得；二是我们的心理和患者一样，也有喜怒哀乐，他们经历的情绪体验，我们也曾有过。所以，我们若持守一颗善良的同情心，置身于患者的角度，设身处地地去体会他们的感受和需求，我们的心会柔软下来，会热情起来，当有一天我们不幸处于和他们一样的境遇的时候，相信也一定会有无数双帮助的手伸向我们。

5. 患者是"对的"　我们的服务对象是一个特殊人群，他们处在人生的特殊阶段，身心受到各样疾病的冲击，必然会表现出一系列的异常现象，我们明白了这一点，就会理解患者的身体、心理及精神的一切异常表现，都与他所患的疾病有关，有些是疾病的表现，有些同时还是疾病的诱因，例如，脾气暴躁，可以是肝病的表现，也可以是肝病的诱因，正与祖国中医理论中所讲的怒伤肝同理。西医也充分认识到了人的情绪情感与健康的关系，如总结出慢性病人的特点之一是怨人多，责己少，总是心理不平衡。作为医务工作者，我们要始终以一颗爱患者的心，理解他们的身心特点，提高我们对疾病及病人的全面认识，以极宽容的心接受患者的各种不正常的表现（当然触犯法律的除外），永远不要与患者争吵，患者处于一种非正常状态，有时思想行为出现偏差，这正是疾病的表现特点之一，无法用常理辨别明白，我们必须了解这一点；更不可主动造成患者的身心伤害，那是我们的职业道德所不允许的，无伤害原则是要刻在我们心版上的准则。

三、护患关系的模式和发展趋势

（一）护患关系的模式

护患关系的模式与医学模式、护理专业的发展、护士在工作中所履行的角色演变及患者的病情、年龄、知识水平等因素有关，在具体工作中不是决然分开的，根据 1976 年美国学者萨斯与荷伦德提出的观点，可将护患关系分为三种基本模式。

1. 主动 - 被动型模式　是最传统的护患关系模式，是在生物医学模式的指导下产生的，这种护患关系的模式特点是只看到了患者的生物学属性，忽视了人的心理、精神和社会学属性，认为疾病只与生理因素有关，护理仅围绕疾病护理；所有针对患者的护理活动，只要护士认为对患者有利，无需征求患者或家属的同意即可实施，患者一切听从医护人员的安排，丧失了主动权。

这种模式的特点是"护士为患者做治疗"，模式关系的原型是母亲与婴儿的关系。由于护士在此模式中处于专业知识的优势和治疗护理的主动地位，过分强调了护士的权威性，剥夺了患者的主动性，因而有时不能取得患者的主动配合，影响了护患关系和护理质量，甚至发生了许多可以避免的差错事故，实则应该引起我们的反思。

但在现今的护理工作中，有些特殊情况仍然需要保留这种护患关系模式，即在患者不能自己作出合理决定时，如昏迷、痴呆、婴幼儿和某些精神障碍者等情况，在实际工作中，我们要注意，即使在这些情况下，我们仍要积极与其家属或监护人取得联系，加强沟通，尽最大努力保护患者的合法权利。

2. 指导 - 合作型模式　是近年来在护理实践中发展起来的一种模式，也是目前护理实践中护患关系的主要模式。此模式符合生物 - 心理 - 社会医学模式，视患者为具有生物、心理、社会属性的统一有机整体，认识到患者是有自主意识、有思想和有情感活动的人。在护理服务中，护士决定护理方案和措施，指导患者了解病情、缓解症状和促进康复的方法，患者愿意接受护士的帮助，尊重护士的决定，积极配合护理工作。

这种模式的特点是"护士告诉患者应该做什么和怎么做"，模式关系的原型是母亲与儿童的关系。护士常以指导者的形象出现在患者的面前，处于护患关系的主要方面。患者可以选择护士的服务方案，有一定的主动性，但其主动性仍然是以护士的意志为基础，在其提供的医疗护理服务范围内选择。在临床护理实践中，这种护患关系模式广泛存在于许多护理措施的实施中，如为患者注射、采血、下各种导管、测生命体征、完成实验饮食等等，如患者不按照护士的指导配合操作，护理服务几乎难以成功，甚至无法进行。

该模式比主动 - 被动型模式有进步，患者有一定的选择自主权，但仍是处于配合护士要求的被动地位，护士处于强势状态，掌握着护理服务的内容和方式，护患关系仍然不是完全平等的。

3．共同参与型模式 是一种双向、平等、新型的护患关系模式，此种模式以护患间平等合作为基础，双方同时具有平等权利，共同参与、商定护理过程，如护理评估、计划的制订、实施及评价等，双方都有主动权，护理活动有时是在护患的合作中共同完成的，如康复训练；有时是患者在力所能及的范围内独立完成的，如服药、测生命体征、胰岛素注射、饮食管理等。

该模式的特点是"护士积极协助患者进行自我护理"，模式关系的原型是成人与成人的关系。护士常以"合作伙伴"的形象出现在患者面前，为患者提供合理化建议和方案，患者在自己的健康维护和促进中是主动参与者的身份，清楚知晓自己的身心状况，明白各项护理措施的意义及注意事项，有能力完成和观察护理效果，护患之间体现了平等合作的关系，患者的人格和权利得到充分尊重，积极性得到发挥，护患双方共担风险，共享护理成果。

该模式与前两种模式的本质区别是护患关系在护理服务中享有平等的决定权，充分尊重患者的自主性，患者是护理行为的主动提供者。这是一种理想化的护患关系模式，对于建立良好的护患关系，提高护理工作质量有着重要意义。此模式主要适用于有一定医学理论知识和护理实践经验的慢性病患者和健康促进人群。

此处要特别注意的一点是，共同参与型护患关系模式的目的是充分发挥患者的主动参与性，建立战胜疾病的信心，更及时有效地获得护理效果。但绝非是让患者代替护士完成某些护理工作，如更换液体、术前备皮、送检验标本、倒大小便、扫床等。

需要特别指出的是在实际工作中，即使是为同一位患者服务，在整个护理过程中，护患关系也不是固定一种模式不变的，护患关系是随着对方的身体状况、心理变化、医学知识的增长及个人愿望等多因素来调整变化的，根本原则是看目前哪种模式更有利于患者的健康提高。

（二）护患关系的发展趋势

何种护患关系模式更好，主要取决于患者的具体情况和需要，工作中要牢牢抓住一个原则，即以患者的利益为中心。随着社会的不断发展和人们思想意识、健康需求的变化，护患关系也有其新的发展趋势。

1．护理服务内容多元化 护士不仅关注患者身体上的需求，完成疾病护理措施，还关注其情绪情感的体验，尽力调整其不良的心理状态，助其走出阴霾。而人是有灵魂的生命，不同于其他生物，有精神信仰方面的追求，很多时候，尤其是在特殊的生命阶段，如面对生老病死等问题时，更渴望得到精神上的支撑，我们目前所倡导的系统化整体护理即是为服务对象提供覆盖身心的多元化全方位的护理服务。所以，护患关系不仅是完成疾病护理的关系，而是满足对方全面生命需求、帮助其深入认识生命意义的关系。

2. 利益经济化　客观上来讲，就我国目前的医疗体制而言，医院要想生存和发展，必须在治病救人的过程中，考虑成本核算，使经济利益融入护患关系中。如果医护人员受经济利益驱使，不能坚持患者的利益是第一位的，却把自身的经济利益放在患者利益之先，患者将处于无辜的受损地位，护患关系会受到极大的伤害，从长远来看，吃大亏的就是我们自己。所以，护患关系不是对立的关系，而是为了健康的共同目标而共同努力的合作关系，我们各方面的长久利益是在通过更好地为患者服务中获得的。

3. 服务社会化　随着人们健康意识的加强和医疗护理事业的发展，健康服务已经走出医院，步入社区，为更广泛的人群提供健康教育、筛查、指导等服务，我们的服务对象几乎涵盖所有人，因为无论生病还是健康，无论男女老少，无论是在生命中的哪个阶段，都有健康维护、提高和修复的问题，这对我们护理人员提出了更高的要求，因为我们要与更广泛的人群打交道，面对的问题更复杂，护患关系（更准确的应是护士与服务对象的关系，简称护客关系）更多样，我们需要有更娴熟的沟通技巧，才能更好地为对方服务，做好我们的工作，实现我们的人生价值。

4. 责任法律化　医疗护理服务涉及人的生命健康问题，责任重大，为保护双方共同利益，此项服务必须有越来越完善的法律保护，明确双方的权利和义务，才能有更和谐的护患关系。

考点：护患关系的模式和发展趋势

四、护患关系的影响因素和优化对策

（一）护患关系的基本内容

在整个护理服务过程中，护患关系的形成和发展是有许多具体的内容来支撑的，涉及我们的一举一动、心思意念、文化水准及道德修养等许多方面，我们将其归纳为技术性和非技术性关系两大类来讨论。

1. 技术性内容　即在我们提供护理服务过程中，通过各项护理操作所形成和体现的护患关系，是护患关系的基础。因为若不是因为护理人员拥有一定的护理知识和技术，我们无法在护理岗位上工作，患者也不会信任我们，接受我们的服务，护患关系也无法继续，所以，技术性关系是维系护患关系的纽带，是护患关系最基本的内容，护士必须认真学习相关知识，苦练各项护理技术，让患者得到实实在在的帮助。

2. 非技术性内容　即在护理服务过程中，所涉及的伦理道德、法律、文化、社会、心理、价值观、双方利益等方面的内容。

（1）伦理道德关系：护患关系中的伦理道德内容是非技术性护患关系中最重要、最基本、起引领方向作用的内容，护患双方都本着一颗正直公义的心，遵守共同认定的伦理道德规范，尊重对方的权利和人格，维护对方的利益。

（2）法律关系：在一个法制健全的社会生活，人们才会有更多的自由。在医疗服务过程中，护患双方都要遵守一定的法律约束，才能获得法律的保护，如护士要有相应的从业资格，履行相应的义务和行为规范；患者也必须履行自身的义务和行为规范，才能确保护患关系的和谐，保护双方的利益。

（3）文化关系：每个人都是在一定的文化背景下成长起来的，此项内容涉及的范围极广，如教育水平、语言、素质修养、宗教信仰、医疗行为、生活习惯、风土人情等等，其差异性影响到生活的各个方面，当然也影响到人际交往，包括护患关系。所以，有人认为护患关系是一种文化关系，护士必须了解服务对象的文化背景，才能避免相互间产生矛盾和误解，不致触犯其尊严。

（4）价值关系：在护患良好的互动过程中，双方各自获得了自己认为有价值的东西，即各自获得了自己的利益，如患者重获健康、返回工作岗位、与家人团聚、重新开始正常有序的生活，实现自己的人生价值；护士在为患者提供服务的过程中，得到自己的工资、增长了自身才干、获得患者的认可和同事们的好评，稳定了自己的工作，更有那来自上天的祝福，从而实现了自己的人生价值，这一切是多么美好的事情！在良好的护患关系中，蕴含着深远的价值关系。

（二）护患关系的影响因素及优化对策

护理质量与护患关系直接相关，有时护患关系也会有不融洽的时候，甚至护患之间有某种冲突存在。所谓护患冲突，泛指在医疗实践中护患双方为了自身利益，对某些医疗行为、方法、态度及后果等存在认识和理解上的分歧，以致发生争执或对抗。

从理论上说，护患双方彼此结成关系的基础是一致的，一方的利益是在对方的利益上得到体现和满足，如患者的健康状况得到改善，健康水平得到提高，患者的满意和称赞会给医院和工作人员带来更多更好的经济效益，同时也带来了社会效益，实现了其自身价值。我们的成功是建立在患者的满意基础上的；同时，我们的医德高尚、基本功扎实、技术先进，工作做得好，患者的利益也就有了保障。但在实际的医疗服务过程中，受护患双方道德水平及各种客观因素的影响，在护患之间尚存在诸多不和谐的因素，易引发护患问题。

1. 护士方面　护士是影响护患关系好坏的决定方，起主要作用。

（1）职业道德欠缺：有的护士认为为患者服务是给对方的恩赐，没有把对患者的服务当做是我们应尽的义务，是我们人生价值实现的途径，是提高我们专业知识和技能的方法，是我们生活的来源。因而，在工作繁忙或自身有不愉快情绪时，有服务态度不好的情况，甚至产生不满和抱怨情绪，这也是引起护患冲突的主要原因之一。有的护士对患者缺乏应有的尊重，没有同情心，用一颗冰冷刚硬的心对待承受身体、精神、经济、家庭等多方面压力的患者，常用"可怜之人必有可恨之处"来掩饰一个医务工作者最不应该有的残酷冷漠的心。

（2）专业水平因素：信任是良好护患关系的必备条件，是有效护患沟通的前提。扎实的专业知识和娴熟的操作技能是赢得患者信任，建立良好护患关系的重要环节。在护患关系中，护理技术是基础，护理道德是灵魂，如果护士缺乏扎实的专业理论知识和娴熟精湛的操作技能，会给患者带来不必要的痛苦和麻烦，引起患者的怀疑，造成护患关系紧张、恶化，使患者拒绝护理和治疗，导致护患冲突乃至纠纷。

（3）沟通交流障碍：当护患双方对信息的理解不一致时，就难以进行有效的沟通，而这种理解的分歧，最终会损害护患关系。要使沟通有效，达到交流的目的，护士应注意：在交流时，要把所有注意力放在患者身上，让对方感到亲切和被信任，同时要注意患者的环境、体位，有无身心不适等状况，发现后要及时调整。护士最好也坐下，目光平视，注意观察患者的反应。谈话要适度，一次不可同时提出多个问题，否则，患者无法抓住重点，且易遗忘，引起紧张；交谈中要稍有停顿，让对方有时间理解和思索；注意倾听，必须听清楚对方在说什么；注意反馈，语言和非语言的信息都很重要；对患者同情体贴，在交流中分享患者的感受，语音语调要温和，词句清楚明白，内容简明扼要，让患者容易接受，愿意把心中的话说出来。

2. 患者方面　随着社会的发展进步，护患关系的模式也在发生着变化，患者越来越多地在健康保健方面拥有自主性，但有时会由于患者方面的原因给护患关系带来负面影响。

（1）对健康期望值过高：患者有时认为到了医院就有救了，病没治好就是医务人员没尽心尽力，当不如己愿时，就会不满意和不信任，产生失望情绪，发牢骚，说怨言，破坏护患关系。

（2）疾病的影响：患病是机体的一种非正常状态，常常会干扰患者的心态和情绪，而情绪反应和性格改变也常是一些疾病的临床表现，如肝病、脾胃病、心理疾病、精神疾病等等，且不良的情绪状态会加重病情，也会破坏护患关系，护士应知晓这一点，理解我们的服务对象是个特殊人群，"怨人多，责己少"是病人，尤其是慢性病人的特点之一，如同身体的异常体征一样，正因如此，才是我们的病人，只要不涉及违犯法律，应尽量宽容理解，多劝解安慰，给予适当的处理。

（3）不良的求医行为：个别患者缺乏求医道德，只考虑个人利益，当达不到自己的目的时，就语言粗俗，动作粗暴，不尊重医务人员的劳动，不能履行患者的义务，势必严重影响护患关系，问题严重时，需及时报告医院保卫处，甚至需报警。

（4）医院管理方面：环境与人的身心状态也是息息相关的，若医院的环境差，卫生设施不健全，患者会有不舒适、不方便、不适应的感觉；存在过度医疗的情况，开大处方、重复检查、多收费等情况，患者的利益受损，自然会有不满情绪；护理管理制度不健全、不完善、不科学等，均可影响护理质量，造成护患关系紧张。

3. 其他方面　影响护患关系的因素很广泛，其他还包括风俗习惯、语言和价值观念等差异，如饮食、卫生等方面，如产妇在产褥期的生活规矩，不同民族有不同的风俗，有的有利于母儿健康，有的却有害于母儿健康。护士在健康宣教的过程中，态度、语气不能生硬，要耐心、科学地说明道理、后果，不能以强加于人的方式对待患者，否则就易伤害护患关系。另外，护士与患者都有各自不同的人格特点，处事方式方法、对人态度、个人喜好等都会各有特点，有时也会因为这些引起一些误解和隔阂，良好的护患关系是双方共同努力的结果，当遇有差异时，多理解，多宽容，是护患关系的润滑剂。

考点： 护患关系的影响因素及优化对策

五、护患关系的基本道德要求

（一）热爱本职工作，献身护理事业

护理事业是一项平凡而崇高的事业，我们追求的是健康，面对的既包括各行各业、各个年龄段的健康及亚健康人群，更包括经受疾病折磨的患病群体，人们称我们是白衣天使，是天上的使者，将上帝的公义和慈爱传递下来，这份工作不但让我们得到了在地上的荣誉和收入，更让我们得到了在天上永恒的奖赏，像现代护理事业的创始人南丁格尔那样，倾听上帝的呼唤，创造不朽的辉煌。

（二）尊重患者，一视同仁

早在千年前，我国唐代著名医家孙思邈曾在其著作《备急千金要方》中《大医精诚》篇中就指出：凡大医治病，必当安神定志，无欲无求，先发大慈恻隐之心，誓愿普救含灵之苦。

若有疾厄来求救者，不得问其贵贱贫富，长幼妍媸，怨亲善友，华夷智愚，普同一等，皆如至亲之想；亦不得瞻前顾后，自虑吉凶，护惜身命。做到这些，就可以成为百姓的好医家。每个人在生命价值、人格和人权上都是平等的，绝不可以貌取人、以衣取人、以地位取人；不可对官热、对民冷；对上热、对下冷；对富热、对贫冷，制造人为的不平等。在护士的眼中，只有病人病情的不同，不能有贵贱之分，亲疏之别，视生命为同等宝贵。

（三）不断进取，精益求精

社会不断发展，医学新知识、新技术不断涌现，人们对健康服务的要求也越来越高，护士是一个需要终生学习的职业，不但要学习自然科学知识，还要学习人文科学知识，更要提高各项护理操作技能的水平，才能更好地为人们服务，也为护患关系打下了坚实的基础。

（四）语言贴切，保守隐私

善良的心就会发出温良的话，护士与患者的接触时间比其他医务人员更多，对患者的理解和帮助在很大程度上是通过语言表达出来的。护理人员的语言应该是规范、文明、亲切、富有感染力的。对初次入院的病人，护士应热情耐心，用礼貌性的语言，使病人情绪稳定，增强治疗信心；当病人遭受疾病折磨和生命威胁时，常会产生焦虑、悲伤、气愤、恐惧、绝望等不良情绪，护士要用安慰性语言，温和亲切地开导，消除病人的紧张顾虑，使病人感受到支持、温暖，重新坚强起来，树立信心。出于人道主义精神和职业道德的要求，护士对病人的生理缺陷等各种隐私，绝不可随意告诉不相关的人，更不可当做日常笑谈，因为那样会深深地伤害患者的自尊，也是违反我们伦理道德的。

考点： 护患关系的基本道德要求

第二节　医际关系伦理

案例

护士小孙是个活泼的热心肠，天天乐呵呵的，不但患者见了高兴，护士们也都喜欢她。工作中从不计较苦和累，自己班的活干完后，还尽量为下一班做好准备工作。遇有天气变化，如降温时，就会提醒大家："天冷了，要降温了，多穿点衣服啦！"大家听了哈哈一笑，心里感到很温暖。

当崔医生知道今晚与护士小孙一起值夜班时，高兴地说："太好了！跟小孙值夜班放心！什么事她都先为你想到！不像与有的护士值班，还不够跟她担心的！"

请思考：医护关系应具有怎样的伦理要求？

护理人员应与同事和其他工作人员保持合作关系。为了患者的安全和健康，护理人员需要与医疗机构中各类人员配合协调，建立良好的沟通网络和人际关系，共同完成维护和提高人民健康水平的使命。

一、护护关系的道德要求

护护关系，即护士与护士之间的关系，又被称为护际关系。由于各成员之间存在着年龄、资历、学历、知识水平、工作经历、职责及心理特征等许多不同之处，在护理人员的交往中，有时会产生不和谐的情形。但护理工作需要相互之间紧密地合作，融洽的关系对护理工作的质量及护士身心健康极为重要。

（一）影响护护关系的主要因素

1．工作因素　护理工作是一项集科学性、实践性于一体的工作，且紧张、劳累、责任大，突发事件多，随机性大，连续性强，护士常需倒夜班，生活不规律，影响休息质量和家庭生活，这些都会导致护士身心疲惫、情感脆弱、易激惹，一件小事或一句不顺心的话，就可能导致对方的不愉快，破坏护士间的关系。

2．性别因素　目前护理工作者仍是女性居多，其感情细腻，有易受暗示的特点，情绪变化快，对事物和人际关系的变化敏感，加上生理特点及倒班工作带来的自身节律紊乱，易引起情绪波动，有时会妨碍融洽的护护关系。

3．年龄因素　年长的护士在爱岗敬业、责任心、实践经验、待人诚恳、吃苦耐劳等方面可能比年轻人有些优势，但有时会有观念落后、做事古板、啰唆等问题，与年轻人相处会有代沟，可能会阻碍沟通，从而影响护护关系。

4．学历因素　近年来，我国高等护理教育迅速发展，越来越多的护士通过各种渠道取得了本科甚至更高的护理教育学历，护士之间的学历不同，在晋升提职等方面就会显出不同的竞争力，这也会微妙地影响着护护关系。

（二）促进护护关系的道德要求

1．患者第一，尊重他人　这是正确处理护护关系的指导思想。护理事业的共同目标是服务对象健康水平的提高，大家都以患者的利益为重，在工作中注重密切配合，协调一致，尊重对方的人格和劳动，尽量为对方着想。特别是在患者面前，更应尊重对方的人格和自尊心，切忌互相拆台，互相贬低。

2．团结协作，荣辱共担　护理工作内容繁多，需要护士们在分工明确的基础上，团结协作，互相帮助。如上班护士尽量为下班护士做好各项物品准备，下班护士尽量提前半小时来交接班，互相提醒应注意的问题，在生活上也互相关心，如提醒天气变化等，树立病房是一个大家庭的观念，荣辱与共，成绩是共同努力的结果，差错也是可能在大家相互的提醒下及时发现而避免的。

3．相互学习，避免相妒　尺有所短，寸有所长。每个人都有自己的优势，也都有自己的弱点。做人要常看到自身的不足，才能更谦虚；常看到对方的优点，才能从心里更尊重他人。孔子在《论语》中说：三人行必有我师，即是这个道理。与人相处要有一颗平和的心态，上善若水，不争名夺利，在大家眼中才能被看为宝贵。有人说嫉妒是心灵上的恶性肿瘤，它可扭曲一个人的心态，甚至使人作出伤天害理的事情来，我们一定要时时引以为戒。

考点：影响护护关系的主要因素及促进护护关系的道德要求

二、护医关系的道德要求

护医关系是护士和医生在医疗活动过程中所形成一种工作关系，是护理人际关系中的一个重要组成部分。在医疗队伍中，护士的工作与医生的合作最多，也最密切，有人将其比喻为一驾马车的两个轮子，哪个轮子出了故障，都会影响这驾马车的正常行驶。只有协调一致，密切配合，少产生内耗，这驾马车才能以最大的速度前行。良好的护医关系是完成优质的医疗服务，促进病人康复的保证。

（一）影响护医关系的主要因素

1．角色心理差位　心理方位包括心理差位关系和心理等位关系两种情况。心理差位关系是指人际交往中，双方在心理上分别处于不平等的上位和下位，如父子关系、师徒关系、官兵关系、上下级关系等。心理等位是指人际交往时，彼此之间在心理上没有主从之分，而是处于同等位置，如朋友关系、邻里关系、同学关系、同事关系等。护士和医生各有自己的专业知识、技术和业务优势，在为病人提供健康服务的过程中，只是职责不同，各有分工，没有高低贵贱之分，更没有孰重孰轻之别，双方是一种合作伙伴的关系，又犹如左手和右手的关系，共同为病人解除病痛。因此，护士和医生应是一种平等的同事间关系，即心理等位关系。

但目前在很多医院，尤其是国内医院，有时仍存在从属 - 主导型的护医模式，在这种关系模式下，护士容易形成对医生的依赖、服从心理，甚至在医生面前有自卑心理，工作起来畏手畏脚，只会机械被动地执行医嘱，不能独立地主动为病人解决健康问题。有时也会有与此相反的情形，随着护理学科和护理教育的不断发展进步，一批批高学历的护士走上临床工作岗位，其中有少数人过分强调护理专业的独立性和自主性，强调独立解决患者的健康问题，甚至有时忽略了与医生之间的沟通和配合；还有少数年资高、临床经验丰富的护士，特别是专科护士，对本专科患者的病情观察及抢救治疗方面，可能比一些年轻的医生更熟悉，有时会表现出不尊重，甚至挑剔指责的态度。这些心理差位现象都违反了护士与医生之间的平等互助原则，势必影响相互间的心理平衡，进而影响正常的护医关系，影响对患者的救治。

2．角色压力过重　护士和医生在为病人服务过程中，均有自己独特的角色功能，并在自己的工作范围内承担责任。如果分工合理，角色负担均衡，相互关系比较容易协调，外在的和内心的冲突会比较少。但在目前的现实情况下，医护之间存在许多不协调的情况，如很多医院的医护比例失调，医生满员，护士缺编，医生均为正式在编职工，有的护士却是不在编的合同工等。这些现象会造成有些护士的心理失衡和角色压力过重，在情绪上表现为易激惹、不耐烦、脆弱等，在行为上表现为好发怨言、工作无热情、不主动、不配合，可能为一件小事产生争执和矛盾，导致护医关系紧张。

3．角色理解欠缺　医疗和护理是医学领域中的两个专业，其教育教学一般是在互相独立的体系内进行的，尤其是近年来护理专业的发展很快，有些医生对护理事业的理解仍停留在传统的执行医嘱上。若双方缺乏沟通交流，有时会造成误解，破坏护医之间的合作，影响关系的正常化。

4．角色权力和利益的争议　医务人员按照分工，各自在自己的职责范围内承担责任，同时也享有相应的自主权。但在有些情况下，尤其是医生会觉得自己的自主权受到侵犯，甚至引发护医之间的矛盾。例如当护士对医生的医嘱有不同的看法时，就可能因自主权的问题产生矛盾。医生认为开医嘱是医生的事儿，医生对此负责，不需要护士的干预；护士则认为自己有责任也有权对有争议的医嘱提出意见，这是护士的责任，若双方沟通方式不当，就会影响今后的关系和合作。另外，医生护士都是为了患者的健康和生命而日夜忙碌着，若存在奖金分配不合理的现象，势必影响大家的心情，也就会微妙地影响双方的关系。

（二）促进护医关系的道德要求

1．真诚合作，密切配合　护士和医生是事业上的密切合作伙伴，没有地位高低之别，虽分工不同但又相互协作、补充，犹如人的左右手的关系，医生侧重于对疾病的诊断和治疗方案的制订，护士侧重于执行治疗方案，对病人身心护理问题进行观察，并作出护理诊断和处理。目标都是患者健康状况的改善和提升，只有护医紧密配合，针对某个患者的护理和治疗才能融为一体，发挥最好的统一效果。

2．相互尊重，相互支持　"敬"与"诚"是合作的伦理基础，护医在工作中要相互学习，以诚相待，特别是在患者面前，更应该注意尊重对方的人格和自尊心，提升对方在患者中的威信，增强患者对治疗和护理的信心，切忌同行间相互拆台，相互贬低。

3．相互信赖，相互学习　医疗和护理是两个不同的专业，是从不同的角度来追求健康水平的提高，存在知识范围、深度和广度的不同，护医之间要本着相互谦虚、相互信赖、相互学习的态度，在专业领域内与对方合作。若护士发现某项医嘱对患者目前的病情有所不妥，认真查考、核对，不可机械执行，是一个护士在保护患者、医生、药剂师、自身及医院等各环节安全方面所必须坚持的素养，但在如何表达自己的意见方面却一定要注意语气、态度、依据等沟通技巧，出发点是为大家的安全，绝非是贬低别人、抬高自己。

4．加强沟通，树立良好形象　近年来，护理专业得到了迅速的发展，护士们的学历教育也得到了较大的提高，我们除了重视疾病护理之外，也不忽视全人护理，即包括生理、心理、社会、精神、文化等多方面的全方位护理，又叫系统化整体护理。这些名词对医生们可能比较陌生，我们适时、主动地介绍护理专业的发展，能促进医生对我们专业的了解，理解我们的工作，有利于双方的合作。另外，在日常工作中，护士也要时时以一个现代护士应具备的角色和形象出现在大众面前，逐渐扭转长久以来在人们心中形成的所谓"医生嘴，护士腿"的形象。

> **考点**：影响护医关系的主要因素及促进护医关系的道德要求

三、其他医际关系的道德要求

（一）护技关系的道德要求

在工作中，护士需要与医院中的许多医技科室有密切联系，接触频繁，如检验科、药房、放射线科、心电图室、B超室、营养科等等，与其工作人员的愉快合作，不但对患者的医治很有利，对自己的身心健康、工作效率和质量也很重要。护技之间要互尊互敬，以诚相待，忌推脱责任，互相埋怨。很多时候需要护技之间的通力合作，才能更好地完成诊治任务，如化验结果的准确性就需要护士在整个采血过程中的操作都符合要求，也需要检验科的工作人员在整个检验过程中的操作都符合要求，甚至与送检过程是否会破坏标本形状有关。

（二）护理人员与管理人员关系的道德要求

任何一个团体都需要管理的调配，才能有序地运行，医院是一个涉及人们健康和生命的组织，在其上要服从国家卫生部、省级卫生厅、市级卫生局等各级管理机构的统一管理，在其内部必须服从院内各级相关行政部门的统一指挥。护士是医疗大队伍中的一员，必须与整体协调一致，如同肢体服从大脑的指令，才能迅速有效地完成任务。

无论是医院领导、各职能部门的工作人员，还是护理人员，都应树立为临床第一线服务的思想，以患者的利益为重，在人员配备、专业培训、设备更新等各方面以医疗服务的需要为中心，相互体谅、理解、尊重，让医院成为我们温暖的大家庭。

（三）护理人员与后勤人员关系的道德要求

后勤部门是医院的一个重要组成部分，负责各种物资、仪器设备、设施的提供和维修，是护理工作正常进行和提高护理质量的保证，也是医院正常运行的重要保证。

护士要尊重、感谢后勤人员的劳动，珍惜他们的时间和付出，充分认识到后勤人员的工作价值，树立共同为患者提供高质、高效、及时服务的思想。

小结	本章阐述了护士在临床工作中常涉及的几种人际关系的伦理问题，着重分析和讨论了促进这些人际关系的技巧，其中尤为重要的是护患关系、护医关系和护护关系，因为这些人际关系的好坏，直接影响我们护理工作的质量，也关乎我们护理人员的身心健康。护理工作者要以一颗谦卑的心，勇敢地改变自我，全面提升自我的人生价值。

（沈阳医学院　刘　瑛）

第四章　临床诊治中的护理伦理

第一节　基础护理伦理

案例

　　一个 6 个月大的婴儿在某县人民医院儿科住院治疗腹泻，该院护士给孩子静脉输液时，把止血带绑在孩子胳膊上找静脉，静脉不太充盈，就改为头皮静脉穿刺输液，结果忘记松开孩子胳膊上的止血带，止血带绑在孩子胳膊上一天半，造成孩子半截胳膊发黑，发现后孩子立刻转入某大学第一附属医院住院治疗，主治医生说不排除截肢可能。某县人民医院有关负责人表示，该院将不惜一切代价帮助患儿疗伤。

　　请思考：护理的道德责任和伦理要求？

　　基础护理学的主要内容是护理基本理论、基本知识和基本技能，是各科临床护理的基础，是临床护理质量评估的主要内容。护理工作质量直接关系到医疗质量和医疗安全，关系到人民群众的健康利益和生命安全，关系到社会对医疗卫生服务的满意度。基础护理的执行状况与护理人员的道德修养和道德行为密切相关。因此，护理人员应重视自己在基础护理方面的道德修养。

一、基础护理的特点

（一）工作的协调性

　　基础护理只有取得医生、病人、病人家属、各班护士、其他辅助人员的支持和密切合作，才能得到良好的实施。因此，护理工作者必须负起协调的责任，以提高护理工作效率，保证护理工作的质量。

（二）规范的严谨性

　　护理是一项繁杂的工作，同时又是一项科学性很强的技术工作。它是以医学科学理论为指导，严格遵循操作规程，严格执行分级护理制度，交接班制度及查对制度。护理人员是否严格遵循护理制度和操作规程认真做好各项护理工作，直接影响到护理质量的好坏，关系到患者的生命安危。在护理过程中，执行医嘱要认真执行查对制度，做到及时、准确、安全、有效、无误。

（三）工作的连续性

护士对住院患者履行的护理职责包括：密切观察患者的生命体征和病情变化；正确实施治疗、用药和护理措施，并观察、了解患者的反应；对不能自理的患者提供生活护理和帮助；为患者提供康复和健康指导。所以，护理人员通过口头交班、床边交班及交班记录，尽量减少交接班次数，昼夜 24 小时连续进行，时刻不离病人，使病人的病情、心理等动态变化，时刻为当班护理人员所熟知和掌握，以随时采取富有针对性的护理措施，及时向医生提供调整治疗计划的依据，确保病人尽快康复。

（四）工作的艺术性

护理先驱弗罗伦斯·南丁格尔曾经说过："护士的工作对象不是冰冷的石头、木头和纸片，而是有热血的生命和人类。护理工作是精细艺术中最精细者，其中一个重要原因就是护士必须具有一颗同情的心和一双愿意工作的手。"护理工作不单是一门技术，还是一门蕴涵着丰富道德内容的艺术。它要求护理人员不仅要有娴熟的技术，还要研究和掌握患者的心理，通过恰当的方式，用发自心灵的语言和行为，使患者感到舒适和愉快；还要有一颗温暖、善良的心关心患者。此外，优雅的举止、整洁的仪表、轻盈的动作给人以美感，也是护理艺术的体现。护理人员要以艺术家对待艺术的精细态度做好护理工作，以深厚的情感和美好的言行对待患者，使患者处于一种最佳的生理和心理状态，以便早日康复。

二、基础护理的道德要求

（一）热爱护理事业，忠于职守

护理的服务范围涉及人的生、老、病、死过程。热爱护理事业，忠于职守，是从事基础护理的基本道德要求。"增进健康、预防疾病，恢复健康、减轻痛苦"是护理人员的神圣使命。每位患者病后的康复，与护理人员的辛苦和从事基础护理的价值、意义分不开。作为一名护士应该充分认识到为谁工作，为什么工作和怎样工作，工作上精益求精，从而完成自己的职业使命。

（二）严肃认真，一丝不苟

基础护理的科学性很强，要求具有严格的工作作风、严密的工作方法、严肃认真的科学态度，才能保证应有的护理质量。护理人员在基础护理中切不可草率从事，无视规章，机械地执行医嘱，置病人利益于不顾，以致酿成差错事故。因此，护理人员要做到经常深入病房巡视病人，密切观察病情变化，仔细周密、审慎地对待每项工作，严格地执行查对制度和各项操作规程，注意周围环境和病人的变化，不放过任何有异议的发现，时刻把病人的安危放在心上。

（三）严密观察，谨慎处置

一个护士犹如一个哨兵，在护理工作中，目光应该注意周围的动向，注意观察自己所护理病人的病情，以满足病人的身心需要。因此，要求护理人员应具备丰富的护理知识和临床实践经验。严密观察、谨慎处置，这关系到医疗护理的质量和患者的安危，是护理人员履行护理道德责任的重要手段。

（四）勤奋学习，精通业务

护理学是一门由自然科学与社会科学相互渗透的综合性的应用科学，是一门不断发展的科学。随着医学与科技的发展，护理学和其他学科一样也在突飞猛进，使护理学的功能和范围不断扩大。精湛的护理技术是护理效果的重要保证，也是护理道德的重要内容。随着人类对护理服务要求的提高，护理人员要为患者提供最佳服务，就要刻苦钻研护理业务，熟练掌握各项护理操作技术。这样，才能及时、准确地发现和判断病情变化，谨慎、周密地处理各项复杂的问题，才能在操作中最大限度地减轻患者的不适。

（五）团结协作，彼此监督

为患者提供优质护理服务，是医院的一项系统工程，需要其他医务人员的支持与参与。尽管目前科学分工日益精细，但整体协作要求愈来愈高。护士是医院整体中的一员，只有与其他医务人员团结一致，才能发挥整体配合的作用。护士与护士应是团结友爱、互相尊重的关系，医护关系也应呈现交流—协作—互补型模式，对其他科室同志要以平等友善的态度进行接触。医护人员在彼此协作过程中应互相监督，团结协作。

考点： 基础护理的道德要求

第二节　整体护理伦理

案例

患者，女性，57岁，家庭主妇，性格有些神经质。诊断为中下段食管癌住院行手术治疗。入院时就对护士说："关于手术的事情我什么都不想听"。随着手术的临近，患者表现强烈的不安。手术前一天，患者不能安静卧床。在走廊来回走动，大声说话，在病室内哭泣。责任护士将其带到谈话室，耐心细致的给予讲解，并强调不手术就不可能根本解决以后进食的问题，讲解术前如何准备，术中的情况，以及术后吸氧、监护、输液以及身上可能带的管道，这些管道的作用。并让患者知道，护士将与她共同度过这一关。在护士的帮助下，患者稳定了情绪，接受了手术，并且很好地配合治疗与护理，康复出院。

请思考：护士行为的伦理价值？

整体护理就是以病人为中心，以现代护理观为指导，以护理程序为基础框架，并且把护理程序系统化地运用到临床护理和护理管理的思想和方法。整体护理的目标是为病人提供包括生理、心理、社会、文化等方面的护理服务及护理教育。

一、整体护理的特点和意义

（一）整体护理的特点

1. 护理内容的整体性　整体护理以病人为中心，注重病人生理、心理、社会、文化发展的多个层面的需求。整体护理观中的"整体"应包含病与病人是一个整体；生物学的病人与社会心理学的人是一个整体；病人与社会是一个整体；病人与整个生态环境是一个整体；病人从入院到出院是一个连贯的整体。所以护士在护理工作中不仅要重视疾病的生理护理，而且要重视心理、社会等方面因素。

2. 护理手段的科学性　整体护理是一个系统化体系，强调以护理程序为框架。护理程序是一种符合逻辑的、科学的解决问题的程序。它是一种连续的、动态的、有反馈的科学的工作方法。护理程序包括评估、诊断、计划、实施、评价等五个步骤，护理程序并不是只将五个步骤执行一次就可以完结的，而是根据患者病情的动态的变化，不断地、重复地运用护理程序组织护理工作。护理程序是一个开放的系统，它是一个输入、输出和反馈的过程。

3．护理对象的参与性　整体护理是对服务对象生理、心理、社会、精神、文化等方面的全面帮助和照顾。护理人员只有在对患者的病情、心理状态、社会地位、精神状况、文化程度深入了解的基础上，才能对其进行全面的、系统的、整体的护理。因此，在护理过程中要注重调动患者的主观能动性。通过对患者身心的整体护理，激励患者树立起对自己健康负责的意识和战胜疾病的勇气，充分认识自己在战胜疾病中的主体地位，在医护人员的指导下，消除顾虑，发挥主观能动性，掌握必要的医疗卫生知识和自我护理方法，自觉地纠正不良卫生习惯和不健康的生活方式，促使整体护理取得理想效果。

（二）整体护理的意义

整体护理的实施，为护理领域带来了重大的变革，具体表现在：

1．改变了护理研究的方向和内容　整体护理更注重人的研究，整体观中的人被视为生理、心理、社会、精神、文化的统一整体，是一个循环系统。因此，护理中充实了许多有关人的心理、社会、伦理等方面的内容。

2．改变了护士角色，拓宽了护理的服务范围　整体护理的实施，护士不仅需要照顾病人生理的问题，还要关照其心理、社会问题，服务范围已超出了原有疾病护理的范畴，扩展到对所有人，生命周期的所有阶段的护理。护士也由过去照顾者的角色向健康教育者、管理者、研究者转化。

3．提出了新型护理管理观　世界卫生组织认为：护理管理是为了提高人类健康水平，系统应用护士潜在能力和其他有关人员或设备、环境和社会活动的过程。整体护理的实施，要求护理管理者应以增进和恢复病人健康为目的，应具有以病人为中心的思想，使传统的护理管理观念如过多地强调整齐划一，强调技术操作的熟练程度，而漠视病人的感受等受到挑战。

4．有助于建立新型的医护关系　良好的医护关系是实现"以病人为中心"，实施整体护理成功的关键。整体护理的实施，科学运用护理程序为病人解决问题，从根本上使护理工作摆脱了过去多年来只靠医嘱加常规的被动工作局面，变被动护理为主动护理。护士在病人恢复健康的进程中与医生建立起相互合作、相互补充的新型的合作伙伴关系。

5．体现了护患合作过程　整体护理十分重视患者及家属的自理潜能，强调通过健康教育，提高患者及家属的自理能力，并提供机会让他们参与自身的护理活动。

6．改变了护理教育的课程设置，促进了护理科研的发展　整体护理的实施，要求护士不仅应具备疾病护理的能力，而且应有丰富的人文科学知识与沟通技巧，对护理教育提出了更高更全的要求。为培养合格的护理人才，在教学内容上增加社会学、心理学、美学等，在教学层次上需要高层次有发展后劲的高级护理人才，以推动护理教育、护理科研的发展。

二、整体护理的道德要求

（一）转变观念，增强护理理念

护理观念的转变是实施整体护理的前提条件。整体护理的实施，要求护理人员必须以新的护理观念作指导，树立全新的护理观念。护理观念主要包括以病人为中心、以护理程序为核心的护理服务信念。以病人为中心，强调了护理服务的主体，将病人放到第一和最高位置，这是我国"救死扶伤、防病治病、实行社会主义人道主义，全心全意为人民服务"的基本道德原则的体现，能促进护理工作改革，有利于护理工作者道德品质的养成。整体护理是一种护理的理念，是指导护理工作实践的哲学思想。因此，护理人员转变观念，增强护理理念，转变护士角色，可提高护理人员在专业价值上的认识，增强其工作的自觉性、责任心和紧迫感，以适应整体护理的要求，促进整体护理水平的提高。

（二）刻苦钻研，积极进取

整体护理是一种新兴的护理模式，它不仅扩大了护理学的范畴，也丰富了护理学研究内容，不仅有利于病人身心健康，提高护理质量，也增加了护理要求。护理人员需不断充实和扩大知识领域，使平面型的知识结构变成交叉型的知识结构，使良好的观念建立在坚实的多学科基础上。护理人员既要掌握临床护理知识，又要掌握心理学、社会学、美学等人文社会科学知识；既要具备娴熟的护理技术，又要具备良好的语言表达能力，准确的思维判断能力，有效的人际沟通能力，高雅的个人修养；既要为病人提供优质的护理服务，又要积极开展社区卫生服务，为社会人群提供保健护理服务。因此，刻苦钻研，积极进取是整体护理对护理人员提出的道德要求，也是每个追求个人价值和自我完善的护理人员必不可少的道德品质。

（三）团结协作，密切配合

整体护理以护理程序为基础。护理程序是一个系统的、有机的整体，病人在接受护理时有多方面的、多层次的需要，而解决护理问题时往往需要多专业知识和技能及多科室的团结协作，密切配合。如行政领导的支持，医生与其他人员的参与支持，护理管理系统的相应变革，医技科室的配合，后勤系统的保障，护理教学的同步，护理科研的开展等等，使护理人员从非护理工作中解放出来，有更多的时间服务于病人，使整体护理能扎扎实实地开展，从而推动护理事业的发展。

（四）勤于思考，科学应对

整体护理模式要求护理人员以病人为中心，以护理程序为工作方法。护理程序是系统解决病人健康问题的科学方法，整体护理要求护理人员对病人存在的和潜在的健康问题所反应的主观资料和客观资料进行分析、综合，作出准确、恰当的护理诊断，且要求所涉及的护理问题一定是能通过护理措施解决的。护理诊断的作出是实施护理程序的关键步骤，直接关系到护理计划的判定和护理措施的实施。因此，要求护理人员细心分析，善于思考，独立主动地面对问题，解决问题，以更好地发挥潜能，搞好护理工作，用实际行动改善护士的道德和职业形象，赢得病人的信任。

考点：整体护理的道德要求

第三节　分类护理伦理

案例

　　某医院神经外科收治一名脑出血病人行开颅手术，术后送至重症监护室。重症监护室值班护士刘某认真仔细护理病人，密切观察病人的意识、瞳孔及生命体征的变化，以便及时发现病情变化及时处理。次日凌晨4时，护士发现病人突然出现呼吸急促达32次/分，脉搏快而弱，血压低至60/40mmHg，双侧瞳孔不等大，病人反应迟钝。她意识到有术后出血征象，马上向值班医生报告，同时做好再次手术止血的一切准备工作。故二次开颅手术进展及时顺利，证实了病人脑部又有一动脉破裂出血，由于发现早，医护密切配合，手术成功，病人得救。

　　请思考：值班护士行为的伦理意义？

一、门诊护理伦理

门诊是医院工作的第一线，也是医疗卫生事业和社会精神文明的窗口。门诊是直接对病人进行诊断、治疗和预防保健的场所，门诊护理又是整个门诊工作的重要组成部分。医护人员要提供优质的服务，患者得到及时的诊断和治疗。因此，重视门诊的护理工作，提高护士的道德修养，对维护患者和社会利益都有较大的影响。

（一）门诊护理的特点

1. 组织管理任务重 门诊是病人就医最集中的地方，来往人员多，病种杂，看病时间短，管理困难，又是医疗机构的窗口，是早期诊断、早期治疗，保证医疗质量的第一个环节，病人为维护自己利益，保障自己健康，对于门诊的服务态度反应敏感。因此，要求门诊护士要善于组织，做好分诊、预诊工作，指导病人去化验、透视、取药以及给病人注射、处置等，以缩短病人就诊时间。

2. 预防交叉感染难度大 门诊人群流量大，病人集中，急、慢性传染病人及带菌患者在就诊前难以及时鉴别和隔离，易发生交叉感染，预防难度大。因此，预防门诊交叉感染必须引起医护人员的高度重视，应认真做好消毒隔离工作，对传染病或疑似传染病患者，应分诊到隔离门诊就诊，并做好疫情报告。

3. 针对性和服务性强 门诊是各种疾病的汇集场所，不但病种复杂，而且病情轻重各异，病人的各方面素质不同，这就要求护理人员提供有针对性的医疗保健服务。门诊护理有大量的服务性工作，护理人员要有耐心、细心和热心。如：初诊病人情绪比较紧张，迫切希望早日明确诊断，护士应主动接待，热情指导，耐心解释有关疾病的诊断、治疗和预防的问题；复诊的病人有的已就诊多次，诊断若尚未明确，心中十分焦急，护士应善于疏导，解释疑虑，关心、理解病人。

（二）门诊护理的道德要求

1. 热情关怀，高度负责 门诊病人带着疾病缠身的痛苦，心理紧张、恐惧和焦虑，加上对医院环境、规章制度的不熟悉以及病人的拥挤，环境的嘈杂，更加重了病人的心理负担。尽管病人的病情各异，但渴望得到医护人员的热情帮助和尽快解决病痛的心理需要则是相同的。因此，门诊护士要同情病人，充分理解病人，做到热情服务，主动协助病人就诊，使病人有一种亲切感和温暖感。

2. 密切联系，团结协作 门诊是一个整体，各科室之间以及医生与护士之间密切联系，加强协作可以发挥门诊的整体效应，从而有利于提高医疗护理质量，促进病人早日康复。在门诊各科室间的相互联系中，护理人员往往发挥着直接或间接的调节作用，以减少误会和矛盾，防止推诿病人，有利于医院的医患、护患关系的和谐建立。门诊医护间应平等协作，团结友好，护士之间是同事、同志和战友，也应该互相信任，互相合作，一切从病人的生命及健康出发，以提高工作效率，为病人提供一个良好的治疗环境。

3. 作风严谨，准确无误 门诊护理人员应做到作风严谨求实，坚持治疗护理的科学性，保证病人生命安全。在治疗护理过程中，切不可漫不经心、粗枝大叶，任何疏忽，如打错一针，发错一药，血压、脉搏、体温测量不准确，都可铸成大错，甚至危及病人生命。如果此时病人已离开了医院，一时无法找回，造成损害将难以挽回。因此，门诊护士应审慎从事，一丝不苟，准确无误，对病人负责。

4. 环境优美，安全舒适 优美、安静、标志清晰的环境，可以使病人、医务人员产生一种舒适、愉快的心理效应，有利于提高工作效率和缩短病人的候诊时间，减轻病人的焦虑感和减少交叉感染，使病人感到亲切，对医院有信任感而易于合作。护理人员应将环境管理作为门诊护理道德要求，认真做好门诊清洁卫生，维持门诊就诊秩序，调整医生间的忙闲不均，对就诊病人和家属开展健康教育，加强巡回，使危重病人及时就诊，从而使门诊科室清洁化、门诊秩序规范化，以利于提高门诊医疗护理质量。

考点： 门诊护理的道德要求

二、病房护理伦理

医院根据疾病的种类、治疗方法或地域等不同标准划分并设置若干病房，收治不同范围的病人。如：内、外、妇产、儿科等病房。内科又划分为呼吸、心内、消化等专科病房。一个病房是由与本病房专业相应的医护人员和病人所组成。病房是住院病人接受治疗与护理，医护人员开展诊疗与护理的实践场所。病房管理的中心目标是为病人创造一个整齐、清洁、安静、舒适、安全的医疗环境。

（一）病房护理的内容

临床护理的核心内容是以病人为中心，运用护理程序对病人实施整体护理，满足其生理、心理和社会的需要，促使其早日康复。

1. 健康评估和护理诊断　准确评估病人健康状况，正确进行护理诊断，及时制定护理计划，全面落实护理措施，及时评价护理效果，并适时补充修改护理计划。

2. 临床护理　根据病人的护理级别和医生制订的诊疗计划，完成临床护理工作。护士对住院病人履行的护理职责包括：密切观察患者的生命体征和病情变化；正确实施治疗、用药和护理措施，并观察、了解患者的反应；对不能自理的患者提供生活护理和帮助；为患者提供康复和健康指导。

3. 落实责任制　临床护士护理患者要实行责任制，使临床护士对所负责的病人提供连续、全程的护理服务，确保基础护理落到实处。

4. 病区管理　做好病房的消毒隔离工作，预防医院感染的发生。

5. 文书管理　严格按照要求书写和保管各种护理文书。

（二）病房护理的道德要求

1. 热爱专业，忠于职守　医疗工作的各个环节都离不开护理人员，病人只有在医生的精心治疗和护理人员的精心护理下，才能战胜疾病，恢复健康。那种认为护理是"伺候"人的事情，"医生动嘴，护士跑腿，没有什么出息"，或怕苦怕累，不愿从事护理工作的想法都是错误的。每一位护理工作者应该自觉抵制社会世俗偏见，热爱护理这个崇高的事业，忠于职守地为每一位病人服务，以自己出色的工作，无愧于"白衣天使"神圣称号。

2. 尊重病人人格，对病人要一视同仁　对病人要一视同仁，平等对待，一方面将病人视为与医护人员平等的人；另一方面平等地对待每一位病人，提供给他们所需的各种护理服务。国际护理协会的护理伦理规范指出：人类对护理的需求是普遍的，护士的天职是尊重人的生命、权利及尊严，它不受国籍、种族、肤色、信仰、年龄、性别、政治因素或社会性地位的影响，社会是由不同的人所组成，当其患病时他对医疗及护理的需求是相同的，接受医护行为的人均应享有公平的护理。因此，护士应一视同仁，将最好的服务提供给每一位病人。

3. 敬业负责，精益求精 护理工作关系到病人的安危，护理人员必须要以对病人高度负责的敬业精神对待工作，有对病人生命和健康负责的高度责任心。在工作中要专心致志、谨慎细心；严格遵守各项规章制度、遵守工作纪律，认真执行各项操作规程，及时准确、安全有效地实施各项护理措施；严密细致地观察病情变化，及时发现问题，解决问题；遇到紧急和复杂情况时，要冷静、果断、周密地处理；要以科学的态度和高度负责的精神执行医嘱，对有疑问的医嘱要及时询问，不能机械地执行。

精湛的护理技术是护理效果的重要保证，也是护理道德关注的重要内容。护理人员要为病人提供最佳护理，就要认真钻研业务，不断提高护理专业知识和技能，熟练掌握各项护理操作技术。

4. 关爱病人，乐于奉献 护理人员在为病人服务的过程中，应当努力做到"心为病人所想，情为病人所系"，细心体贴给予病人以疾病的护理和生活上的照料，以深厚的同情心呵护病人，用和蔼可亲的笑容和语言消除病人的恐惧心理和担忧，以诚恳真挚的态度帮助病人树立战胜疾病的信心和勇气。特别是对待危重病人、老年病人、残疾病人、妇女和婴幼儿病人、家庭贫困的病人等，要给予更多的关怀。

护理工作是一项需要知识、技术和爱心的服务，服务对象是需要给予关爱和帮助的弱势人群。护理工作十分繁重和艰辛，需要护理人员付出大量的体力、精力和时间。因此，要做好护理工作，就要求护理工作者树立吃苦耐劳、乐于奉献的精神，做到全心全意为病人服务。

5. 举止端庄，言语文明 端庄的举止是护理人员道德规范的要求和自身良好素质的体现。作为一种无声的语言，常常会直接影响到病人的就医心理。因此，护理人员在工作时，要精神饱满、衣帽整洁、仪表端庄、姿态稳重、举止大方、步履轻捷、动作轻柔。

文明的语言是护理人员与病人交流、沟通、建立良好护患关系的桥梁。护士的一言一行对病人都会产生影响。因此，护理人员在工作过程中应当努力做到态度和蔼，语言亲切得体，针对不同病人、不同的场合采用不同的语言。如运用解释性语言，以解除病人对治疗、护理操作带来的恐惧心理，稳定病人的情绪，使病人感到安全可靠，积极配合治疗、护理；从维护病人利益、实行保护性医疗制度出发，使用安慰性语言，给晚期肿瘤病人、感情脆弱者送去关怀和温暖。同时护理人员应具有良好的精神状态和心理品质，善于自我控制，及时调整自己的心境，始终给病人一种耐心亲切、温和愉快的感觉。

6. 互尊互学，团结协作 现代医学的发展，把医疗、护理、教研、管理等各项工作紧密联系在一起。要处理好这些关系，首先要以病人为中心，一切有利于病人利益为前提。护士之间、医生与护士之间、护士与管理人员之间，都要互相尊重、互相学习、团结协作。只有互尊，才能互学；只有互尊互学，才能取长补短，共同提高。

> **考点：** 病房护理的道德要求

三、重症监护伦理

重症监护室（intensive care unit，ICU），意为加强监护病房。它随医疗、护理专业和医疗设备的发展，以及医院管理体制的改进而产生。各科急、重病人集中于此，同时集中了各种专业技术力量，采用先进的仪器设备、诊断方法和监护技术，对病情进行连续地周密观察，以及时发现病情变化，进行治疗和维持生命器官功能，预防并发症的发生，对保证病人生命安全，提高治愈率，降低死亡率，发挥积极的作用。

（一）重症监护室护理特点

危重病人是指病情严重、随时可能发生生命危险的各种病人，特点可用急、重、险、危四个字来概括。急：病情紧急，变化快。重：指病情严重，痛苦不堪，甚至神志不清而生活难以自理，病人及家属心理活动复杂。险：指病情危险，死亡率高。危：指生命垂危，危在旦夕，甚至不可逆转。因此，护理好危重病人具有艰巨性的特点，要求护理人员具有全面的业务素质，良好的身心素质，丰富的临床护理与抢救经验以及较高的职业道德修养。

（二）重症监护的护理道德要求

1. 要有过硬的专业素质　重症监护病房的医护人员应经过严格培训，除了具有过硬的专业素养和良好的医德，还应具有较强的临床技能和敏锐的观察力及处理危重病人的应变能力，对多个脏器或系统的功能以及代谢变化的指标等能作出正确判断和分析，以及独立处理复杂问题的能力，并能熟练应用先进的检测系统及医疗、护理技术，随时捕捉病人的瞬息变化，及时反馈治疗、护理信息和效果，为治疗原发病争得时间，创造条件。

2. 富有同情心　危重病人常因病情危重而产生焦虑、恐惧、抑郁、妄想等心理反应，家人也会因亲人生命受到威胁而经历一系列心理应激反应。因此，在抢救危重病人生命的同时，护理人员应努力做到态度和蔼、诚恳、富有同情心，语言应精练、贴切、易于理解，举止沉着、稳重，操作娴熟认真、一丝不苟，给病人充分的依赖感和安全感。有时病人或家属可能对护士无端指责，甚至无理取闹，此时要求护士在繁忙的工作中，以冷静的态度，理解和谅解病人及家属的心情和行为，耐心说服，不使矛盾激化。

3. 要有高度的责任感　对于 ICU 的病人，护士不仅要知道各种仪器设备对病人治疗的重要性，还要了解仪器设备给病人带来的不利影响，如果护士能够根据不同的情况采取正确的策略、措施，尽量减少仪器设备的不利影响。这对于清醒病人的康复是至关重要的。进入 ICU 的病人普遍都有一种感觉，即恐惧、焦虑。首先是 ICU 的环境，各种仪器设备，尤其是仪器的声音，医护人员严肃、不苟一笑的面孔都让他们感到是一种压迫。另外，进入 ICU 后昂贵的费用是造成病人焦虑的因素。孤独是一些清醒的病人比较强烈的感觉，此时对亲人需要尤其强烈，但是由于 ICU 要求不留陪伴，一些医护人员只关注仪器上的数据，无暇顾及病人，也是病人孤独的一个原因。再有，使用呼吸机或气管切开术后的病人，语言交流障碍，自然就会产生强烈的不适应。为防止病人躁动，护士一般在拔管前常规用约束带束缚病人的双手，但是作为病人却有种被捆绑的感觉。所以，要对病人耐心解释，说明这样做的目的，以取得配合。由于各种监护装置和病人身体上有各种管道，病人活动受限，不能过多地更换体位，长时间自然感到腰背酸痛，难以保持一种舒适的姿势，或者有伤口的疼痛等都使病人身体和心理不舒适。因此，护士在保证对病人的护理的同时，应把监护仪的声音尽可能调小；尽量避免由于医疗仪器的使用让患者处于同一个体位，应在可能的范围内使其变换体位，给肢体以被动活动，如：按摩背部、调整姿势等。在停止使用仪器时，要向患者说明，以免给患者带来不安。如果可能，让患者与家属有一定时间的接触，如帮病人洗漱、协助进餐、背部按摩等，都有助于减少焦虑和孤独感，有利于增强病人治病的信心。护士要常与病人交谈，了解病人的一些情况及要求，与病人建立良好的信赖关系，减轻监护仪器对患者的不利影响，从而增强治疗效果。

只有具有强烈责任感和娴熟的技术，以一颗理解和同情病人的心来关爱患者，才能发现护理过程中出现的伦理问题，了解患者的心理，采取有效的措施对症处理，达到减轻患者痛苦的目的，从而提高治疗及护理效果。

4.吃苦耐劳，细心周到　由于危重病人的疾病特点，为了减少交接班次数，常常实行两班倒，12小时工作制。护理人员要努力创造舒适、安全、优美的环境，要付出比一般的护理工作更多的艰辛，这需要护理工作者要有吃苦耐劳无私奉献的精神。另一方面，护理人员还要积极创建良好的人际氛围，除自己高质量的服务外，还要指导病人的亲属好友支持鼓励病人，提高病人战胜疾病的信心，及时反映病人心理问题和合理要求，满足病人合理的心理需求，以促进病人尽快康复。

考点： 重症监护的道德要求

第四节　特殊科室的护理伦理

案例

某医院儿科收治一名高热患儿，经医生初诊"发热待查，不排除脑炎"。值班护士凭多年经验，对患儿仔细观察，发现精神越来越差，末梢循环不好，伴有谵语，但患儿颈部不强直。于是，护士又详细询问家长，怀疑是中毒性细菌性痢疾，便与医生及时沟通。经肛门指诊大便化验，确诊为细菌性痢疾，经医护密切配合抢救，患儿治愈出院。

请思考：面对特殊患者群体，护士的道德责任？

一、儿科护理伦理

（一）儿科护理的工作特点

1.护理工作量大、难度高　儿科病人因自理、自控能力差，对护理人员的治疗护理常不配合，甚至哭喊叫骂，需要护理人员关心帮助他们的饮食起居、卫生和服药等。且患儿不能表达或不能准确表达自己的症状，不能诉说治疗反应，这也增加了护理的难度。同时，儿科病人患病后行为退化，依赖性增加，尤其是住院后，由于环境的改变而不适应，常常表现出紧张、恐惧不安和孤独，长期住院的患儿还会有冷淡、消极、性格孤僻，从而又增加了心理护理的难度。患儿多为独生子女，常常是一个孩子患病后，全家甚至几个家庭不安，探视陪护人员增加，病室人员流动大，病房管理难度大，家属救治心切，要求得到快速、安全、有效的医疗服务，加大了护理工作的困难，对儿科护理和病房管理提出了更高的要求。要求护理人员除应有扎实的医学理论知识，对技术精益求精，掌握过硬的基本功外，还应具有高度的责任感和敏锐的观察力，更应具有"慎独"这一高尚的职业道德，认真地做好患儿生理和心理护理。

2.预防院内交叉感染的任务艰巨　小儿因处于生长发育状态中，各系统器官功能的应变调节、免疫功能等较差，特别是患儿皮肤、黏膜、淋巴系统、体液免疫及细胞免疫等各种免疫功能较年长儿和成人差，比成人易感传染性疾病。因此，护理人员必须严格遵守消毒隔离制度、探视陪住制度和各项操作规程，预防院内感染。

（二）儿科护理的道德要求

1.要有一颗爱心，爱护并尊重患儿　儿科护理不仅要为患儿进行技术护理，而且需要心理护理和大量的生活护理。因患儿住院后有紧张恐惧心理且生活不能自理，需要护士关心他们的心理活动、饮食起居、衣着冷暖、卫生和服药，注意他们的安全等。就像一个母亲或大姐姐那样关心患儿。与患儿相处时要态度和蔼、语言温和、表情亲切；在解释护理问题时站到孩子的角度，取得他们的真正理解与合作。对于生理上有缺陷的孩子，更要给予同情和尊重。对哭闹、不合作的孩子，不能采取哄骗、吓唬的做法，而应从孩子可以理解与接受的角度讲道理，鼓励并促使孩子配合。

2. 要有细致、审慎的工作作风　护理人员经常巡视在病人的周围，最易掌握病人的心理和病情的变化。由于患儿病情变化快，又不会诉说病情，这就要求护理人员在临床护理工作中应经常巡视病房，严密观察病情变化，包括患儿的精神状态、体温、脉搏、呼吸、吸吮、大小便及啼哭的声音。因为这些项目的异常往往是患儿病情变化的先兆。同时，应对观察结果进行认真分析，作出准确的判断和及时的处理，为医生的诊治提供快捷可靠的依据。特别是新生儿完全不能用语言表达自己喜怒哀乐，病情变化多表现为啼哭。在对患儿进行器械检查和治疗护理时，严格遵守查对制度和操作规程，一定要谨慎细致，动作准确、轻柔，稍有不慎或用力过大，就会误伤组织器官，造成医疗差错事故。

3. 要有治病育人的理念　"一对夫妻只生一个孩子"是我国的基本国策。现在独生子女在家里已是全家几代人生活的"重心"，一旦小儿患病家长就非常的紧张、着急、担心。护理人员既要理解这种心情，积极采取有效的诊治措施，及时解除患儿的痛苦，使家长安心。同时，护理人员也是儿童学习的对象之一，还应重视自己的一言一行对患儿道德品质形成所造成的影响。护士一定要做到"言而有信"，切忌为了患儿一时的配合打针或服药而哄骗孩子，要以高度的责任感在对患儿认真观察、耐心护理的过程中，为患儿提供良好的示范教育，如不哄骗、恐吓患儿，以免使其染上说谎、不诚实的习惯。总之护士既要努力尽早使患儿痊愈，又要培养患儿良好的道德品质，尽到治病育人的责任。

4. 要有为患儿终身着想的责任感　护理人员要自觉意识到自己肩上责任的重大，在治疗和护理过程中，切忌粗心大意、不按规章制度和操作规程办事，造成漏诊和差错事故，给患儿带来终生不幸。要注意儿童正处于生长发育时期，抵抗力低，易发生交叉感染。要求护理人员要以高度的责任心，严格执行消毒隔离制度，严格按规章制度工作，做到护理工作科学化、程序化、规范化。在采取任何诊治措施时，不仅要考虑近期效果，更要考虑远期效应。如对婴儿大量使用氯霉素可能引起远期再生障碍性贫血；滥用链霉素可损害病人第八对脑神经引起永久性耳聋；大剂量应用四环素可能导致患儿骨骼和牙齿的改变等。所以用药时一定要剂量准确。婴幼儿不具备自我保护能力，易发生烫伤，摔伤，异物吞咽等意外伤害，应采取积极的预防措施，保证患儿安全。为孩子的健康着想，对患儿一生负责，这是儿科护理人员必须具备的职业道德。

> **考点：** 儿科护理的道德要求

二、妇产科护理伦理

妇产科是直接为妇女健康服务的一门专科医学，它的任务是保健、预防和治疗疾病。妇产科护理不仅在保障妇女健康的工作和生活方面具有重要的作用，还影响到子孙后代。因此，从事妇产科工作的护理人员应重视职业道德。

（一）妇产科护理工作的特点

1. 特定的护理对象　妇产科护理的对象既要面向病人（妇女、孕妇、产妇或母亲），又要兼顾到现在或将来对胎儿、新生儿的影响，注射和发药等不但要考虑对母亲的治疗作用和副作用，而且还要考虑到对胎儿和婴儿的利害关系。因为不仅涉及两代人健康，而且关系到千家万户的幸福和人类的繁衍生息。

2．特殊的工作性质　护理与咨询并重。对患病的妇女和病理产科情况，既要重视疾病诊治和护理，也要重视生理性的护理。在搞好日常护理工作时，还要和医生一起积极开展妇女的保健咨询工作，帮助妇女正确认识对待自身的生理性和病理性问题，对正常妇女、孕妇的护理主要是做好咨询和各期保健，使他们在月经期、更年期、老年期不致诱发疾病，使正常孕妇在妊娠期不发生并发症，一旦发生病理情况能及时就医，得到恰当的诊治和护理。

3．特殊的心理变化　妇产科病人患病部位多为生殖系统，因受传统影响，患病后常产生害羞、压抑和恐惧的心理。如：青少年女性月经不正常，女青年的未婚先孕，已婚妇女因病引起的性生活异常及性病等，病人多表现为害羞而不愿检查，以致延误诊断治疗，加重病情。未婚先孕和诱奸受害的病人，因害怕别人议论、讽刺，不愿在众人场合诉说自己的病情，常常处于压抑状态，甚至导致身心疾病。还有些病人担心怀孕后胎儿畸形、早产、难产或发生意外，危及母子安全，担心性生活障碍等，表现为特别恐惧、焦虑。因此，护理人员要做好妇产科病人的心理护理，以解除患者的思想顾虑和心理压力，促进患者身心健康。

（二）妇产科护理的道德要求

1．细致观察，维护母婴利益　在妇产科诊疗和护理工作中，要观察的项目比较多，既要严密观察阴道出血及排出物，又要观察呼吸、血压、脉搏等生命体征；既要观察孕妇的胎心、胎动、羊水、宫缩、产程进展，又要观察新生儿情况和产妇的恶露出血、子宫恢复情况。病情变化快，要求护士反应要敏捷，严格执行医嘱，不怕麻烦，观察既全面又突出重点，并及时通知医生病人的病情变化。

2．尊重妇女的隐私　妇女（尤其是未婚妇女）对月经不正常、未婚先孕、性功能障碍、性传播疾病等会产生害羞心理，特别是未婚先孕者多以自责、羞愧、尴尬的心情来到医院做人工流产手术，害怕遇见熟人，害怕医护人员的训斥和嘲笑。有的未婚先孕者出于羞耻心理常出现掩饰行为。护理人员应予以重视，注意观察其表情、面色、脉搏的变化，尊重她们，做好心理护理，严格执行保密程序，最大限度地保护病人的隐私。

3．尊重妇女对避孕方式的知情选择　护士在对避孕环、药等的放取和埋植，人工流产、绝育和复通手术、不孕症的检查等诊治技术和措施方面，要配合医生进行护理，同时兼有宣传、指导和咨询的任务。如向育龄夫妻介绍、宣传各种避孕方法，向他们讲解性生理、性心理、性道德和性健康等方面的知识，使他们享有避孕方法的知情选择权，采取适宜的避孕措施，尽量减少人流和引产，实现生殖健康。

4．不怕苦、不怕脏的工作责任感　妇产科，尤其是产科分娩时间没有规律性，加之妇产科急诊较多，工作任务重。产妇分娩时羊水、出血、粪便及产后恶露的观察，以及新生儿窒息时的口对口呼吸抢救等工作，确实需要护士具有不怕脏累的精神，需要有较强的工作责任感才能胜任。

5．同情、关心、体贴患者，做好心理护理　一对夫妇在只生育一个孩子的情况下，多数夫妇的心理是担心胎儿畸形。城市中对生男生女的问题并不十分看重，部分农村的妇女担心生女孩引起家庭不和。另外，由于多是初次妊娠，害怕分娩疼痛和发生意外的紧张恐惧心理在所难免，不能强迫她们做不愿做的检查，要耐心解释说明以取得她们的同意和合作。

6．要有对病人、家庭、社会高度负责的责任感　妇产科工作涉及产妇及婴儿两代人的健康和安全。因此，对孕产妇疾病的治疗要慎重地选用药物，避免对母体和胎儿产生不良反应。医疗设置要照顾产妇特点，严格执行探视制度，以免影响产妇休息。产房、婴儿室、手术室要严禁出入，防止各种病菌的传入等等。妇科病人手术治疗中如要影响或破坏性功能和生育功能，务必向病人反复说明其利害关系，并征得病人及其丈夫的同意，特别是切除子宫、卵巢，要持严肃慎重的态度，使病人心情舒畅地接受手术。因此，护理人员必须时刻意识到自己对病人、对家庭、对社会的责任。

> **考点：** 妇产科护理的道德要求

三、精神科护理伦理

（一）精神科工作的特点

精神科护理工作的对象是各种有精神疾病的患者。与躯体疾病的患者不同，精神科疾病主要表现在精神与行为方面的异常。患者的整个心理过程发生紊乱，重者思维活动脱离现实，难以正确理解客观事物，不能适应社会生活，对本身疾病也缺乏自知力。因此，精神科护理工作有以下特点：

1. 配合诊治护理困难　精神疾病的患者常缺少对疾病的自知力，不认为自己有病。因此，无求治要求，甚至强烈反对接受各种必要的治疗，不配合甚至强烈反对接受检查、护理。让患者得到及时必要的治疗、护理是精神科护理工作的一个重要环节。

2. 病房护理管理复杂　许多精神病人在病态下无法控制自己的行为。有的患者可能伤人、自伤或毁物，甚至对医护人员有敌视态度；有的表现为孤僻、退缩或意识障碍，生活不能自理，需要护理人员全面照顾；也有些患者虽然从表面看来似乎安静合作，但在病态支配下可发生意外等等，这些都给病房管理增加了一定复杂性。

3. 治疗护理易反复　精神病人在发病期间主要施以药物治疗，以控制病情的发展，待症状缓解、稳定后逐渐减量并辅以心理治疗和护理，逐步使病情痊愈。因精神病的发病机制尚不清楚，复发率比较高，在临床护理中应注意观察药物的疗效和毒副反应，不能随意减量或停药，防止复发。

（二）精神病病人的护理道德要求

由于精神疾病的临床特点，从事精神科专业的护理人员，不仅需要较高的护理技巧，而且需要高尚的护理道德情操。

1. 尊重病人的人格和权益　1977年，第六届世界精神病学大会一致通过的《夏威夷宣言》指出"把精神错乱的人作为一个人来尊重是我们最高的道德责任和医疗义务"。在精神科护理过程中，护理人员要将病人作为一个人来对待，恪尽职守、关怀体贴、主动关心，认真履行道德义务。遇到受症状支配出现不理智行为或者对治疗、护理不合作的病人时，护理人员要时刻提醒自己，病人的言行是病态的，非正常人所为，要冷静对待，做到打不还手、骂不还口，严格遵照约束标准，正确执行约束制度，不能无故或者为了自己的工作方便而约束病人。在约束过程中注意服务态度要和蔼，使病人消除紧张、恐惧和敌对心理。要尊重病人的人格和权益，给予他们最真挚的服务，体现医学人道主义精神。

2. 保护病人的隐私　隐私既包括疾病的隐私又包括身体的隐私。精神病人的病史，包括病人的现实生活和生活经历，以及与疾病相关的刺激事件和不良习惯及行为，较之其他疾病的病人大多更富于戏剧性和故事性。护理人员应严格遵守职业道德，恪守秘密，不能随意暴露病人的隐私，也不可作为谈话的资料。精神疾病病人常常受症状的支配突然出现一些冲动、伤人、毁物或自伤、自杀的行为，护理人员要时刻观察病人的行为，避免意外事件的发生。因此，在基础护理、检查治疗时，应尽量保证有两名工作人员在场；病人沐浴时，在保证两名工作人员在场的同时，可分批进行，避免大量集中暴露，缩短沐浴室与更衣室的距离，避免暴露时间过长，避免异性在场。要尽可能考虑到病人的感受，满足病人的合理要求。

3. **正直无私的道德境界**　由于精神病人有思维、感知、情感或意志等方面的异常，护理人员要时常留意自己的言谈举止，注意态度要自然、端正、稳重、亲疏适度，不要过分殷勤或有轻浮表现，要时刻保持自尊、自重。在护理工作中，一切活动均以病人利益为前提，决不能利用病人价值观念的紊乱倒错和各种"病态妄想"为自己牟取私利或作出有损于病人利益的事。对来院就诊病人的财物要认真清查、保管，并向其家属交代清楚。在工作中受到病人的不当对待时，也应忍让，不要伺机报复。

4. **恪守慎独的信念**　精神病人一般无自知力，甚至有人格障碍、情感障碍、意识障碍等，不能对护理人员的工作给予正确的评价。有的病人生活不能自理，对饮食无主动要求，给吃就吃，不知饥饱；有的病人自称有罪而不食饮食等。这就要求护理人员必须做到恪守慎独、主动、自觉、准确地完成治疗护理任务。在任何情况下，不得马虎从事，敷衍塞责。认为少做一点或做错了也没有关系，反正病人"糊涂"，这是缺乏道德责任感的表现。护理人员应认真履行道德义务，讲究道德良心，尽职尽责，促进病人早日康复。

5. **保证病人安全**　精神病人由于精神行为异常，特别是处于症状活跃期的患者，某些行为往往具有危险性，如自伤、自杀、攻击行为、出走行为等。尤其是一些抑郁病患者或正处于疾病的恢复期且对未来悲观失望、丧失信心的患者，存在着强烈的自杀倾向。因此，护理人员要严格落实病房的安全管理制度，定期巡视，检查病房内有无刀、剪、绳、带等危险物品。要注意观察，了解每个病人的病情、心理活动和情绪变化，严加防范，设法杜绝隐患。对恢复期病人要做好心理护理，开导病人，鼓励病人树立战胜疾病的信心。一旦发生意外，要坚决果断地阻止事态发展，并积极稳妥地做好善后工作。此外，护理人员一定要警惕药物、电休克等强迫治疗措施的不良反应和并发症，约束病人时要确保病人的安全，正确采取措施，绝不能滥施强迫治疗和限制行为，要以高度的责任心和精湛的技术，确保治疗护理的安全。

考点： 精神病人护理的道德要求

小结	临床护理是防病治病的重要环节。本章介绍了基础护理、整体护理、分类护理和特殊科室护理的特点及道德要求。护理人员只有遵循其内在规律，履行好相应的道德责任，才能完成防病治病，救死扶伤，全心全意为病人服务的职业使命。

（菏泽市立医院　马　敏）

第五章　卫生特殊领域中的护理伦理

第一节　预防保健与康复医学中的护理伦理

案例

在非典期间，我们的临床第一线涌现了许多英雄人物。广东省中医院某护士长，面对巨大的工作量，没有退缩，她一直工作在最前线，恪尽职守、救死扶伤。每当有患者前来就诊时，她总是对年轻的护士说：你们还年轻，这危险！而她总是抢在前面，尽量不让年轻护士沾边，以减少她们被传染的机会。为了抢救病人，她献出了宝贵的生命，年仅 47 岁。

请分析：1. 该同志的言行体现了哪些护理伦理观念？

2. 你从该同志的事迹中得到哪些启示？

一、预防保健中的护理伦理

预防医学肩负着贯彻预防为主方针、研究群体健康的重任。加强预防医学工作是降低人群发病率和死亡率，提高健康水平及生命质量的战略措施和重要途径。预防医学是现代医学中发展较快的一门学科，对整个医学向预防为主的方向发展起着促进作用。目前，预防医学服务面越来越广，参与的行业和部门也越来越多，对其道德要求也越来越高。

（一）预防医学的含义

预防医学是卫生事业的重要组成部分。它与临床医学、基础医学和康复医学组成现代医学科学的四大支柱。预防医学是以人群为主要研究对象，以环境—人群—健康为模式，以预防为主导思想，运用生物医学、环境医学和社会医学等理论和方法，探讨疾病在人群中发生、发展和转归的特点，以及自然因素和社会因素对人群疾病和健康的影响规律，从而制定群体防治策略和公共卫生措施，并在实践中不断完善，以达到预防疾病、促进健康和提高生活质量为目的的学科。

预防医学道德是指从事预防工作的人员所应遵循的道德及行为准则。护理健康保健作为预防工作的一个方面，对促进、保持及恢复人们的健康起着相当重要的作用。护理人员的道德意识、道德行为及道德修养将直接影响到护理工作的质量。特别是由于预防医学特殊的服务对象及工作范畴，对从事预防保健工作的护理人员在道德方面提出了新的要求。护理人员必须根据预防医学道德的特点来规范自己的行为。

（二）预防医学的特点

1．涉及领域的广泛性　预防医学涉及范围越来越广泛，从研究环境、营养与健康状况等诸多领域到探讨医学、健康、疾病与社会因素之间的关系，承担着卫生防疫、卫生监督、卫生宣传、疾病普查、推行卫生保健措施和预防医学科学研究等诸多任务。

2．预防性质的前瞻性　预防医学工作的目的就是"防患于未然"，通过采取预防措施，防止人类受到各种不良环境、社会、劳动、生活等因素的影响和损害。预防工作要打主动仗，立足于把影响人体健康的不利因素，消灭或控制在病发之前。根据疾病发生和流行规律，采取各种预防措施保障人民健康，提高生活质量，从而带来巨大的社会效益和经济效益。

3．服务对象的群体性　预防医学服务对象不是个体病人，大多数情况下是健康人或受感染威胁但尚未形成疾病的群体。例如，为了控制传染病的流行，迅速对受感染者进行隔离、观察、治疗；对外环境的消毒，有计划地实施预防接种，加强卫生检疫，积极开展健康教育，实施自我保健等系列工作都是在一个较大的区域，甚至在全国乃至全球范围内进行，而且预防工作需要社会的重视、支持和参与，需要各部门间的配合与协作。所以预防工作又具有群体性和社会性的特点。

4．工作效益的滞后性　预防医学是以群体、甚至以全人类为服务对象，以消除病因为根本任务。同时，受到社会政治、经济、文化、道德、心理、环境等诸多因素的制约，因而，其工作效益乃至道德责任是长远的、滞后的，许多工作往往要经过数周、数月甚至数十年才能取得明显的社会效益。例如，烈性传染病天花的控制和消灭是人类经过几个世纪的艰辛努力才得以实现的。霍乱、鼠疫、回归热、黑热病被消灭或基本消灭；寄生虫病、地方病的有效控制；我国一岁儿童的卡介苗、脊髓灰质炎、百白破、麻疹疫苗97%以上的接种率；我国人口平均预期寿命由新中国成立前的35岁提高到现在的71岁，达到中等发达国家水平等。这些成就的取得是与预防保健工作者的不懈努力密不可分。

（三）预防保健中的护理伦理要求

1．爱岗敬业，耐心尽责　由于我国地区间的社会经济发展不平衡，有些群众文化素质不高，保健意识不强，对预防工作重要性认识不足，往往存在重治疗轻预防、"医学就是治病"等片面观念。预防工作多数情况下面对的是健康人或亚健康状态的人，他们通常没有临床症状，对医疗护理服务的要求不迫切，信赖程度不高，对预防工作不理解、不配合，甚至当个人或单位利益与预防工作发生冲突时，干扰抵制预防工作的开展，使预防工作处于被动状态。因此预防保健工作者应具有崇高的道德修养，坚强的毅力和韧性，不怕困难、不计名利、尽职尽责，主动、热情、耐心地开展各项工作。

随着预防工作日益受到人们的重视，护理人员除在医院和门诊为病人服务外，逐渐打破原有的传统，将工作范围扩大到农村、厂矿和基层单位，参加初级卫生保健、健康教育和健康咨询。护理人员要充分利用病人就诊、候诊、家庭病床等机会和场合，通过多种形式广泛向群众传授预防保健知识，指导群众相信科学，纠正不良卫生习惯与行为，改善社会环境，提高自我保健意识和保健能力。

2．服从公益，高度负责　预防工作是以保护和改善环境，预防疾病，增进健康、延长寿命为己任，直接面向广大群众。预防工作的群众性决定了预防保健工作者要对全社区人群的身心健康高度负责，所承担的道德责任不仅仅是对病人个体，而更是与某些人群或整个人类社会的利益息息相关。所以在处理各种利益关系时，必须把社会利益放在首位。具体要求：一是坚持个人利益、小团体利益服从社会利益；二是坚持局部利益服从全局利益，近期利益服从长远利益。这是预防工作职业道德的精髓和核心，是卫生事业公益性和福利性的集中体现。护理人员在预防工作中必须将"义务论"与"公益论"有机结合起来，规范自己的言行，使之符合社会公众的利益。

3．秉公执法，坚持原则 预防医学的许多工作是通过实施卫生法规进行的。我国的卫生法以卫生法律法规、卫生规章、技术性法规等形式颁布，如《食品卫生法》《环境保护法》《传染病防治法》《国境卫生检疫法》《突发公共卫生事件应急条例》等法律条文，许多地方还制定了适合当地要求的卫生法规，使预防工作走上了有法可依的轨道。预防保健工作中的护理人员是卫生法规的宣传、执行和监督者，应该学法、懂法、用法，在工作中做到以法律为准绳，以事实为依据，坚持原则、秉公执法、执法必严、违法必究、不徇私情。自觉地履行自己的神圣职责，正确处理个人、集体和国家利益之间的矛盾。维护广大人民群众的根本利益，维护法律的尊严，照章办事，只有这样开展工作才有说服力，才有权威性。根据卫生违法行为的性质不同，要求违法者承担相应的行政责任、民事责任、刑事责任。护理人员如果发现突发公共卫生事件发生，造成或者可能造成社会公众健康严重损害的重大传染病疫情，群体性不明原因疾病，重大失误和职业中毒以及其他严重影响公众健康的事件，要立即报告，并采取应急处理措施。如果卫生执法者滥用职权，有法不依、执法不严、违法不究、徇私舞弊或者不服从指挥、推诿扯皮、擅离职守、临危退缩就会危害预防保健工作，甚至酿成严重的社会后果。上级主管部门就要追究执法人员的责任，给予行政或纪律处分；构成犯罪的，由司法机关追究责任人员的刑事责任。

4．预防为主，综合治理 预防工作是一项综合性的系统工程，必须增强全体公民预防保健意识，明确预防工作是全社会的共同责任，需要政府领导、部门配合、社会支持、国际卫生组织协作和广大群众的参与。因此，护理人员必须树立整体观念，顾全大局，分工合作，密切配合，坚持"预防为主，综合治理"的方针，严格把住生产、工作、学习、生活等环节的卫生质量要求，控制和减少疾病发生。

考点： 预防保健中的护理伦理要求

二、康复医学中的护理伦理

（一）康复医学的含义

1968 年 WHO 给康复医学所下的定义是："经过医学的、社会的、教育的、职业的综合训练，尽最大可能使伤残者的功能恢复到最好水平。"1984 年中国康复医学研究会首届学术讨论会认为，康复医学是关于伤病者和残疾者在身体功能上、精神上和职业上进行康复的学科。世界第 14 次康复会议认为：康复是指运用医学的、社会的和职业的综合手段，帮助障碍者（身体的、智力的、心理的）尽可能地发挥其功能。综上所述，康复医学是一门以消除和减轻人的功能障碍，弥补和重建人的功能缺失，设法改善和提高人的各方面功能的医学学科，也就是功能障碍的预防、诊断、评估、治疗、训练和处理的医学学科。

康复护理是指对伤残者总的医疗计划，围绕全面康复的目标，通过护理人员与康复医生及有关的专业人员密切配合，帮助伤残者达到功能恢复或减轻伤残，预防继发伤残为目的的护理活动。

（二）康复医学与临床医学的关系

表 5-1 临床模型与康复模型的比较

对比项目	临床医学模型	康复医学模型
解决问题	疾病	残疾、疾病
医生的作用	行动者、知情者	教师、促进者
病人的作用	被动者	主动者
治疗定向	个别进行、未形成组	协作组工作方法
治疗手段	治疗疾病及人	治疗残疾及人
目标	治疗恢复、组织促进功能	恢复、模拟、调整、促进功能

1．区别　临床医学是以疾病为主体，以治愈为主，以人的生存为主，医生抢救和治疗疾病。康复医学是以病人为主体，以恢复功能为主，以人的生存质量为主，使有障碍存在的病人最大限度地恢复功能，回到社会中去。医生定制治疗方案是采用协作组的工作方法，即以病人为中心，以康复医师为主，集体讨论决定。病人是主动者，允许了解自己的病情及功能状态，可以提出自己的要求，医生起一个教师及促进者的作用。

2．联系　临床医学的迅速发展，促进康复医学的发展，并为康复治疗提供良好的基础及可能性：由于临床医学的迅速发展，外科医师对众多的重症损伤进行成功抢救，内科医师也抢救了大量濒于死亡的病人，造成慢性病人、残疾人、老年病人增多，因此他们躯体的、心理的、社会的及职业的康复需求增加，促使了康复医学的发展；由于显微外科、影像诊断学及急救学的迅速发展，使许多外伤、急性病得到及时诊断和恰当治疗，这就为后期康复提供了可能性。

康复医疗贯穿在临床治疗的整个过程，使临床医学更加完善：①利用临床手段矫治和预防残疾，如小儿麻痹后遗症矫治术。②把康复护理列为临床常规护理内容之一，以利于患者身心功能障碍的防治。③从临床处理早期就引入康复治疗，康复医师及治疗师参与临床治疗计划的判定和实施。

（三）康复医学中的护理伦理要求

护理人员是康复病人恢复功能的主要指导和训练者，护理工作好坏直接关系病人能否达到预期的康复目标。因此，护理人员应遵循以下伦理规范：

1．尊重病人，同情病人　伤残人致残的原因大致分两类：一是先天性残疾，如先天性聋哑、智力发育不全等；二是后天因疾病、创伤、烧伤、意外事故等原因所致的伤残。伤残者，特别是后天致残者，他们遭受的是意外的、严重的挫折，这种挫折不但躯体痛苦，而且由于中断了正常的学习、工作生活，甚至毁灭了他们向往的美好前途，故而心理上更加痛苦。因此，伤残者往往出现焦虑、抑郁、恐惧、痛恨、愤怒、烦躁不安等情绪反应，继而出现孤独感和自卑感，甚至导致人格障碍或神经症，丧失对生活的勇气和信心，他们对周围人们的言语和态度也十分敏感。因此，护理人员应充分理解病人，同情他们，尊重他们的人格和权利，切不可怠慢、冷落、鄙视、嘲笑甚至歧视，要以文明的语言、诚挚的态度对待他们，尽量满足其生活、心理需求，关怀体贴，精心护理，增强他们生活的信心和勇气，使之密切配合医护人员尽快达到最大限度的康复。

2．耐心引导，热心帮助　康复病人因性别、年龄、职业、心理状态、性格及病种各不相同，康复护理也就必须因人而异。伤残病人大多数不能完全自理，有的甚至穿衣、洗脸、漱口、吃饭、大小便、读报刊、读信件等日常生活小事都有困难。因此，护理人员要关心体贴他们，热情帮助他们解决实际问题。例如：扶持视力不好、肢体残缺的人上厕所和到室外散步；为盲人读报、读信件和代写书信；与耳聋病人交谈时要耐心，反复解释或用手势、用书写的方式表达意图；对长期卧床者要注意变换体位，被动运动，关节保持功能位置，防治失用性萎缩等。护理人员除了做好共同性日常生活护理外，要有针对性地帮助病人做好心理护理、医疗护理、教育护理和社会护理。在护理中，对心理失衡病人要及时帮助疏导调节；要根据伤残程序、部位、特点进行生活能力训练，训练中要仔细认真，耐心引导；要利用病人的特殊才能去适应社会需要，鼓励他们为社会做贡献等，从而使伤残者感到温暖和慰藉，增强其康复信心，共同完成康复护理任务。

3．循序渐进，细心周到　康复病人由于相对住院时间长，显效缓慢，因此比一般病人的护理难度大，服务面广，护理人员应该耐心与尽责地对待康复对象。如，帮助伤残者进行功能训练时，要悉心照料，循序渐进，恢复一项巩固一项，不可产生急躁而暴露出信心不足的情绪，否则影响伤残者早日康复，甚至会出现失误而使残疾加重或出现新的伤残。护理人员不可因此而怕脏怕累怕麻烦，敷衍塞责，粗心大意，应该更加细致、谨慎、周到地进行护理。如细心观察病情变化和心理状态，注意病人的安全，准确无误地执行医嘱，严格遵守规章制度和操作规范，真诚负责地关爱病人。为了更好地为康复病人服务，护理人员必须在业务上努力进取，加强康复医学知识的学习，熟练掌握康复护理技术，了解康复病人的特点和护理规律，不断总结护理经验，以便更好地做好康复护理工作。

考点： 康复医学中的护理伦理要求

第二节　社区卫生服务中的护理伦理

案例

　　某医院于 2007 年在某社区建立一个社区卫生服务站。建站快一个月了，可就诊和咨询的只有 50 多人。如何能让百姓转变观念接受社区卫生服务站呢？

　　服务站经过认真准备举办了居民健康知识讲座—你健康吗？并在下方用小一号的字体写上"届时有小礼品发放"。原本为了领奖品的居民，十分认真地听完了这堂健康教育课后，几乎没有人争先恐后地去领礼品，而是围着讲授人询问与自己和家人有关的健康问题。通过这样的知识讲座，几年下来，周围群众对这所服务站的态度也发生了变化，社区卫生服务的口碑也日益呈现好转。

　　请思考：作为社区卫生服务站的护士，应该具备怎样的护理伦理素养？

一、社区卫生服务中的护理伦理

（一）社区卫生服务的含义

社区卫生服务是社区建设的重要组成部分，是在政府领导、社区参与、上级卫生机构指导下，以基层卫生机构为主体，全科医师为骨干，合理使用社区资源和适宜技术，以人的健康为中心、家庭为单位、社区为范围、需求为导向，以妇女、儿童、老年人、慢性病人、残疾人、贫困居民等为服务重点，以解决社区主要卫生问题、满足基本卫生服务需求为目的，融预防、医疗、保健、康复、健康教育、计划生育技术服务功能等为一体的，有效、经济、方便、综合、连续的基层卫生服务。

（二）发展社区卫生服务的意义

1. 提供基本卫生服务，满足人民群众日益增长的卫生服务需求，提高人民健康水平的重要保障　社区卫生服务覆盖广泛，方便群众，能使广大群众获得基本卫生服务，也有利于满足群众日益增长的多样化卫生服务需求。社区卫生服务强调预防为主、防治结合，有利于将预防保健落实到社区、家庭和个人，提高人群健康水平。

2. 深化卫生改革，建立与社会主义市场经济体制相适应的城市卫生服务体系的重要基础　社区卫生服务可以将广大居民的多数基本健康问题解决在基层。积极发展社区卫生服务，有利于调整城市卫生服务体系的结构、功能、布局，提高效率，降低成本，形成以社区卫生服务机构为基础，大中型医院为医疗中心，预防、保健、健康教育等机构为预防、保健中心，适应社会主义初级阶段国情和社会主义市场经济体制的城市卫生服务体系新格局。

3. 建立城镇职工基本医疗保险制度的迫切要求　社区卫生服务可以为参保职工就近诊治一般常见病、多发病、慢性病，帮助参保职工合理利用大医院服务，并通过健康教育、预防保健，增进职工健康，减少发病，既保证基本医疗，又降低成本，对职工基本医疗保险制度长久稳定运行，起重要支撑作用。

4. 加强社会主义精神文明建设，密切党群干群关系，维护社会稳定的重要途径　社区卫生服务通过多种形式的服务为群众排忧解难，使社区卫生人员与广大居民建立起新型医患关系，有利于加强社会主义精神文明建设。积极开展社区卫生服务是为人民办好事、办实事的德政民心工程，充分体现全心全意为人民服务宗旨，有利于密切党群干群关系，维护社会稳定，促进国家长治久安。

（三）社区卫生服务中的护理道德要求

1. 文明礼貌，主动服务　在社区开展各项保健工作，要面向文化、道德水平及对保健工作的认识等有很大差异的广大居民，社区保健护理人员不论服务对象的举止、态度怎么样，都应一视同仁，文明礼貌，积极主动服务。

2. 脚踏实地，赤诚奉献　社区保健工作以预防为主，其工作效果不像临床医疗那样在短期内明显显现出来，作出肯定的道德评价需要较长时间。因此，社区保健护理人员应该不求名利、脚踏实地、默默无闻、勤勤恳恳、任劳任怨地工作，甘当无名英雄，赤诚奉献，保证社区人群的身心健康。医护人员要学会用最通俗的语言去解释深奥的道理，要学会与服务对象平等沟通，要以"诚心、关心、爱心、耐心"成为社区居民信得过的家里人，成为合格的具有医疗、预防、药物应用、社区管理、社会交往等全方位的社区卫生工作者。

3. 服务社会，勤学苦练　社区保健护理要求护理人员面向社区全体成员，提供全方位、多层次的优质健康服务。由于护理人员面对的服务对象既包括健康人，又包括病人，且社区人群的健康需求各异，病人的病种病情有很大的不同。护理人员必须掌握全科保健知识，既要有社区保健的相关专业知识，也要有社会科学知识和交叉学科知识；既要有社区保健基本理论，也要有基本技能，还要有科学的预测。护理人员要能胜任社区保健护理工作，就必须勤学苦练，掌握过硬本领。

4．严守规章，遵守纪律　在社区卫生服务中，护理人员要以认真、严谨的科学态度恪守操作规程和各项规章制度。如疫苗接种要及时，技术操作要符合规程；对危重病人及时做好转诊工作；暴发疫情的处理要及时、果断；卫生保健宣传要科学且生动活泼，注意时效。参与卫生监督、卫生执法任务的护理人员要秉公执法，遵守纪律，坚持原则，不徇私情。

> **考点：** 社区卫生服务中的护理道德要求

二、家庭病床的护理伦理

（一）家庭病床护理含义

家庭病床是医疗单位为适合在家庭进行计划治疗和管理而就地建立的病床。它把医、护、患、家连在一起，融预防、保健、医疗、康复四位于一体。家庭病床主要的收治对象为：年老、体弱、行动不便或家中无人照顾、去医院连续就医有困难的病人；进医院住院治疗或急诊留观后病情稳定仍需要继续治疗的病人；需要住院治疗，因有种种困难不能住院又符合家庭病床收治条件的病人；其他适合在家庭治疗的病人等。

（二）家庭病床的作用

1．弥补了专业医疗机构病床的相对不足　我国卫生资源的配置因各地经济状况不同差异很大，在经济发达地区，千人口医院床位可达 3.6 张，在经济欠发达地区，仅有 1.4 张。尤其是老年人慢性病恢复慢，住院时间长，占床位的比例增加，同时，还有很多患者因医院床位紧张不能入院治疗。随着老年人口的急剧增加，我国已经进入老龄化社会，庞大的老年人口和老年病人使得医疗资源的矛盾日益突出，不能满足老年人的医疗需求。家庭病床开设在病人家中，集家庭医疗、家庭护理、家庭保健、生活料理、功能康复和健康教育为一体的服务，不仅缓解了住院难的状况，而且为医院保健工作开创了一个新的局面。

2．降低医疗费用　老年人群不仅是生理脆弱人群，也是经济脆弱人群。老年人一旦患病住进医院，其费用极为昂贵，不仅给国家带来负担，也为家庭和个人带来经济负担。设立家庭病床，这些住进医院的病人有相当一部分的医护问题可在家庭病床予以解决。据粗略统计，家庭病床的费用只是同种病例住院病人费用的 1/4 ~ 1/3。

3．避免医院住院中的交叉感染　目前，院内交叉感染已成为越来越严重的卫生问题，它不仅使医院资源浪费，也给患者带来了痛苦和经济上的损失，住院病人不仅是院内感染的靶人群，也是最终受害者，明显延长了患者的住院日，造成了患者经济上直接和间接的损失。

4．有利于保持良好心境，加强患者的康复　建立家庭病床后，病人的康复生活、饮食习惯一般与病前相差无几，亲人之间的感情易于交流，对病人照顾周到，心情比较舒畅，这些情况对患者的病情康复起到积极的作用。

（三）家庭病床护理中的道德要求

1．热情服务，一视同仁　护理人员要尊重病人的人格和享受医疗保健的权利，不应以病人的职业、社会地位、经济条件、风俗习惯、居住条件、民族、信仰、文化程度等的差别而给予的服务有所不同，对于任何病人都要一视同仁，热情、周到服务。

2．不辞辛苦，定时服务　家庭病床的病人地处分散，远近不一，管理不便，护理人员在服务上门时必须遵守诺言、风雨无阻、不辞辛苦、按时定点，绝不能以天气、交通等理由延误治疗和护理，要切实维护病人利益第一、信誉至上原则，体现全心全意为病人服务的高尚道德品质。

3．尊重信仰，慎言守密　护理人员对病人的信仰应给予尊重，不能说长道短，搬弄是非，对了解到的病人及其家庭的隐私，必须恪守秘密，切不可任意宣扬。

4．团结协作，目标一致　家庭病床的病人病种复杂，常有几种疾病集于一身的情况，而且病情多变。护理人员除加强与病人及其家属的密切协作，相互信任，相互支持外，还需与相关医务人员密切合作，协调共事，形成目标一致，规范有序的医疗护理秩序。同时对于那些无人在家守护的病人或有特殊困难的家庭，护理人员应建立起护患信息沟通网络，及时传递信息，协调关系，以便及时地提供医护服务，促进病人早日康复。

5．自我约束，达到慎独　家庭病床独特的护理方式，使护理人员单独处理问题机会更多。在家庭病床护理中，自律慎独是一项重要的行为原则。护理人员不仅要在业务技术上过硬，而且在道德修养上忠于职守、遵守纪律、秉公办事、尤其要加强自我约束，自觉遵守各项规章制度和操作规程，不以职谋私，努力达到慎独的境界。同时，对病人及家属所提出问题的解释、答复，要讲究语言修养，做到亲切、简明，通俗易懂，并注意运用保护性医疗语言等，为病人提供优质服务。

> **考点：** 家庭病床护理中的道德要求

第三节　临终护理伦理

案例

曾女士患癌症的父亲临近了人生终点。父亲弥留之际，医院采取了多种抢救措施，但癌细胞已扩散到全身，无法言语，表情异常痛苦，眉头不时抽搐，只能靠营养液维持。曾女士不惜采取任何手段缓解父亲的病痛，但父亲仍在痛苦中煎熬。曾女士实在无法忍受，想解除父亲和自己的痛苦，鼓起勇气签字同意停止抢救。半天过去了，父亲的心脏依然跳动，就像一匹疲惫不堪的老马拉着一辆没有车轮的马车。曾女士精神几乎崩溃，连忙央求医生给父亲重新插管输送营养液。就这样，父亲继续在布满全身的剧烈疼痛中煎熬，曾女士也继续在巨大的精神痛苦中煎熬，头发白了不少。足足 11 天，父亲辞世。看着亲人痛苦地挣扎在生命的最后时刻，曾女士至今心中仍留下了终生难忘的痛苦烙印。

请思考：我们怎样付诸实践，让临终病人舒适、安详、有尊严地走完人生旅程，实现对生命真正地关怀与尊重。

一、临终关怀与临终护理的特点

临终关怀是对临终阶段的病人包括其家属的一种"特殊服务"。我国台湾、香港称之为"宁养服务"、"善终服务"。临终关怀主要是向临终患者及其家属提供包括医疗、护理、心理和社会等各方面的照护，使临终患者的症状得到控制，痛苦得以缓解，生命质量得以体现，生命受到尊重，同时，病人家属的身心健康也能得到关照，最终使病人能够无痛苦、无遗憾、安详或舒适地告别亲友和人生，走完人生的最后旅程。

临终关怀始于中世纪欧洲，最初是教会为患病的朝圣者修建的庇护所。这种庇护所是出于宗教上的"慈善"教义而建立的。现代意义上的临终关怀是于 20 世纪 40 年代首先在英国兴起，英国的桑德斯（D．G．Saunders）医师在 1967 年 7 月于英国伦敦东南方的希登汉建立了圣克里斯多弗临终关怀医院（St. Christopher Hospice），这家医院的建立主要是依靠多方面的慈善捐赠。自圣克里斯多弗临终关怀医院"点燃了世界临终关怀运动的灯塔"，西方国家都相继起而仿效，开展起临终关怀的服务。1974年，美国制订了第一个临终关怀方案，1983年，临终关怀的理论与实施获得美国联邦政府和美国国会专门法案通过，并被列入医疗保险的项目内。到1995年，美国已有2510家临终关怀医院，每年约有34万患者入住。日本在1981年建立起第一所临终关怀机构，一年后就发展到11所。加拿大、南非、澳大利亚、荷兰、瑞典、挪威、瑞士、法国、印度也陆续设置了这样的机构。我国的香港、台湾也有类似的医院和服务。1988年上海、天津等地也开始建立临终关怀医院与临终关怀研究中心，随后，其他各地也陆续出现了这样的服务机构。

与国外相比，我国开展临终关怀起步较晚，在某种意义上，我国临终关怀的兴起和发展是伴随人们对安乐死的关注而引发的。有关安乐死问题，无论国内外，数十年来一直存在着激烈的争论，临终关怀的兴起与发展，对于安乐死处于进退维谷的局面，无疑是"山重水复疑无路，柳暗花明又一村"，给出了一条新的处置临终患者的探索途径。

我国的临终关怀尽管起步较晚，但发展迅速，其原因一方面是因为现代医学的变化以及我国的国情与文化背景，另一方面，则是临终关怀具有全面照护等非同寻常的特点。

众所周知，目前人类疾病谱已发生了很大的变化，以我国为例，以往的传染病已得到有效的控制，传染病的发病率、死亡率呈逐年下降的趋势，而恶性肿瘤、心脏病、脑血管疾病等的位次则不断前移，逐渐成为主要死因，这些疾病在临床上均表现为一个相对缓慢的发展过程，从而使临终患者的数量日益增多。如何加强对临终患者的治疗护理，已成为现代社会对医学的强烈要求。

随着医疗保健条件的改善和生活水平的不断提高，老年人的预期寿命也在增长，整个世界面临人口老龄化的问题，我国也将步入老龄化社会。据统计，我国65岁以上的老年人口中，年迈体衰、身患重病、丧失生活自理能力需要他人照顾的老人（特别是终末期癌症患者）有数十万之众。因此，在人生历程的最后阶段，如何能得到特别的关怀和照顾，也被提到了议事日程。加上我国传统死亡观念历来是重视生命，避讳死亡，不轻言死，就更有一个如何妥善处理临终患者的合乎伦理的方式要求。

临终关怀的主要特点是以病人为中心，它针对住院病人各自的特点，以控制症状、姑息对症和支持疗法为主，采取生活护理、临终护理和心理、精神上的慰藉。临终关怀的目的不是要延长患者的生存时间，而是希望提高患者的生存质量，让濒死患者在减少身心痛苦之时，得到无微不至的关怀和温暖，包括家属的亲情与照护，使他们有尊严，宁静、坦然地辞别人生。

临终关怀不仅对病人采取积极的支持治疗和护理，而且还给予病人、家属精神上的支持，使他们能正视、承受现实。同时，也关心家属的身心健康，使病人和家属始终都感受到家庭般的温暖，从而共同去坦然面对生存与死亡问题。

由此可见，临终关怀对临终患者实行的是一种全方位的人道主义服务，它的目的不是要盲目地投入大量医药、设备去救治回天无望的病人，它也杜绝简单、冷漠、草率地对待病人，而是希望让临终病人在人生的最后历程中，于身心两方面都能充分感受人间的温暖，真正体现出他们的生命价值和生命尊严。

二、临终关怀的伦理价值和意义

（一）临终关怀彰显了人道主义精神

人道主义精神在生命问题上的体现，不仅表现于解除人们肉体上的病痛或物质生活上的改善，而且还应该充分体现在注重人们精神上的危机以及临终阶段的关怀上。每个人都希望生得顺利、活得幸福、死得安详。当一个患者处于生存无望的人生终末阶段时，除了缓解肉体的痛苦，最需要的就是能享有人间的温暖、社会的尊重、精神的照护以及亲情的关怀。临终关怀恰好能满足这样的需求。

（二）临终关怀顺应了社会发展的需求

临终关怀是现代社会最具人性化的一种医学发展，它不仅顺应了医学模式转变的趋势，而且还适应了人口老龄化的趋向。临终关怀的发展，也是符合我国国情和社会道德要求的，在一定意义上，它也是我国医疗卫生事业在新的历史条件下贯彻"尊老敬老"优良传统文化的体现。

（三）临终关怀是一种更容易为人们接受的临终处置方法

把临终关怀与安乐死相对照，两者的对象都是临终患者，但在患者临终阶段的处置上是有所不同的。安乐死作为一种死亡方式，虽然也是出于对临终患者身心痛苦的关怀，希望赋予临终患者死的尊严，然而它只是求助于无痛的迅速死亡，以此来摆脱无法解脱的痛苦，忽略了在患者临终过程中的全面关怀，尤其是给予心理上、心灵上的安慰和生活上的照料。因而，患者在临终前往往身心痛苦依然存在，甚至是带着某种遗憾而离开人世的。何况，人死不能复生，安乐死这种终止患者生命的方式虽然在理论上可以为许多人接受，但是在实践上却面临着重重障碍。而临终关怀从保障临终患者的生命质量出发，采取适宜性和支持性的照料方法，既对临终患者的疼痛加以控制，又和患者家属联手，从身心上给患者以全面的照护，始终维护着患者临终期的生命价值与尊严。可想而知，临终关怀在现实中更易为人们所接受，也更容易得到伦理与法律的认可。

当然，临终关怀要在我国得以普遍、持续地发展，还面临许多困难，存在不少难题，需要进行研究并在实践中探索与解决。

首先是经费不足，资金来源匮乏。国外临终关怀机构的经费大多来自众多的慈善团体，而我国的临终关怀医院能获得社会捐款的渠道较少。如1992年，由中国老年基金会、中国老年报社和北京松堂临终关怀医院联合建立的"夕阳工程"正式启动，可是三年中从社会得到的捐款仅有9726元。由于效果不佳，这个曾与"希望工程"遥相呼应的工程不得不停止运行。

我国的医疗体制规定，医疗费用由单位和个人共同承担。但是临终护理不仅要承担医疗费用，还需承担护理费用，因此，高额支出使为数不少的临终患者无力承担。有些地方虽然实行了医疗体制改革，但是并未给予临终关怀医院以政策和经济上的支持，如北京的松堂临终关怀医院曾两次申报，但都未能纳入医疗保险范围，致使临终关怀医院陷入困境。现在中国已有几百家临终关怀医院或设立临终关怀病区的医院，比较规范的约100多家。然而多数临终关怀医院的经营并不理想，有的只能勉强维持，有的则是负债经营。

临终关怀不仅需要人道主义的全面关怀与周到细致的服务，而且在服务实施上也有较高的要求。由于我国在这方面的经费来源困难，投入严重不足，因而与国外临终关怀医院相比，无论是服务条件与设施，还是总体上的服务水平，都存在相当的差距。有的临终关怀医院为了解决经费问题，往往是一套人马，两块牌子，既是普通医院，又从事临终关怀服务，从而出现人力、精力和财力上的顾此失彼。再加上缺乏一支稳定的从事临终关怀的队伍，护理力量也显薄弱，离临终关怀的理想要求相去尚远，还亟须全社会关心和重视。

三、临终关怀的道德要求

（一）理解患者心理，同情体贴宽容

医护人员在把握临终患者心理特点及病情变化的基础上，对患者的某些失常、情绪变化及愤怒情绪的发泄，应有充分的理解，要宽容大度，以真挚、慈爱、亲切的态度和温馨和蔼的语言耐心解释、劝慰。要使患者始终在身体上得到最好的护理，在精神上得到最好的慰藉，使他们在生命的最后时刻享受人间的真情，在应有的宽慰中告别人世。

（二）维护患者尊严，尊重患者权利

医护人员应尊重和维护临终患者的权利，尤其是那些虽已进入临终期但未进入昏迷状态、有思想、有感情的患者，特别看重自己的权利是否得到维护。任何对其权利不尊重的言行，都是对他们的一种伤害。医护人员应允许患者保留自己的生活方式，参与医疗护理方案的制订，选择死亡的方式（主动安乐死除外），维护他们的隐私权和知情权等。是否应该将病情如实地告诉临终患者的问题，涉及是否尊重临终患者享受个人权利的道德问题。有的人认为仍坚持保护性医疗制度，不能将真实病情告诉患者，以免产生不良后果。但大多数人认为，当患者迫切想知道真相，并对自己的病情严重程度早有疑虑时，应如实告诉患者，这是临终患者的基本权利。如果不将病情真实状况告诉患者，只会给患者增加心理痛苦，那就是剥夺他们的尊严，损害了他们的人格地位，因而是不道德的。医护人员要根据患者的心理状态和心理承受力，用平静、温和的语言，适时地告诉患者病情，并及时给予解释和劝慰，用恰当的语言进行死亡教育，使患者能接受死亡事实，不仅能以平静的心情对待死亡，并且能把握生命的最后时期，提高生命质量，争取时间处理各项事宜，如工作、遗产的安排，子女的抚养和老人的赡养等，使他们不至于满腹心事离开人间。

（三）满足患者的生活需求，提高生命质量

满足临终患者的生活需求，是医护人员应尽的职责。临终时期的生活是一种特殊的生活状态，对临终患者来说显得特别珍贵。患者要求提高生命最后时刻的生活质量，是他们的基本权利。任何人都有尊重他们这种权利的义务，满足他们的最后生活需求，就是对患者人格的尊重。医护人员与临终患者接触最多，应成为患者可依赖的贴心人。医护人员应经常与患者亲切交谈，让患者感受到生命弥留之际的生存意义和价值，让希望充满他们的最后生活。当患者尚能自理时，尽量帮助他们实现自我护理，以增加自主生活的乐趣，至死保持人的尊严。要尽量增加或积极安排他们与亲属见面的机会和时间，让他们倾诉衷肠、互相慰藉。要让他们参加力所能及的社交活动，从中感受生命的活力。总之，医护人员要像对待其他可治愈的患者一样，热情地对待临终患者，赋予他们临终生活丰富的内容，从而提高他们生命最后时刻的质量。

考点： 临终关怀的道德要求

四、尸体处置的道德要求

经医生检查确诊患者死亡后，护理人员紧接着要做好尸体料理工作，这也是对濒死患者护理工作的最后环节，是护理人员应尽的责任。对死者进行良好的尸体料理，既是体现对死者的高度负责，又是对死者家属的极大安慰。

（一）严肃认真，尊重尸体

护理人员在尸体料理中，应始终保持尊重死者的态度，尊重、爱护尸体。这既是对死者的尊重，也是对死者家属的尊重。在尸体料理中，要做到以下两点。

1. 必须及时料理尸体　应在尸僵前（患者死后 6 ~ 10 小时）将尸体料理完毕。如果在尸僵期（死后 6～16 小时）后再进行尸体料理，尸体僵硬变形，难以达到"五官端详，肢体舒展"的要求，更不可拖延时间，待尸体腐败时才进行料理。

2. 按操作规程进行料理　不随便摆弄，不随意暴露，动作要敏捷、轻柔。要保持尸体清洁，当班护理人员要用棉花塞好死者的口、鼻、耳、肛门、阴道等。如有伤口或排泄物，应擦洗干净包好，必要时要进行清洗。除去胶布及药物痕迹，有伤口者应盖好，有义齿者应装上，眼睛未闭者，应帮助眼皮合拢。要梳理好头发，适当整容，尸体平放仰卧，使之达到"尸体清洁无味，五官端详，肢体舒展"的要求，然后及时将尸体送往太平间。

（二）高度负责，防止疾病传播

为避免惊扰其他患者和避免恶性刺激，在条件许可的情况下，在患者临终前将其移至抢救间或单间病房，以便死后能即时就地进行尸体料理。若床位有限，则设置屏风遮挡其他患者的视线。尸体应无渗液外溢。如果是传染病患者死亡，其尸体料理必须严格按照隔离消毒常规进行，死者用物应予彻底的终末消毒，以防疾病的传播。

（三）妥善处理遗嘱与遗物

护理人员要尽心尽责地整理死者的遗物，及时交给其亲属，如亲属不在，应妥善保管，到时再如数移交给死者亲属。如遇死者有书面或影像遗嘱，应及时移交死者亲属或其单位领导。要尊重死者及其亲属的隐私权，切不可随便泄露遗嘱的内容。切不要将死者的遗物随便丢弃，更不可将死者的贵重物品占为己有。

（四）做好死者亲属的安抚工作

护理人员在做好尸体料理工作的同时，应注意做好死者亲属的安抚工作。这是护理人员应尽的道德责任。首先，要理解亲属的悲痛心情，患者死亡，其亲属悲痛欲绝的悲伤之情难以控制，护理人员应以同情之心，给予亲属发泄心中悲痛的机会，不要见亲属号啕痛哭而生厌烦情绪。其次，要耐心劝慰亲属节哀，鼓励他们化悲痛为力量，安排好将来的生活和工作，妥善处理好后事。在尸体料理完毕后，主动让死者亲属及亲人瞻仰遗容，让"五官端详，肢体舒展"的遗体展现在其亲属面前，使他们从中得到宽慰。

考点：尸体处置的道德要求

小结	预防医学肩负着维护群体健康的重任，护理人员在预防工作中应爱岗敬业，坚持公益，控制和减少疾病发生。护理人员是康复病人恢复功能的主要指导和训练者，工作中应尊重同情病人，耐心引导，更好地做好康复护理工作。社区卫生服务是社区建设的重要组成部分，护理人员在社区开展各项保健工作中，既要有社区保健基本理论、基本技能，又要以严谨的科学态度恪守操作规程和各项规章制度。家庭病床是医疗单位为适合在家庭进行计划治疗和管理而就地建立的病床，护理人员要尊重病人的人格和享受医疗保健的权利，不辞辛苦，慎言守密，做到慎独。临终关怀主要是让濒死患者在减少身心痛苦之时，得到无微不至的关怀和温暖，护理人员应维护患者的尊严，尊重他们的权利，尽量满足患者的生活需求，提高临终患者的生命质量。

（沈阳医学院　张喜琰）

第六章　护理科研伦理

学习目标	1. 说出护理科研的伦理意义、人体实验的伦理问题、医院伦理委员会的特性、作用。
	2. 知道人体实验的类型、历史教训和伦理意义。
	3. 熟记护理科研和人体实验的伦理原则。

第一节　护理科研及其伦理意义

案例

　　患者，女，43岁。因患溃疡性结肠炎入院治疗。住院后，医生告之有一种治疗溃疡性结肠炎的新药，需要一部分患者做临床疗效实验。医生还告诉患者自愿参加，但希望溃疡性结肠炎患者都参加。该患者原来不想参加这项实验，但抱着试一试的态度便参加了。用药一个星期之后，她自觉效果不好，便中途退出了实验。医生对她的做法很不满意。为此，她很苦恼，担心医生今后不会认真给她治疗了。

　　请思考：该患者的担心是多余的吗？

　　任何一门学科的发展都依赖于科学研究，护理学也不例外。护理科研是用科学方法反复地探索、回答和解决护理领域的问题，直接或间接地指导护理实践的过程。护理学作为一门以实践为基础的综合性学科，要从理论、专业技术到实践不断取得进步，其总工作量的5% ~ 10% 应该用于科学研究。随着社会的发展，人们越来越呼唤科学的护理，护理科学研究作为护理学的一个重要组成部分，越来越受到重视并取得一定的成果，对护理学的发展起着推动作用。

一、护理科研的相关概念与现状

（一）护理科研的定义

　　护理科研是运用科学方法，对护理学领域的未知事物进行反复的探索、系统的观察、有目的的收集资料、严谨的科学分析的一种认知活动。简单地说，护理科研是用科学的方法反复探索、回答和解决护理领域的未知问题，直接或间接地指导护理实践的过程。

　　护理科研可分为基础护理研究、专科护理研究、护理管理研究、护理教育研究、人文社会护理学研究和社区护理研究等几大类别，具有研究对象的特殊性、研究结果的社会公益性和临床观察对护理科研实践的重要性三大特点。

（二）护理科研现状

1. 国外护理科研现状　任何一门学科的发展与进步都离不开科研活动，护理科研是推动护理学科发展，提高临床护理质量的重要手段。近十几年来，护理界同行对护理科研的认识更加深刻，护理科研水平上了一个新台阶。现在许多国家类似监护病房等拥有众多先进复杂的仪器的科室，护士需学习如何使用、判断和分析数据；整体护理对护士的心理学、伦理学等人文知识也提出了更高的要求，这些都需要护士们去探索、去总结、去研究；与医护科研相比，护理科研的起步较晚，起点较低；前瞻性研究较少，高水平的创新少，且实验手段比较落后；护理科研管理缺少系统性、权威性。20世纪50年代护理科研在美国兴起，但20世纪60年代以前，国内外的护理教科书中很少提到护理科研的伦理问题，60年代之后，美国、加拿大等国家的学者才陆续提出一些护理科研的道德原则。

1968年，美国护士协会研究委员会制定了一系列的护理科研道德原则，其中要求护理教育界应指导学生保护科研对象的人权。1985年又发表了《护士临床及其他研究人员的人权指引》，其内容主要为：研究要征得受试者的书面同意；保护受试者的隐私；在协作发展护理研究、促进服务质量的同时，也负起保障人权的责任；护士应主动监督科研对象的人权保障情况。

1983年，加拿大护士协会也发表一份《护理研究运用于人类的伦理指引》，其内容简要如下：必须具体说明研究的益处，把不成熟的研究运用于人是不合伦理的；必须向研究对象保障其参与研究属于自愿，其隐私权会受到保护；对无行为能力的人应予以适当的保护；必须保护研究对象使其不受精神、情绪、道德或身体的伤害；从研究获得的益处应远超过潜在的危险性。

美国的波利特（Polit）和亨格勒（Hungler）1987年在她们所著的《护理研究：原则与方法》一书中提出，护理在进行科研时应考虑下面几个道德原则，即尊重研究对象的知情同意权、免于伤害权、隐私权和匿名权。

国外在论及护理科研道德原则时多侧重在研究对象的权利方面，较少论及其他方面。事实上，护士在进行科研时，不仅应尊重研究对象的人权，还应考虑到研究对象的心理感受、休养环境的物质条件等方面，这样有利于满足研究对象的各种合理要求，对其健康进程有益。

2. 我国护理科研现状　我国护理科研处于起步阶段，受国际大环境的影响，我国的护理科研发展也取得了可喜的成就。

（1）研究成果初显科学性：随着我国高等护理教育的发展与完善，护理人员的综合素质有了很大的提高，尤其是科研素质提高较快。从20世纪80年代开始，护理人才从专科层次到本科层次，再从硕士研究生到博士研究生，高等护理教育的发展培养了护理研究发展人才，掌握科研知识及写作能力的高级护理人才增加，护理论文由以往的描述性和叙述性文章转向有严谨科研设计和统计学处理的文章，使护理研究不断深入，研究成果的可信度提高，促进了护理科研的发展。

（2）护理研究范围扩大：除社区护理、护理教育、护理职业行为研究及特殊群体社会行为研究外，我国临床护理问题仍是核心研究方向。当前临床护理研究的范围包括临床护理理论、临床护理技术、急救护理、重症监护、心理护理、护患关系、医疗新技术及新业务的配合护理等方面。除了临床护理研究，还有护理教育、护理管理、社区护理、护理伦理与法律等方面的研究，家庭护理也在不断地开展和深入。

目前我国护理科研仍存在诸多的问题，主要表现在三个方面。

（1）护理科研发展缓慢：一是研究范围不够广泛。我国护理学研究的范围多局限于医院中，未深入社会、家庭、健康人群中，内容也以专科护理为主。很多护理领域的研究只处于刚刚起步阶段，心理护理、人文护理等的研究远远落后于发达国家，很多护理成果都停留在借鉴国外护理的基础上，有自我创新的地方很少。二是具体问题方面的研究不够深入。只有大的框架，而无具体详尽的内容。三是科研内容重复无创新。由于护理人员人文科学知识的匮乏，护理科研的理论层次得不到提高；加之护理人员查新意识淡薄，所选课题经常重复，研究的内容更谈不上创新性。总之，由于我国护理科研研究内容不够广阔和详尽，创新也相对少，使我国护理科研的发展相对缓慢。

（2）科学性需进一步提高：虽然我国的护理研究取得了较大进步，但还有很多不足之处，影响到我国护理科研结果的可信度。一是国内护理文献中前瞻性的研究文章和系统的有特色的专科护理文章仍然较少。许多是临床护理工作经验的总结、介绍，回顾性研究多于前瞻性，观察或调查性应用研究多于实验研究。二是选用量性研究方法的多，并以调查法（问卷调查）收集资料为多见，而质性研究方法采用较少。三是科研思路不够开阔，只停留在解决问题的阶段，还未上升到研究的阶段。

（3）科研成果不能及时应用于实践：护理科研的最终目的是为指导和推动护理实践的发展，但现实中，护理研究成果在临床护理实践中推广困难，一些有价值的研究成果，包括实验研究、经验总结等，在实际的临床工作中很少得到应用。研究成果不能得到及时的应用，除了护士没有权力更新护理常规或技术操作规程外，护理研究可信度不高、对护理研究缺乏认识、没有知识丰富的同事共同讨论新观点、没有时间去阅读护理文献及试用成果是重要的阻碍因素。我国护理人员整体科研水平低，有些研究成果的科学性相对较低，影响科研成果的临床应用。同时，科研护士与临床护士缺乏沟通，临床护士没有时间阅读科研资料等是科研与临床难以结合的原因。护理人员缺乏科研意识和信息意识，导致研究的成果即使发表在各类期刊中，也无人及时发现和运用，这也增加了护理研究成果推广的难度。

二、护理科研的基本内容和原则

（一）护理科研的基本内容

1. 护理学基础理论的研究　护理科研要从护理学的任务与范围出发，以现有的自然科学、社会科学等方面的成就为基础，形成本学科的理论。

解释、说明各种护理技术、护理操作及护理要求的基础理论，加强护理规范与医学基础理论的联系，使二者有机地结合起来。

按照加强、做好心理护理的要求，以当代心理学、社会学、行为学的成就为基础，形成心理精神护理学与社会护理学，并使之成为护理学的重要理论基础。

护理学基本模式或指导思想的研究。此外还可研究国外有关护理观念和理论的学说，并可结合传统的中医护理，提出我国自己的学说，以指导护理工作。

护理组织管理学也是护理学基础的一个重要方面。国内外比较现代化的医院，护理工作均已建立了独立的指挥系统。此外，还应研究护理如何进入社会、家庭，如何参与疾病的预防，以及健康的保持与健康水平的提高等问题。

2. 基础护理与各专科护理理论及技术的研究　用当代医学新知识对各种护理规范作出理论解释，使护士不仅知其然，而且知其所以然，增加知识深度，发挥护士的创造性。在基础护理中运用物理学、生物学、生物化学等，对常见的护理难题进行研究，如预防褥疮、营养支持等。在临床护理中不断总结经验教训，去粗取精，创造护理新技术、设计新器械、提出新观点等。

3．保健中的护理工作研究　社会保健的领域十分广泛，其中包括社会保健的组织、疾病的预防、心理卫生的咨询、家庭卫生指导、各种特殊人群（如老年人、儿童、孕妇、残疾人等）的保健工作。护士在参与一系列的社会保健工作中，对各种存在或潜在的问题，都可以逐一研究。

（二）护理科研的原则

1．需要原则—研究的方向　包括实际工作的需要和科学理论体系的需要两个方面。

（1）有违科研导向的不选：护理杂志有导向和宣传作用，不刊登和当前政策法规、行业规则、学术导向相违背的研究论文，不刊登严重责任事故以及违反护理职业道德的个案报道。

（2）可能导致法律纠纷的不选：随着我们国家法制的健全和公民法律意识的提高，护理行为和护理文书记录越来越多地赋予了法律意义，在论文写作中同样应提高法律意识，以免陷入法律纠纷中。

（3）护理质量不高的不选：刊登的科研论文应以其科研成果的先进性成为学术交流的促进者，因此太低的质量，就失去了别人借鉴学习的意义。

2．创新原则—研究的本质特征　科学研究贵在创新。所谓创新，就是要走前人没有走过的路，研究解决前人未能解决或尚未完全解决的问题。

3．可行原则——研究的现实条件　可行性包括理论上的可行性和实践上的可行性。可行性在很大程度上取决于研究者本人和研究者所在单位的主客观条件。与自己专业差距较大的课题不选，与自己实际水平、知识结构距离较远的课题不选，资料来源有困难的不选，应在自己熟悉，资料较多，与自己的实际业务水平的领域内选题。

4．科学原则——研究的内在要素　所谓选题的科学性，即命题的提出必须以理论依据和实践依据为基础。因此提出的假说必须与科学的原理和规律性相符合，评价技术路线和指标的参照标准必须具有相应的理论和实践依据，必须要有严格的统计学分析等。

5．适中原则　选题涉及的范围要适中，针对性要强，把问题写深写透，不可贪大求全，不宜小题大做。

三、护理科研的伦理原则

（一）造福人类的伦理原则

推进医学发展，造福人类，是护理科研的根本原则。按照什么样的原则选题，常常涉及到护理科研的方向和为谁服务的问题。在医学科学发展史上，研究者以他们从崇高的精神和坚强毅力，不断开拓医学研究的新领域，为人类的健康作出了杰出的贡献，确保着科学研究沿着造福人类服务社会的方向发展。1900 年美国医生拉奇尔为探究黄热病的传染源，消除黄热病对人类的危害，让蚊子在自身叮咬做试验，染上了黄热病，从而证实蚊子是黄热病的传播媒介。34 岁的拉奇尔因此而献身，并得到世人的敬仰。第二次世界大战期间，日、德法西斯为了达到非医学目的，在被侵入国家进行残忍的"人体实验"，把神圣的医学科学研究变成了赤裸裸的杀人试验，把医学变为残害人类的武器，利用医学手段为罪恶的战争效劳，背离了医学的宗旨和目标。只有目标指向符合国家社会和人民的需要和利益，才是善的、允许的，也才符合护理科研的伦理原则。

（二）献身医学的伦理原则

献身医学是医学道德的最高境界，是医学科学追求造福人类崇高性目的的具体体现。科学研究是一种探索性的活动，在未知世界未被认识之前是无法驾驭的，往往隐藏着危险性。同时，医护科研劳动具有特别的艰苦性，需要付出巨大的精力和毅力，一个重大研究课题的突破，往往需要科研人员多年的呕心沥血，经过若干次失败才能获得成功，任何科研成果都凝结着科研人员辛勤的劳动和无私奉献。一代伟人居里夫人，1900 年为了了解镭对人的皮肤的烧伤状况，专门把氯化镭包在自己的前臂上，几小时后观察反应，取得了第一手的数据。她一生献身于放射性元素的研究，自己也最终死于放射线引起的恶性贫血。

古往今来，医护科研工作者之所以能为医护科研事业奉献自己的毕生精力，甚至献身医学，是因为他们真正理解医护科研对人类的生存和健康的重要意义，对医学发展的重要价值。他们留给后人的不仅是科学的发现和创造，更重要的是崇高的献身精神。这种献身医学的崇高精神又鼓舞和激励着一代又一代的研究者为医学科学事业而不懈地探索和追求。

（三）严谨治学的伦理原则

科学是老老实实的学问，来不得半点虚假。实事求是是科学的灵魂，它要求研究者具有严谨治学的工作作风。严谨治学是医护科研造福人类的科学保证，是医护科研发展的前提条件，也是医护科研最基本的道德原则。医护科研所揭示的是关于人的生命健康疾病的规律，是对人的生命和健康负责，离开实事求是就谈不上科学，更谈不上道德。1973 年 4 月，美国著名科学家塞宾在美国科学院的一次集体会上宣布，他发现疱疹病毒可以引起某些人体肿瘤。但一年后他又宣布收回以前发表的材料，因为在以后的实验中无法证实其科学性。这种敢于修正错误的胸襟是严谨治学的表现，值得后人学习和发扬。

严谨治学就是在尊重科学尊重事实的前提下，以严肃的作风严格的要求严密的方法，探索事物发展变化的客观规律，反映客观事物的本质。医护科研是项艰苦细致的工作，需要进行大量的试验，许多医学科学的成果都是在试验基础上，经过认真严密的综合分析概括总结后产生的。所以，在医护科研过程中，应严格按照试验设计的方案，完成全部试验步骤，不能借口任何原因，简化或取消其中的项目或步骤，或按照自己的主观愿望和需要，随心所欲地修改其中的数据，甚至伪造材料，撰写一些虚假的结果，这些行为和做法均违背了严谨治学的道德原则。

医护科研中一切虚假和欺骗现象可能暂时会蒙蔽一时，但假象和谬论随着时间的推移终究会被戳穿和否定，并为社会所不齿。医护科研史上，有不少自毁声誉者。1987 年，英国《自然》杂志披露："年轻的心脏病研究者约翰·达西博士，截止到 1981 年被揭露的 12 年间，共编造假论文 100 篇以上"。该事件成为国际上臭名昭著的"达西事件"。

（四）团结协作的伦理原则

现代医学的突出特点是跨学科多层次的联合，团结协作是医学发展的必然要求，团结同道，通力协作，优势互补便成为医护科研的道德重要原则。现代电子技术，信息技术，核物理技术等在医学上的应用，使医学和科研水平有了大幅度的提高。多学科相互交叉和渗透，使医学逐步走出了传统的生物医学模式，进入现代医学模式阶段。医学科学的研究领域在不断拓展，这也带动了相关学科边缘学科的发展，集体攻关成为现代医护科研的突出特征。有资料显示，获诺贝尔奖的科学家中，有三分之二是与别人合作研究而出成果的。控制论的创始人维纳说过："由个人完成重大发明的时代，已经同爱迪生一去不复返了。"现代科学研究的发展趋势，也证明了维纳的观点。

科研成果的取得，离不开个人的作用。有时在一些研究课题中，个人的作用还相当大，个人在科研中的思维和作用应当得到充分的尊重和肯定。如果忽视和否定这一点，既不利于调动个人的积极性和创造精神，也不利于医学研究的开展。在医学研究中充分发挥个人的作用，是符合人类整体利益的。我们在肯定个人作用的同时，又不能忽视集体力量的作用，个人是离不开集体的，尤其是现代医学科学的研究，个人的力量显得非常单薄和狭窄，必须依托集体的合作。

团结是在尊重科学的前提下实现的，正常的学术观点的争论并不违背团结的原则；协作是在平等合作的原则下建立起来的，贡献有大小之分，水平高低往往表现在不同的研究领域，博采众家之长才是科研协作的根本内涵。

（五）合理保密的伦理原则

医护科研活动中有保密问题，但对保密范围程度应作具体分析。合理保密是对医护科研工作者劳动成果和创新积极性的保护，也是维系医护科研秩序的保证，有利于医护科研的活动连续性，促进医学科学发展，因而具有道德意义，是医护科研道德的重要原则。

医护科研的每一项发现和成果，都是为人类谋利益的，都是为了医学科学的发展和进步。从这个意义上讲，医学科学是公开的面向全世界全人类的，没有绝对保密。可是，由于现实社会生活和世界趋势的复杂性，医护科研活动常常会受到社会上政治经济等多种关系的影响和和制约。所以世界各国的医护科研都会在一定时期或一定范围内存在保密的问题。

合理保密不只是为了整个国家和人民的利益，为了保证某项研究能排除外界的干扰，在有限的时间内顺利地完成，也是为了保护个人的合理利益，保护知识产权，但并不排斥互相之间必要的学术情报交流，不排斥成果转让或共享。

考点：护理科研的伦理原则

四、护理科研应注意的伦理问题

（一）选择护理科研课题应注意的伦理问题

选择护理科研课题是整个护理研究的开始，也是护理研究的关键。决定一项研究课题可行性的因素很多，但其中需重点并优先考虑的是该研究课题是否有违伦理道德问题，如果有，则应放弃或改用动物试验。此外，由于人的生命是不可逆的，在护理科研选题时应当注意遵循有利和不伤害原则。不伤害原则包括不允许有意的伤害和存在任何伤害的危险，不管其动机如何；有利原则是不伤害原则的高级形式，即不仅应当避免伤害病人，而且应当促进其健康，这也是临床护理科研最终的目的和意义所在。尽管护理研究本身就是探索未知的活动，但也不能把不成熟的护理干预措施应用到病人身上。在人体实验前，必须有可靠的动物实验作基础，当动物实验结果证明确实对人体无害后，才能逐步过渡到临床试验或人体实验。因此，护理科研工作必须谨慎、周密，防止可能给人们带来的一切潜在危害。

（二）设计研究方案时应注意的伦理问题

在设计研究方案时应注意遵守护理伦理公平性道德规范，如关于健康教育的研究中，将病人按有无健康教育进行分组研究是不妥当的。众所周知，进行健康教育是护士的基本职业要求，这样人为的剥夺一组病人享受健康教育权利的做法有违护士职业道德，同时也不符合整体护理要求。此外，对于研究方案中的实验组和对照组最好能做到随机分组，使每位病人承受危害和享受到的利益机会均等，要特别注意不要使研究的危害不公平地过分集中在某些病人身上。在进行某些改进的护理措施的有效性研究时，不能为了得到阳性结果而对试验组病人关怀备至，而对对照组病人不理不睬，从而人为造成实验误差。

（三）资料收集时应注意的伦理问题

收集资料时应首先做到使研究对象知情同意，知情同意是对研究对象个人尊严和自主性的尊重，也是对其个人自由选择权的保护。在进行人体实验时必须充分尊重被研究者的利益，必须始终把被研究者的利益放在第一位，应始终以被研究者的人权作为不可逾越的终极界限。人文关怀是护理学的最终目的，在临床护理研究中只有实现了对被研究者的尊重，才能取得大众对护理科研的支持和拥护，护理学也才能实现其人道主义救助和人文关怀的理想。因此，在临床护理科研的实践中，凡涉及人体实验的操作，都必须由从事此项研究的人员对被试验者事先详细讲解该项研究的目的、意义、方法及可能出现的不适和潜在的危险，征得被试验者的理解和同意，使被试验者自愿地参加并配合该项实验。当被试验者有思想顾虑，不愿公开某些涉及个人隐私却对研究结果有用的资料时，研究者应诚恳地解释这些资料对研究的重要性，帮助被试验者消除思想顾虑。当被试验者仍拒绝回答时，应尊重被试验者的隐私权，不能逼迫、要挟，对与研究无关的问题不要主动询问。此外，收集资料时要注意内容对研究对象有无伤害，我们不难想象对临终病人调查其对尸体护理的看法将造成其身心的巨大压力。

（四）分析、整理资料及撰写论文时应注意的伦理问题

分析、整理资料时应注意客观、真实，不可弄虚作假。撰写论文时注意保护病人的隐私，一般说来，应删除能直接表明研究对象身份的内容，如病人姓名、住址、病历号等等。不用"刘某某"等不尊重病人的代号、符号。注意保护病人的秘密，尤其是写典型病例的个案护理时注意不损害病人的声誉，以免给研究对象造成不好的影响和引起不必要的纠纷。

> **考点：**护理科研的伦理要求

第二节　赫尔辛基宣言与人体实验伦理原则

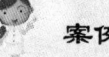

案例

患儿，9岁。因急性化脓性扁桃体炎收入某院儿科病房，当时高热39.5℃，经静脉点滴青霉素后，次日体温下降，第四日体温已正常。该科某大夫为完成研究课题，需做正常儿童的神经系统电生理检查（无创性），故选此儿童为受试者。受试后次日，家属探视时发现患儿头顶部皮肤有3个约2mm直径的圆形丘疹样红斑，了解事情经过后，家属认为医护人员不但违法，而且也是缺乏医德的表现，而医护人员不同意家属看法，因此引起争执。

请思考：医患冲突的焦点问题？

一、人体实验概述

（一）人体实验的含义

人体的医学发展史表明，中西方医学都发端于人体实验。在人类与疾病作斗争的起始阶段，人们就是通过亲身的尝试、体验来发现、研究各种针药的治病效果的。中国古代典籍《淮南子·修务训》记载："神农氏尝百草之滋味，一日而遭七十毒"。《史记·补三皇本纪》

介绍："神农氏尝百草，始有医药"。《帝王世纪》记述："伏羲氏……乃尝百草而制九剂，以拯夭枉"等。在古希腊也有医神埃斯克雷波斯在荒山野村考察动植物性质的传说。这些神话传说都反映了人类早期的医学活动是离不开人体实验的。

近代医学的发展，无一不是建立在人体实验成果基础上的。如哈维（1578—1657）血液循环原理的发现，琴纳（1749—1823）牛痘接种的发明。可以说，没有人体解剖学、实验生理学等一系列的实验医学成就，生物医学的兴起和繁荣是不可想象的。

现代医学的发展，无论是基础医学研究，还是临床医学研究，同样依赖于人体实验。从某种意义上说，没有人体实验，就不会有医学的进步。

人体实验是直接以人体作为受试对象，用科学的方法，有控制地对受试者进行观察和研究，以判断假说真理性的生物医学研究过程，它在医学研究中有着极其重要的地位。

人体实验是医学基础研究和动物实验之后，常规临床应用之前不可缺少的中间环节。因为，第一，动物实验的结果不能直接推广应用到人体。由于人和动物毕竟有本质差异，人既具有生物属性，又具有社会属性；既有生理活动，又有心理活动。而且，人体的生命现象和疾病现象是最高级、最复杂的物质运动形式，个体之间也存在着很大的差异；因此，任何一项新生物医学成就，包括新技术和新药物，不论通过理论研究和动物实验创立了多少假说，也不管在动物身上重复了多少次试验，在应用到临床以前，都必须经过人体实验。第二，对于不能用动物复制模型的疾病，更需人体实验。有些疾病是人类所特有的不能用动物来复制疾病模型，对这类疾病的研究，只能做人体实验。如果取消人体实验，而把只是经过动物实验研究的药品和技术直接、广泛地应用于临床，那么，就等于在所有的病人身上做实验。这是对广大人民群众的健康和生命极其不负责任的，也是严重违背医学道德的。第三，排斥人体实验会带来严重后果。排斥人体实验，将没有经过检验的药物进入临床应用，将直接危害人们的健康和生命。

（二）人体实验的基本设计原则

1．对照原则　设立对照组的意义在于使试验组和对照组内的非处理因素基本一致，使处理因素的效应得以显示。对照的基本形式有空白对照、实验对照、标准对照、自身对照、相互对照和历史对照等。

2．随机原则　随机化分组就是使每个受试对象被分配到试验组或对照组的机会均等，分组不受人为因素的干扰和影响。这是保证试验中非处理因素均衡一致的重要手段。可以使用随机数字和随机列表进行分组。

3．重复原则　所谓重复，就是试验要有足够的样本含量，是消除非处理因素影响的又一个重要手段。

4．均衡原则　所谓均衡就是各组的受试对象除接受的处理因素不同外，其他影响试验效应的非处理因素要基本相同。只有在均衡的条件下，各组才具有可比性，方可客观地反映处理因素的效应。随机分组是保证各组均衡的重要方法。

（三）人体实验的类型

1．自体实验　即研究人员利用自己的身体进行试验研究。研究者或者因担心试验会对他人带来不利影响，或者试图通过试验亲自感受以获取第一手资料，或者由于其他某种原因。此种实验结果准确可靠，体现着科研人员为探索真理的崇高献身精神。

2．自愿实验　即受试者本人自觉自愿参加试验研究。对于某些新药、新技术，参试者可能出于经济目的、健康目的或为了解决某些社会问题而参加的试验。受试者可以是病人，可以是健康人。

3. 欺骗实验　即通过向受试者传达假信息的方式而使受试者参加的人体实验。所谓欺骗，是动机在于传达假信息的行为，使自己以为真却让别人信其为假、自己以为假却让别人信其为真的行为。生物医学研究人员明知试验会有危险，但为了达到试验目的，或利用病人的求生欲望，或利用某些人追求某种利益，采用传达假信息的方式，而使受试者接受的某些试验。

4. 强迫实验　即违背受试者意愿而强制进行的人体实验。一般见之于战争年代，在政治或武力的压力下，强迫受试者接受他们不愿意参加的人体实验。强迫实验不仅侵犯了受试者的人身自由，而且可能对受试者造成严重的身体和精神的伤害。

后两种人体实验无论后果如何，在道德和法律上都应受到谴责和制裁。

（四）人体实验的历史教训

在涉及人的生物医学研究的历史上，发生过无数次的违背人类伦理的事件，成为人类实验史上的惨痛教训。

1. 德国纳粹的人体实验　在第二次世界大战期间，纳粹医生曾经使用大批完全健康的人（主要是犹太人，也包括吉普赛人，战俘，政治犯和其他人）做人体实验，为纳粹德国发动第二次世界大战服务，杀害了无数的平民百姓，而这些医生很多是当时颇有名望的医学专家。

2. 日本法西斯 731 部队的人体实验　日本侵略军在侵华期间，为了制造造价低、杀伤力大，又不易发现的细菌武器，于 1935 年组建了以细菌战为目的的 731 部队，即石井支队。他们使用健康的中国人、俄罗斯人、朝鲜人、蒙古人和某些欧洲人进行活体人体实验，使大量的战俘和平民在人体实验中死亡。

为了杜绝德、日法西斯分子把人当做实验品的非人道行为，保护医学科学的尊严和人类自身的利益，国际社会多次研究并制定了人体实验的道德准则，使人体实验能在正确的道路上进行。

3. 塔斯基吉梅毒研究　从 1932 年开始，美国公共卫生署在阿拉巴马州的塔斯基吉医院，对黑人进行了一项梅毒不治疗病程将如何进展的研究，目的在于确定慢性梅毒治疗应用的是重金属如砷，铋，汞等对人体有害的物质。1945 年青霉素已经广泛使用，这是一种治疗梅毒既安全又有效的药物。然而 1945 年后，原先的梅毒研究方式并未停止，依然在继续。一直到 1971 年一家媒体的记者揭露了此事，此项试验才被迫中止。

4. 柳溪肝炎研究　纽约斯特登（Staten）岛的州立柳溪医院是一家专门收治"弱智"儿童的医院，1956 年该医院的一个研究所开展一系列开发预防传染性肝炎方法的实验。弱智儿童的父母被告知除非接受试验才能把孩子送进研究所，否则需要等待两年才能进去。为了了解肝炎的传播途径，试验者给这些儿童喂食人类粪便的粗提炼物，试验后期，在对病原体有了更多了解后，受试者被改喂纯病毒。结果，柳溪医院一年接收的儿童中，85% 患上了肝炎。

5. 犹太人慢性病医院癌症研究　1963 年纽约斯隆 - 凯特灵癌症研究所对 21 位病人注射外源的肝癌细胞悬液进行研究，以观察病人身体排斥能力的下降是由于癌症引起的还是由于这些病人的衰弱引起的。他们认为，这项研究是非治疗性的，通常无需病人同意，因此，没有经过他们同意便注射癌细胞。后来，纽约州立大学董事会对此进行调查，揭露了他们弄虚作假、欺骗和违反专业精神的行为。

二、人体实验的伦理原则

（一）人体实验伦理规范文件

人体实验具有重大的伦理意义，这决定着我们应该并且必须进行人体实验，而在人体实验中存在许多伦理难题，又决定着我们必须通过理论规范去化解这些伦理矛盾，以保证人体实验符合人类伦理。为此，国际社会和许多国家非常重视对受试者的保护，制定并通过了大量法规文件。

1. 《纽伦堡法典》（The Nuremberg code）　1945 年 11 月 20 日至 1946 年 10 月 1 日，在约伦堡对德国法西斯首要战犯进行了国际审判。其中包括对法西斯医生的审判，原因是他们曾经使用大批完全健康的男子、女子甚至儿童进行大量人体实验，为法西斯德国发动第二次世界大战服务。最终 23 名医学战犯中，7 人被处死刑，9 人被处无期徒刑或 10 年以上的徒刑。

约伦堡法庭还制定了一些基本原则，作为人体实验的行为规范，即《约伦堡法典》。法典明确提出了人体实验的十条道德要求，其中包括"受试者的自愿同意绝对必要"，"对社会有利"，"立足动物实验"，"避免伤害"，"保护受试者"，"研究者科学合格"等原则规定。

2. 《赫尔辛基宣言》（Declaration of Helsinki）　1964 年 6 月在芬兰赫尔辛基召开第 18 届世界医学协会联合大会，通过了《赫尔辛基宣言》。它是涉及人体对象医学研究道德原则的理论文件。之后，第 29 届、第 35 届、第 41 届、第 48 届、第 52 届、第 53 届、第 55 届、第 59 届世界医学协会联合大会又对《赫尔辛基宣言》作了修订，使之更适合当代医学发展的情况。2002 年在华盛顿，2004 年在东京分别对《宣言》的 29 条和 30 条进行了注解，2008 年在首尔对《宣言》进行了进一步的修正，修正后扩展了《宣言》的适用对象，重申并进一步澄清了基本原则和内容，加强了对受试者的权利保护，同时还增加了临床试验数据注册和使用人体组织时的同意等新内容，提高了人体医学研究的伦理标准。

《赫尔辛基宣言》肯定了人体实验在医学研究中的必然性和地位，确定了人体实验的道德准则，强调了人体实验的开展必须以普遍的科学原理和动物实验为前提；突出了自主原则、有利原则、无伤原则及知情同意原则。同时，赋予了临床医师从事涉及人的生物医学研究科学责任和道德使命。目前，《赫尔辛基宣言》成为涉及人的生物医学研究的国际指南。

3. 《伦理学和人体研究国际指南》（Ethics and human research international guidelines）与《人体研究国际伦理学指南》（The international ethical guidelines of the body）　1982 年，世界卫生组织和世界医学组织理事会联合发表了《人体生物医学研究国际指南》，主要目的是为《赫尔辛基宣言》提供一个详尽的解释，促进人体实验和研究理论原则的正确运用，克服了对知情同意重视不够的缺陷。1993 年，世界卫生组织和世界医学理事会进一步作了修订，联合发表了《伦理学与人体研究国际指南》与《人体研究国际伦理学指南》，强调对一些缺乏有效预防和治疗措施的疾病的患者，人体研究可能成为其可能收益的唯一途径的事实。这两个文件和《赫尔辛基宣言》规定的涉及的生物医学研究的伦理原则，为国际和各国家医学组织和个人所公认和遵守。

4. 《贝尔蒙报告》（The Belmont report）　1974 年 7 月 12 日，美国在国家研究法生效后，建立了国家保护生物医学和行为研究受试者委员会。该委员会的职责之一，是鉴定涉及人的生物医学研究的基本伦理原则，以及制定这类研究应该遵循的符合这些原则的具体准则。委员会经过四年的努力，于 1979 年 4 月 18 日出台了《贝蒙尔报告》。

《贝尔蒙报告》明确提出"尊重人"、"有利"、"公正"的生命伦理学原则，这三个原则在研究行为中应用的具体体现分别是：要求知情同意、进行风险／受益的评价，以及受试者的选择在程序和结果上公平。

5．《涉及人的生物医学研究伦理审查办法（试行）》 我国非常重视医学研究中的受试者保护，卫生部成立涉及人的生物医学研究伦理审查委员会，并于 1998 年制定了《医学研究伦理审查指导》。卫生部依据《中华人民共和国执业医师法》和《医学机构管理条例》的有关规定，于 2007 年 1 月 11 日颁布实施了《涉及人的生物医学研究伦理审查办法（试行）》。该办法规定了为了保护人的生命和健康，维护人的尊严，尊重和保护受试者的合法权益，进行伦理审查的有关规定。成立伦理委员会，依据国际生命伦理原则，遵循伦理审查程序加强对伦理审查的监督管理条例，是涉及人的生物医学审查的关键。

6．《药物临床试验质量管理规定》 为保证药物临床试验过程规范，结果科学可靠，保护受试者的权益并保证其安全，国家药品监督管理局根据《中华人民共和国药品管理法》《中华人民共和国药品管理法实施条例》，参照国际公认原则，于 2003 年 6 月 4 日颁布实施了《药物临床试验质量管理规范》。该规定明确指出，所有以人为对象的研究必须符合世界医学大会《赫尔辛基宣言》，即公正，尊重人格，力求使受试者最大程度可能避免伤害。尤其是在第三章"受试者的权益保障"中规定，"伦理委员会"与"知情同意书"是保障受试者权益的主要措施，并对此进行详细规定。

（二）人体实验的伦理原则

1．医学目的原则 人体实验必须符合有利于医学和社会发展的医学目的，这是人体实验的根本道德原则。人体实验的医学目的包括三个方面：必须是为了增进诊断治疗和预防等方面的措施；必须是为了对疾病病因与发生机制的了解；可以是为了获得新的医学科学知识，但只能是以病人在诊断治疗的实验中得到益处为前提。

2．维护受试者利益原则 人体实验必须以维护受试者利益为前提，这是人体实验最基本的道德原则。《赫尔辛基宣言》强调，"病人的健康必须是我们首先认真考虑的事"，指出"试验的危险不能超过带来的利益"。根据《赫尔辛基宣言》的要求，人体实验必须站在受试者的立场上，维护受试者的健康。维护受试者的利益，应体现在实验的全过程。实验前，为减少对病人的伤害，实验者应充分估计实验中可能遇到的困难和问题，以及预期的效果；必须以先做动物实验为基础，动物实验的结果必须是良性的，然后才能设计在人体上进行试验。实验中，必须采取有效措施，以保证受试者在身心方面受到的不良影响减少到最低限度，避免和杜绝发生受试者身体残疾和死亡；试验应在有能力有经验的人指导下进行。实验报告应根据《赫尔辛基宣言》有关人体实验的基本要求做总结。实验中一旦出现严重危害受试者利益的情况，无论实验多么重要，都应当立即终止。

3．知情同意原则 《纽伦堡法典》指出："受试者的自愿同意绝对必要"。《赫尔辛基宣言》中指出："除非受试者已被说明同意参加，对在试验工作过程中所遇风险或出现偶然性事故的可预防的情况有所了解，否则，就不能进行人体实验。"医学试验中的一切人体实验，无论是临床的还是非临床的，都应当在试验前，把试验的目的、过程、意向、方法、预期效果、可能出现的后果及其危害，以及试验者将会采取的医疗保护措施和手段等，逐一如实向参试者及其家属交代清楚，使受试者知情，并在没有任何外在压力和诱惑的情况下，自愿同意参加试验。而且，受试者必须对自己的决定具有充分的理解力和充分的知识时，受试者的同意才被认可。也就是说知情要具备两个条件：信息的公开和信息的理解。同意包括两个方面：自愿同意和同意的能力。受试者随时都有权撤销其承诺，试验者和医务人员不能因此而影响对受试者的正常治疗。这一方面遵守了国际上的通用法规，另一方面也保护了参试者的健康利益，尊重了人的基本尊严和权益。

4. 科学性原则　符合医学目的要求，获得受试者的知情同意后，人体实验还必须遵循科学原则，才能真正维护受试者的利益。人体实验从设计到实施，都必须遵循普通认可的科学原理、实验方法和分析方法，整个实验过程，自始至终都有严密的设计和计划，严谨的操作和严格的控制，以保证人体实验在科学规范的轨道上运行。例如，在方法选择上应遵循随机化试验对照、双盲法等原则。这是防止主观臆断，正确判断试验结果的必需条件，也是医学道德的基本规范。科学性、规范性是现代医学科研的突出特点，人体实验作为医学科研的必经阶段，也势必科学和规范。因此，医学科研人员在人体实验中采取科学规范的道德原则是十分必要的。

考点： 人体实验的伦理原则

三、人体实验的伦理问题

（一）实验对象的伦理问题

实验对象从纵向看，包括胚胎、胎儿、新生儿、儿童、青年、老年人、临终者以及尸体；从横向看，包括各类不同病症的患者、正常人，还包括各类特殊人员，如收容人员、囚犯等。虽然人体实验的对象有所不同，但从科研道德而论则是相同的，人体实验必须保护、尊重和促进人的生命价值和尊严。综观护理科研，无论是提高护理质量或是改进和完善临床上常规运用的理论和方法，只要涉及人体实验，就要强调对受试者的利益和尊严负责，最重要的是取得受试者的知情同意和自由选择，避免任何形式的诱导、欺骗和强迫。尽管任何人对促进医学和健康负有义务，但也必须要在受试者充分了解所参与的人体实验的意义、目的、危险性后自愿参加人体实验，才是符合伦理规则的。基于这种伦理观点，评价受试对象，才符合以人为本的价值观，而不易陷入功利价值观的误区。

（二）实验动机的伦理问题

人体实验存在社会公益和患者利益间的矛盾。以社会公益为目的的实验动机，符合科研道德，但它却是一种心理活动，具有内在性特点，不易判断，如是否隐含个人追求名利，或实验对医学科学发展有利，但存在对受试者造成伤害，这就要求科研人员有高度的伦理学认识及科研道德素养。对人体实验动机和目的的评价必须首先考虑受试者的现实利益和治疗意义，其次才是考虑医学知识的进展和积累。

（三）实验方法和结果的伦理问题

医务人员通常被认为在道德和法律意义上是受试者的信托人。作为实验者应在尊重人的价值原则和医学目的原则基础上选择最佳的实验方案，尽量减少对受试者的伤害，这是对受试方法和受试结果的伦理评价。在"安慰剂对照双盲法"人体实验中，存在大量医学伦理难题，如"安慰剂对照双盲法"人体实验的"双盲"是否违背知情同意原则；是否是对受试者和实验操作者的欺骗；是否给受试者带来肉体、尊严和精神上的伤害等。为减少对受试者的心身伤害，《赫尔辛基宣言》提出了临床实验需要遵循的最基本的四条原则：第一，参试者的人格和尊严必须得到尊重和保护；第二，研究过程必须完整，临床试验必须在临床前期试验的基础上进行，其本身必须是科学、可行的；第三，必须将临床实验的有关事宜通告受试者；第四，只有受过训练及有经验的临床研究人员才有资格从事临床实验工作。但依据《赫尔辛基宣言》和其他公认的国际医学伦理准则，在"安慰剂对照双盲法"人体实验中，仍然突出以下矛盾：一是医学利益与受试者利益之间的矛盾；二是知情同意与保密要求之间的矛盾；三是有利与伤害之间的矛盾；四是受试者的健康利益与其尊严等精神利益之间的矛盾。因此，为了保证实验结论的客观性和增强实验的可信度，可采用随机分组的方法，以保证实验组和对照组的齐同和可比性；安慰剂对照（第一盲）最大限度地降低受试者主观因素的影响；对实验操作者的盲（第二盲）最大限度地降低实验操作者的主观因素的影响。通过这种方法取得的实验成果是可靠的和可信的，从而促进医学科学的发展，最终有利于更多人的健康和幸福，但对受试者的"伤害"要控制在一定的范围内，其程度必须大大低于科学利益——相对更大的科学利益，对受试者的欺骗、肉体、尊严和精神上的伤害要严格控制。从伦理学原则上要求安慰剂对照要被严格限制在病情比较稳定，在相当时间内不会发生危险和带来不良后果，也不致延误治疗时机的患者。危重患者、病情发展变化快的患者不宜使用安慰剂。双盲实验要求受试者确诊后症状不严重，暂停治疗不致使疾病恶化或错过治疗机会，受试者要求中断或停用实验时立即停止实验。这就启示护理科研人员在实施人体实验时，所采用的实验方法应该是利大于害，或局部损害可以治疗恢复，或人的身心健康基本不受影响；利害不明的实验方法应慎重运用，严格把关；对有害无利、害大于利的实验方法应禁止应用。不一定必须采用"对照双盲法"。

（四）知情同意中的伦理问题

知情同意是一个完整的概念，但包含两层含义，即知情权和同意权。知情是同意或拒绝的前提，同意是知情的结果。知情同意这项国际准则的提出源于国际性的医疗卫生实践所引发的道德难题，而并非出自一般性的理解探讨或哲学思辨。在不同的国家、宗教、文化之间，人们所持有的伦理原则不一致，但无论什么国家、宗教和文化都不能因强调其独特性而回避这些问题。人体实验最早的伦理法典就是《纽伦堡法典》，其10条人体实验伦理规范中，第1条就是受试者的知情同意原则，即接受试验者必须自愿同意参加，必须具有法律能力和自由选择的能力填写同意书，不受任何欺骗、胁迫、劝诱、恐吓或任何强迫手段的驱使。研究者有责任让受试者对实验的主题、时间、目的、方法、可能的伤害、不便、对健康或个人的影响有充足的认识和了解，以便受试者作出决定。1964年的《赫尔辛基宣言》对知情同意做了进一步、更细致的补充。第一，若断定某一新的治疗方法具有挽救生命、恢复健康或减轻痛苦的作用，应首先采用之。但在采用之前，应向患者解释清楚，征得患者的同意。对无行为能力的患者，必须事先取得法定代理人的同意。第二，必须对受试者说明该研究的性质、目的和危险性。第三，在患者尚未完全知情及表示同意之前，不可对其施行临床研究。若其为无行为能力者，则必须取得其法定代理人的同意。第四，受试者的同意须以书面为凭。

知情同意虽已成为国际公认的道德准则，但违反知情同意的人体实验仍然频频见诸报端。表现为向受试者提供的信息不明确，只介绍受益情况，不谈受试者预期可能承担的风险、不便和药物的不良反应；仅谈受试者的义务而不谈受试者的个人权力和利益。在贯彻知情同意的原则过程中，也常见一些误区和障碍。第一，知情同意书中术语太多，措辞含糊。第二，受试者理解水平低和缺乏自由判断、选择的能力，影响知情同意的实施。第三，涉及基因信息的实验中的保密问题。第四，告知受试者实验的详细情况，会增加征集受试者的难度。这就导致受试者知情权的不完整性，以至于使实验者与受试者发生法律纠纷。人体实验的伦理原则要求，即使存在这些障碍也应坚决贯彻执行，这是对受试者的尊重，也是对研究人员的保护。

四、医院伦理委员会

（一）医院伦理委员会现状

1．国外的现状　美国可以说是世界上提出并建立医院伦理委员会最早的国家。回顾美国医院伦理委员会产生发展的过程可以看出，大约在 20 世纪 70 年代中期，美国社会中的一些具有先见之明的医学家、医学伦理学家、生命伦理学家、医院管理学家、哲学家、社会工作者等就萌生并提出了建立医院伦理委员会的主张与设想。美国医院伦理委员会的实体组织大约普遍建立于 20 世纪 80 年代的初中期。1975 年，美国医生 Kitten Ted 在《贝勒法律评论》中，曾提出有关伦理委员会的思想。同年，美国《医学伦理学杂志》第一期刊登了梅伊的文章，讨论了伦理委员会的组成和职能。1976 年，美国新泽西州发生了著名的凯瑞·安·昆兰案件，引起了当时美国人对医院伦理委员会更多的关注与思考。此间，美国在其首都华盛顿召开了有来自 38 个州和加拿大的医生、护士、医院管理者、社会工作者和牧师等共 200 多人参加的全国医院伦理委员会专题会议，与会的代表对什么是医院伦理委员会及其功能展开了讨论。在这次会议的推动下，美国的一些医学家、生命伦理学家、医学伦理学家、医院管理学家以及哲学家、社会工作者等对什么是医院伦理委员会、医院伦理委员会的性质、功能等进行了更加广泛深入的讨论，提出了自己的见解与主张，如 1983 年，Konald Crenford 和 Edwerd Doudere 把医院伦理委员会定义为："由某个保健机构内部的、多学科的职业保健人员组成的，为指导发生在该机构内伦理学难题而专门设立的小组。"C．Lerint 也曾经指出："医学伦理委员会是医学或保健机构设立的，正式负责调解、咨询、讨论在临床保健中所引起的伦理决定和政策问题小组。"这些讨论以及由此产生的有关医院伦理委员会的观点和主张，应当说为美国医院伦理委员会的产生奠定了思想基础。1983 年美国医院协会颁布了《关于生物医学伦理学的医院委员会的准则》。1984 年，美国医学会先后作出"支持在每一个医院建立特别委员会，研究病人家属和经治医生联合提出的停止使用维持生命器械的问题"决议和"每个医院建立一个生命伦理委员会"的决议，以"协商由于医学和疾病引起的生命伦理学的复杂问题"。1985 年还颁布了《美国医疗保健机构道德委员会准则》。正是在上述这些会议和相关组织制定的决议和准则的基础上，美国社会的医学界、生命伦理学界、医学伦理学界、哲学界、医院管理学界等各界人士对建立医院伦理委员会达成了更多的共识，从而推进了美国医院伦理委员会从理论走向实践。

日本最早的医学伦理委员会成立的历史背景是，世界首例试管婴儿在英国取得成功后，德岛大学医学部妇产科教授森崇英，计划开展这一技术的临床应用，于是向主管部门征求意见，以此为契机，1982 年 12 月 9 日，德岛大学设置了医学部伦理委员会，这是日本最早成立的伦理委员会。委员会最初的议题就是对体外受精、胚胎移植的临床应用进行审议。具体地说，这既不是针对药品的临床试验，也不是针对以人为对象的研究，而是针对治疗的伦理审查。此后，日本各地大学纷纷成立了伦理委员会。

国外产生发展的医院伦理委员会这种新生事物，绝不是什么偶然的现象，而是其国家政治、经济、文化、科技发展的必然结果。它顺应了社会发展的趋势，代表了事物发展的方向。事实证明，它的产生极大地促进了医学科学和医疗卫生事业的发展，和谐了医患关系，保证了医学技术的最大善用，有着极其深远的意义。深入地分析国外医院伦理委员会产生的原因，自然增进了我们对医院伦理委员会的认识，必将有助于新时期我国医院伦理委员会的建设与发展，有助于提高我国医院的管理水平，促进我国和谐社会的建设与发展。

2．我国的现状　医院设有伦理委员会的信息自 1987 年传入我国后，有关建立医院伦理委员会的消息和社会舆论 20 年来从未间断。但是，至今我国医院伦理委员会的建设步伐仍不够大，这是发人深省的。医院之所以迟迟未建立伦理委员会的主要原因，有认识上的障碍：主观上不愿意、不习惯接受伦理审查；人力上的障碍：医院伦理审查机构人才缺乏，生命伦理学理论普及不够、缺少理论指导，同时缺乏卫生行政部门的推动力量。1999 年 9 月 1 日，国家药品监督管理局下达《药物临床实验规范（GCP）》（2003 年 6 月修订）和卫生部下达相关法规作了明确规定后，为了接受药物临床试验工作或开展某项生物医学技术，才在相关医院建立了伦理委员会。回顾我国医院建立伦理委员会——伦理审查机构的成立过程，自动、自觉、自愿建立的医院还是不多的。当前，医院伦理委员会大有作为的苗头已经开始显现。但是，医院伦理委员会建设发展不平衡；伦理委员会行为规范性尚不健全；伦理委员会的工作制度还停留在初建阶段，缺少对伦理委员会的管理监督；有的医院建立了伦理委员会，却不开展活动，形同虚设；对于医院伦理委员会，还存一些异化的理解，认为医院伦理委员会只不过是个"橡皮图章"，是闯关的"通行证"，其审查只不过是走走过场。

（二）医院伦理委员会的特性

探讨医院伦理委员会的特性对于委员会的运行和委员们比较准确地承担义务和行使权力有很大的裨益。

1．中立性　国外伦理委员会一般由社区或地区性卫生管理部门组建和管理。我国伦理委员会一般设在承担药物临床试验的医疗机构内，但它的工作应当相对独立。2003 年新修订并于该年 9 月 1 日执行的《药物临床试验质量管理规范》要求须"成立独立的伦理委员会"，在其前的版本要求"在参加临床试验的医疗机构内成立伦理委员会"，新版本强调了伦理委员会的独立性。独立性主要体现在机构和审查的独立性。审查的独立性目前基本上都能做到；机构独立于进行临床药物试验的单位，目前在我国几乎都还没有做到。所以说，用"中立性"更能体现目前的现实。伦理委员会必须不受到政治、机构、专业及市场的影响，而对研究者、受试者、社群的全部利益负责，这就是中立性，它体现了独立性的实质。中立性临床试验机构目前基本都能做到，伦理委员会的组成和工作没有受任何参与试验者的影响。医院伦理委员会对医院的科学研究和临床药物试验所处环境中的任何一方都持中立态度，不管是院内、院外，医务工作者和患者，都无偏向。

2．民主性　医院伦理委员会应用的决策理论依赖于应用伦理学理论。应用伦理学所体现的并不是一种个人性的决策行为，而是一种集体性的决策程序，它要求调动全社会的智慧，通过协商和讨论对道德冲突的各种层面及因素进行周密的权衡，从而求得理性论证基础上的道德共识。应用伦理学的一个基本精神就是，任何涉及到当事人的决断都应体现当事人的意志。就此而言，应用伦理学所倡导的道德上的共识理论，可以理解为是民主原则向伦理学的一种延伸。然而"民主的道德"与"民主的政治"是不同的，民主的政治决策取决于投票中的多数人的赞同，而民主的道德原则或规范则不能取决于多数人的投票，因为多数人的赞同有可能与某些个体的道德自主性相冲突，所以这种原则或规范只能来源于理性论证基础上的普遍赞同。

3．地域性　医院伦理委员会有明显的地域性，主要指接受对研究项目的审查任务时受到地域或机构的限制。例如，我国药品到国外上市，必须接受上市国的伦理委员会的审查；国外药品到我国上市，须接受我国相应伦理委员会的审查；我国的临床药物试验，一般都是在进行临床试验的组长单位伦理委员会做伦理方面的审查。

4. 时空性　伦理委员会的时空性主要体现在遵循的伦理和法律有时间和空间性。伦理和法律都受到国家、民族、文化、宗教、道德、哲学和社会发展的影响，不同时间和空间会有差异。例如，伦理委员会在前期（1996—1997 年）审查临床药物试验时，在一般患者签署知情同意书方面还允许患者口头同意或见证人签字。随着发展，患者知情同意就不再执行口头同意，特殊情况例外。伦理委员会遵循的法规准则也会随着社会的进步不断改进。

5. 多元性　伦理委员会的成员组成应有从事医药相关专业人员、非医药专业人员、法律专家及来自其他单位的人员。伦理委员会应用的伦理学知识属于应用伦理学，主要有生命伦理、医学伦理、基因工程伦理、生态伦理、护理伦理和科技伦理等。国家药品监督管理局颁发的《药品临床试验管理规范》中规定：伦理委员会的工作以《赫尔辛基宣言》为指导原则，并受我国的法律、法规的约束，所以，其组成和理论有其多元性，运用的法律有其综合性。

6. 顾问性　法律是强制性的，道德属非强制性。伦理委员会给正规的药物临床试验提的建议，由于受到药物临床试验质量管理规范的约束得到了很好的执行，但对于其他研究仅仅是咨询和建议，没有约束力。

7. 共识性　伦理委员会建构道德共识的过程，是一个在理性论辩中对各种相关因素进行缜密权衡的过程，这样作出来的结论自然就明显优于社会公众中随意的、受情感左右的意见的堆积。由于道德共识取决于建构程序，因此体现着道德共识的协商结果就不是先定的，谁也无法确知它的内容。通过程序共识保障了伦理委员会的中立、民主和公正。

考点：医院伦理委员会的特性

（三）医院伦理委员会的作用

1. 保障受试者在临床试验中的权益　在药物临床试验中，患者或受试者是"弱势群体"，伦理委员会是保护患者权益的重要组织。有关受试者的权益的保障问题主要是通过伦理委员会对受试者的研究方案、研究人员、受试者知情等进行伦理问题方面的讨论。保障研究方案科学、研究人员资质合格、向受试者说明有关试验的情况充分、通俗，即让受试者完全知情。如一旦出现利弊并存的矛盾，在权衡利弊时应采取"两害相权取其轻"的原则，并尽可能采取措施予以避免，对研究者和临床应用者的计划和行动要作出科学的判断，如对人体有可能出现伤害的情况，应立即予以停止，保障受试者在临床试验中的权益。

2. 预防研究者在研究试验中出现的医学伦理失误　伦理委员会通过对本单位进行的医学伦理学方面的知识的宣传和教育，提高广大医务工作者伦理学素质；通过对本单位研究项目的审查，为研究者提供伦理建议，以帮助决定研究方案中是否充分保护受试者，是否完善了伦理要求等，从而避免了研究者在研究中出现的伦理学偏差或失误，保护研究者免受心理的或人身的伤害。

3. 保护研究单位、申报单位和社会公众利益　伦理委员会对药物临床试验的审查，保护了受试者的权益，避免了研究者的医学伦理失误，就避免了不必要的经济损失，这就保护了研究单位、申报单位利益。临床研究不出现严重的事件，自然就保护了社会公众利益。

4. 咨询服务　国外医疗机构伦理委员会大都负有咨询服务的职责，一些较大的医院甚至在其伦理委员会下设专门的伦理咨询委员会，负责向病人、家属和临床医务人员提供伦理咨询服务，以帮助咨询对象凭借对伦理原则的正确理解妥善处理医疗过 程中遇到的伦理问题。随着社会的发展，我国也会开展这方面的服务。

5. 宣传与教育 医院伦理委员会应成为医院医学伦理学教育的主体机构并负责具体实施。医学伦理素质是从医者解决医学伦理学问题的认知、判断、价值决策、情感、作风、破解难题能力、优化选择智慧等综合医学伦理学素养和品质。委员会应对本医疗机构的医务人员进行必要的医德医风教育和医学伦理知识的培训，组织必要的考核，并应建议和督促医疗机构有针对性地制订学习计划，形成一定的学习制度，使医务人员理解和掌握医学伦理的基本要求，提高其伦理学素质；同时，委员会还需借助一定的方式开展对病人、家属和公众医学伦理学基本知识的宣传，以唤起人们对医学伦理的关注，增强患者的维权意识，增强对医学临床研究的理解，减少医患冲突。

（四）医院伦理委员会伦理审查的内容

医院伦理委员会负责审查医院开展的涉及人的生物医学研究方案的科学性和伦理性，包括药物和医疗器械（注册）临床试验，采用现代物理学、化学和生物学方法在人体上对人的生理、病理现象以及疾病的诊断、治疗和预防方法进行临床研究。

1. 伦理审查申请文件 医院伦理委员会对各类临床试验进行审查时，需试验者提供以下申请文件：

（1）药物（注册）临床试验：包括伦理审查申请表（签名并注明日期）；临床试验方案（包括各试验中心主要研究者同意遵循 GCP 原则和试验方案的声明及签名页，注明版本号和日期）；知情同意书（注明版本号和日期）；招募受试者的相关材料（如受试者日记卡和其他问卷表、用于招募受试者的广告、保险证明等）；病例报告表；研究者手册（申请项目的临床前研究资料综述，申办者盖章）；主要研究者履历（最新的，签名并注明日期）；国家食品药品监督管理局《药物临床试验批件》；其他伦理委员会对申请研究项目的重要决定的说明，应提供以前否定结论的理由。试验药物的合格检验报告。

（2）医疗器械（注册）临床试验：包括伦理审查申请表（签名并注明日期）；临床试验方案（包括各试验中心主要研究者同意遵循 GCP 原则和试验方案的声明及签名页，注明版本号和日期）；知情同意书（注明版本号和日期）；招募受试者的相关材料（如受试者日记卡和其他问卷表、用于招募受试者的广告、保险证明等）；病例报告表；研究者手册（申请项目的临床前研究资料综述，申办者盖章）；主要研究者履历（最新的，签名并注明日期）；产品标准；自测报告；该产品具有国务院食品药品监督管理部门会同国务院质量技术监督部门认可的检测机构出具的产品形式试验报告，且结论为合格；动物试验报告（仅对首次用于植入人体的医疗器械和需要由动物试验确认产品对人体临床试验安全性的产品）。

（3）医院临床科研：包括伦理审查申请表（签名并注明日期）；临床试验方案（包括各试验中心主要研究者同意遵循 GCP 原则和试验方案的声明及签名页，注明版本号和日期）；知情同意书（注明版本号和日期）；招募受试者的相关材料（如受试者日记卡和其他问卷表、用于招募受试者的广告、保险证明等）；病例报告表；研究者手册（申请项目的临床前研究资料综述，申办者盖章）；主要研究者履历（最新的，签名并注明日期）；产品或技术、操作标准；动物试验报告。

2. 伦理审查的主要内容 包括研究方案的设计与实施；试验的风险与受益；受试者的招募；知情同意书告知的信息；知情同意的过程；受试者的医疗和保护；隐私和保密；涉及弱势群体的研究。

（1）研究方案的合理性：包括权衡受试者预期的利益与风险是否合理；选择对照药品的依据（选择安慰剂做对照时，需对安慰剂在伦理学上是否合理作出评价）；中途退出/终止标准；对高风险试验是否有充分的质量与安全控制；是否有相应的应急措施。

（2）研究单位、人员的资质：包括研究者须具有相应专业技术职务、行医资格与经验；无潜在利益冲突；有足够的参与人员；是否有合适的试验场地、设施。

（3）受试者保护情况：包括知情同意书内容是否充分尊重受试者、提供信息是否完整易懂，能否保证自愿；对试验相关过程有无说明，获得知情同意的过程是否详细，风险是否详细描述；对可能给受试者带来的利益和其他可供受试者选择的治疗方法是否作出说明；是否强调受试者应自主决定是否参加试验，即使拒绝或退出也不会遭到报复、歧视；受试者的支出与补偿是否恰当；受试者个人信息隐私的保护是否妥当，对生物学样本的二次或多次使用是否作出说明。

（五）加强我国医院伦理委员会建设

目前，我国的医学伦理委员会尚处于起步阶段，需要不断地实践和探索。借鉴欧美、日本等发达国家医学伦理委员会的经验，可以得到以下几点启示：

1．消除顾虑，加快建设医学伦理委员会的步伐　一些医院的领导和医务人员，似乎对伦理委员会心存顾虑，以为它是专给医院找麻烦的。实际上，医学伦理委员会所提供的是对医患双方的保护，它的目的和效果，是使医疗服务的质量更佳，病人对医院更加信任，而不是跟医院和医生作对。

2．努力挖掘传统文化　挖掘传统文化，包括传统医学文化中优秀的伦理精神，将其整理成为符合中国国情的伦理原则或理念，这是完成培养作为机构的伦理见解、制定机构的伦理政策之任务的必要前提。

著名生命伦理学家恩格尔哈特说："伦理委员会帮助人们去认识自己，去明确扎根于各自土地上的道德元素"，"不应该简单地、被动地、盲目地接受美国的标准"。我国优秀的儒家、道家等传统文化思想所包含的伦理精神博大精深，对亚洲邻国甚至世界的哲学思想产生了巨大的影响，只有扎根在中国的土地上，才能建立起真正保护中国百姓的生命伦理原则。

3．重视理论联系实践，勇于创新　从上面论述的历史背景可以知道，医学伦理委员会的产生是由于医学研究和医疗技术的进步，为治疗疾病提供了多种选择的可能性，并要求人们作出选择。医疗决策如何进行？应该由医生决定？病人决定？家属决定？还是共同决定？伦理委员会需要依据伦理原则进行伦理判断。伦理的判断有两个因素：一个是原则，即理论；一个是判断，即实践。随着医疗和社会的不断进步，可供选择的方案越来越多。伦理委员会必须紧密结合医疗实践，不断提高理论和伦理判断的能力。

4．加强对生命伦理学专业人才的培养　生命伦理学的研究是一门新兴的跨学科的研究，自20世纪70年代兴起，逐渐形成了理论的框架。目前我国具有生命伦理学系统专业知识的人才少，影响了伦理委员会发现问题和进行伦理审查的能力，医学院校应大力促进生命伦理学的教育和研究。

5．增强横向联系，推动医学伦理委员会之间的交流　日本从1988年就开始了医学院校伦理委员会的网络化，各医学院校联合起来，自主成立了"医科大学伦理委员会联系恳谈会"，2000年改名为"医科大学伦理委员会联席会议"，作为交流信息的平台，实行会员制，用年会费来进行运作，开展活动。每年召开两次研讨会，由各大学巡回主办，针对当时的热门问题，介绍各大学所做的工作，相互讨论，到现在已经举办了约三十次研讨会。单个医院或研究机构所碰到的事例毕竟有限，同行之间共同讨论，互通有无，交换意见，一定能极大地推动医学伦理委员会的发展。

考点：医院伦理委员会的作用

小结	护理科研伦理引领护理科学研究的方向，规范科学研究者的行为。本章阐述了护理科研的伦理意义，护理科研的伦理原则。人体实验作为护理科研的重要环节和方法，必须符合医学目的，遵循利益原则、知情同意原则和科学性原则。随着医学研究和医疗技术的进步，医院伦理委员会应运而生，它作为评估人体实验可行性、合法性的机构，对医患双方都有重要的现实意义。

（沈阳医学院　景汇泉　孙英梅）

第七章 护理管理伦理与护理伦理决策

学习目标	1. 知道护理管理中存在的问题、护理伦理决策面临的伦理争议。 2. 归纳护理纠纷产生的原因、培养护理伦理决策的能力。 3. 熟记护理管理的伦理原则、护理伦理决策的原则、立场和方法。 4. 解释护理伦理决策的概念。

第一节 护理管理伦理

案例

某日凌晨，某医院婴儿室护士李某值大夜班。6时20分，李某到产科与徐某闲谈。6时40分，病房护士朱某发现婴儿室外水池上有老鼠活动，便告诉李某。李某回到婴儿室巡视，没有发现老鼠，便又去与徐某闲谈。7时5分，徐某到婴儿室找钢笔，发现4名婴儿的头部、面部均有血迹和老鼠齿痕，便急忙叫回李某。其中1男婴右上腭至鼻窝处几乎咬穿，上下牙床被咬烂，舌唇多处被咬伤，因流血过多，经抢救无效死亡。此外还有2名婴儿先后于10天内死亡。据调查：该医院因老鼠肆虐酿成事故已不是一次，但该院领导对此未采取有效的防范措施。处理结果：检察机关经过立案侦查，认为值班护士李某的行为已触犯了刑律，构成了玩忽职守罪，遂向人民法院起诉。同时，县里有关部门经过调查后，也对该院有关领导予以了行政处分。

请思考：在护理管理中道德的作用？

护理管理工作是一项复杂的系统工程，环环相扣，相互制约，相互补充，是一个动态的持续过程。病症提供的大量信息资料和临床护理工作的繁琐都要求护理人员对护理工作进行认真、科学、有效的管理。护理伦理决策是从护理伦理的角度来思考问题以作出恰当的、符合护理伦理的决定，是护理伦理理论、原则和规范等在护理工作中的运用和贯彻。

一、护理管理概述

（一）护理管理的内涵

联合国世界卫生组织护理专家委员会认为，护理管理是发挥护士的潜在能力和有关人员及辅助人员的作用和运用设备和环境、社会活动等在提高人类健康中有系统的发挥这些作用的过程。护理管理是以提高护理质量和工作效率为主要目标的活动过程。美国护理专家吉利斯认为：护理管理过程应包括：资料收集、规划、组织、人事管理、领导与控制的功能。卓越的护理管理者若能具备规划、组织、领导、控制的能力，对人力、财力、物力、时间能做最经济有效的运用，必能达到最高效率与收到最大效果。

（二）护理管理工作的重要作用

护理学的发展趋势是向着独立学科迈进，护理管理势必顺应管理的客观规律，朝着自成体系的方向发展。护理工作不像以前的传统的护理只对患者的"病"，而是针对"人"，把人看成是"社会的、心理的、生理的"的人。在做护理工作时，使患者的心理、生理都处于最佳状态，以更好地配合治疗。人在患病状态下心理活动是复杂的，要使千差万别的患者顺利恢复健康，绝非简单执行医嘱就能生效的，每个患者的文化背景、家庭经济情况等各不相同，生病后产生的心理反应也各不相同，所以护理工作必须根据每一个患者的具体情况，实施有效的护理，这就需要护理人员细心地搜集患者的资料，将患者对自己所患疾病的认识，家庭经济的承受能力等因素作综合考虑，作出护理诊断，并针对护理诊断和医疗诊断作出正确的护理；因此，护理管理是独立的讲究艺术性的一项工程，有其自身的规律性，护理人员只有在充分尊重护理管理规律的基础上，才能做好护理工作。

二、护理管理中存在的问题

（一）管理水平较低

大多数护理管理者管理意识差，缺乏管理学知识，不懂管理理论及现代医院管理技术和方法，不会用数据说话，而是用简单的行政指挥经验管理；不能及时发现问题，出现问题无法形成连续封闭的回路，使管理循环中断，护理管理处于低水平运转。

（二）护理信息处理能力差

护士及管理者对护理信息的收集、加工、储存、转输等管理活动认识不足，缺乏统计学知识，不会对客观信息量化处理，提炼不出简明直观的预测方案，不会运用一定的分析方法，使客观信息转化为定量信息。

（三）护理人才缺乏

医院领导对护理重视不够，医护比例失调，护士缺编。在护理人员使用上没有弹性，在整体弹性方面没有建设具有较大弹性的知识结构，知识结构仍以中专为主，缺乏心理学、伦理学、人文学科及管理学知识，应变能力差，不论是技术队伍，还是管理队伍尚未建成梯队，不能适应多变的情况。

（四）管理岗位能级与人才能级不适应

院长在选拔各级护理管理者时是简单任命，只要任命了一般是终身制。没有考核护理管理者的方法，致使相当一部分护士长知识老化，管理质量差，能级不能与其所在岗位相适应；有时用简单的群众评议方法选择或评价护士长，致使护士长怕得罪人，不敢大胆管理，不能充分发挥其职能作用。

（五）管理手段乏力

在护理方面，工资奖金等经济手段直接和个人兑现的较少，在科室内工资、奖金缺乏动力作用。现在管理中思想教育减少，行政及物质的处罚增多。

（六）信息动力不足

信息动力是现代管理中一种重要的动力，在护理管理活动中，系统化整体护理在我国势在必行。而有的护理管理者自己素质不高，又不积极地利用此信息激励学习新知识并积极地创造条件搞试点促进工作，适应改革的需要，而是消极等待观望，使本院护理工作滞后。

（七）缺乏竞争机制

护士之间没有竞争，县医院既存在着护士缺编问题，更存在着护士功效不高的现象。护理模式落后，致使护理工作仅限于被动执行医嘱，工作方法单一；不同能力、学历、职称的护士干一样的工作，不分层次，不看水平，使得许多护士的求知欲偏低，综合分析能力和解决问题的能力不强，工作缺乏积极性、主动性和创造性。服务观念落后，出现"生、冷、硬、顶"现象，病人对护理服务不满意。

（八）护理科研管理比较落后

县级医院护理管理比较落后，甚至有的医院是空白，大多数护士没有科研意识，不注意护理资料的收集和总结，护理学术交流会议流于形式。不注意观察和分析医院内外的科研动向，对于外部的科研信息无动于衷，对于内部的科研动态无人理睬，护理科研管理工作在组织形式上得不到落实。

三、护理纠纷产生的原因

随着社会的发展和人类的进步，人类卫生知识的普及和对自身健康认识的提高，社会对护理的要求越来越高，另外患者及家属的法律保护意识也明显增强，护理纠纷发生的频率不断增多，对医院声誉和护理人员的形象造成了不良影响。护理纠纷的发生，不仅与护理人员的服务质量、技术水平有密切关系，而且与患者的文化程度及患者对护理工作的期望值密切相关。护理管理者在工作中进行科学管理，培养护士的护理风险意识和抗风险能力，严格护理制度及常规落实，提高护理人员的素质修养，牢固树立以患者为中心的思想，掌握扎实的护理理论及操作能力，可防范护理纠纷，保证护理安全。

（一）服务态度不好

随着社会的发展，患者文化层次的提高，人们对服务诠释了新的概念。在患者接受诊疗期间，由于护理人员的服务态度冷淡、生硬，工作拖沓，解释缺乏耐心等，引起患者及家属的不满，引发护理纠纷。

（二）护理技术不过硬

临床护理工作中，年轻护士的实践经验欠缺，不能很好掌握护理操作技术，如输液不能一针见血、肌肉注射后疼痛、更换导管牵拉致痛等都曾引发护理纠纷。

（三）违反操作规程

由于护理工作量大，为了尽快完成任务，有些护士怕麻烦，常以不良习惯性动作进行护理操作而引起患者的不满。如因没有认真执行查对制度，违反操作规程，发错药，输错液，更换深静脉置管不规范等多次引发护理纠纷。

（四）执行医嘱不当

在工作中有些年轻医生临床经验不足，有时开出不妥医嘱，而护士往往碍于情面，可能会执行不当医嘱；有些医生喜欢下口头医嘱，若不执行，医生认为护士不够配合，若执行一旦发生事故则缺乏依据，责任全在护士；还有些护士自作主张，自行改变医嘱用药途径，擅自实施药物治疗，延误执行时间等；结果增加了发生医疗事故的概率或给患者增加了痛苦和负担。

（五）护理记录不规范

临床护理记录是全面反映患者住院期间护理工作的主要依据，主要包括住院告知书、入院评估单、体温单、医嘱单、护理病历、护理记录、危重患者记录单、抢救记录单、护理交班报告等。这些记录在法律上有着不容忽视的重要性。但有的护理人员自我保护意识不强，当工作繁忙，尤其是在急诊抢救患者时，护理人员为了争取时间，往往着重于积极采取抢救措施，而对护理记录的及时性、严肃性、全面性却不注意或不够重视，应付了事，涂改较多，甚至出现医嘱时间与护理执行时间存在差异等情况，如一旦抢救失败或没有达到预期的目标时，患者或家属对治疗护理工作表示怀疑，会要求病历公开或查阅有关资料，不全或有涂改等记录会促使家属对各种治疗护理措施产生更大的怀疑，甚至造成护理差错事故。

考点：护理纠纷产生的原因

四、护理管理伦理的作用

先进的管理伦理是建立在以人为本的基础之上的。管理者应该尊重人、理解人、爱护人，重视人的价值，在正确的管理伦理指导下，建立一个竞争有度、互相合作、积极进取的工作环境，使员工的生活、工作、事业、理想等和整个组织的发展统一起来；因此，一个优秀的医院管理者，不会只对护理人员加强制度管制，而是要通过先进的护理管理理念，改善护理人员的精神状态、伦理观念、道德情操，充分发挥护理管理伦理的作用。

（一）推动护理管理理论和管理实践的发展，提高医院的管理水平

实践是认识的基础、来源和目的，也是认识发展的动力。护理管理伦理属于社会意识，它对社会存在具有反作用。在正确的伦理道德作用下，必然推动护理管理实践的发展，从而推动护理管理哲学理论和护理管理科学的发展。这是因为，进步的伦理道德能够为护理管理的变革作舆论准备，论证护理管理改革的合理性和科学性，批判腐朽落后的伦理道德观念，从思想理论上阐明改革的重要性，澄清人们的模糊认识，在同错误伦理道德观念的斗争中，不断完善自己的伦理体系，提高护理管理实践水平。

（二）对医院的改革发展有重要作用

医院的发展壮大，要求管理方式不断进步，或者说管理方式的进步促进了医院的发展。只有管理伦理的变革才是管理方法变化的根本因素，如果想要有更先进的管理方法，就应该确定一种先进的管理理念，这种管理理念应该建立在一种先进的管理伦理观基础之上。所以只有比较先进的管理伦理观，才能有比较好的管理方法。只有护理管理伦理的变革才是护理管理方法变化的根本因素，如果想要有更先进的护理管理方法，就应该确定一种先进的护理管理理念。

（三）弥补规章制度的不足

进行有效的护理管理，不可避免地要制定相应的规章制度，但再好的规章制度也不是十全十美的，总有遗漏和不完全之处，且与法律相比，缺乏强制性、权威性。规章制度作为一种社会意识往往落后于社会存在，一般具有滞后性。规章制度的局限性单靠规章制度本身很难克服，只有依靠护理管理伦理来弥补。

（四）能激励护理人员的主观能动性

人的需要及其实现是人的主观能动性不断得到发挥的重要动因之一。护理人员除了物质需要外，还有精神需要。而且随着社会文明的不断进步，人们精神需要越来越丰富，越来越强烈。伦理道德能够使人的潜能得到充分发挥，产生无穷的创造力。一个有理想、有道德的人不会仅仅满足于遵守规章制度，他会有一种为社会为国家为他人贡献自己聪明才智的高尚情操，将满腔热情投入到自己喜爱的事业中去，这同时也满足了他的精神需要。在某些时候这种精神需要比物质需要能发挥更大的作用。

五、护理管理的要求

（一）树立护士是护理管理主体的理念

在传统的管理中存在"重事不重人"的现象，如，只关注护士把工作作出什么效果，做到什么程度，而对护士在工作过程中的心态与思维漠不关心。护士直接为病人提供服务，同时也需要管理者为护士服务。在"以人为本"的管理思想指导下，用什么样的管理手段来满足护士不断增长的个人发展需要，满足社会及病人不断增长的保健需求是新的医疗护理模式中必须解决的问题。管理者为护理人员创造一个积极向上、团结奋进的环境，在努力培养他们专业素质与思想素质的同时，也应注意培养他们的人文素质与法律意识等。在管理手段上以正向激励为主，遇到问题可以进行实地调查分析，不应武断处理。让问题发生者从内心深处对自己的不良行为或态度有所认识，在维护当事人自尊的同时，使之受到教育并产生深刻的灵魂触动，才能更好地达到管理目的。

（二）强化"以病人为中心"的理念

"以病人为中心"不是一句简单的口号，在护理活动中要教育护士学会尊重病人，认识到病人首先是一个完整的人，其次才是病人。要求护理人员在护理过程中用真诚的关爱、细致的照料、和蔼的态度，为病人营造一个整洁、安全、舒适的环境，这就是对病人的尊重。病人想到的，我们能做到，病人没想到的，我们也能做到。

（三）强化效能管理的理念

卫生人力资源是指将卫生技术人员群体作为医院经营的主要资源进行开发管理。医院的人力资源是用于医疗投入—产出的活动，即人力资本。护理管理不能只是停留在行政管理上，要认识到人力资源的效能开发对管理所起到的巨大作用。利用现代管理的手段，使各级人员的潜能得到最大程度的发挥，并释放出巨大的管理效能。要提高管理的效能，就必须在人员质量上下工夫，人的质量是提高管理效能的根本。人力资源的效率与工作效果取决于人员素质，高素质的护士才能完成高质量的护理。

（四）强化护理工作中的重点要素

护理工作具有琐碎繁杂的特性，因而，护理管理就形成了"面面俱到"的特点，管理者总担心某一环节会因考虑不周而出现问题。这种并非错误的管理方式，却诱导管理者在一些非质量因素上下了很大工夫，繁琐的表格行文、繁杂的中间环节、繁重的质量监控，使管理者陷于其中，既感到沉重，又难以减负。效益原理告诉我们，管理的目的是为了获得分散的个人所没有的效益，用最少的投入得到最多的产出，以最小的消耗换取最大的效益。在护理流程中，凡是与行业的目标、形象无关的环节，都应毫不留情地减掉。"减"字当头，"效"也就在其中了。在对管理成效的评价中，一看护理人员的潜力与能力是否得到充分发掘与发挥；二看服务对象对护理工作是否满意。不能做只讲动机不讲效果的管理者，护理管理行为如不能给临床工作带来效益，就不如不做。

（五）强化制度管理中的人本因素

传统的用制度规范管理的方法并没有完全过时，在现在以至将来相当长的一段时间内都会应用于管理工作中。但是，作为有着远见卓识的管理者，则应清醒地认识到：在现行制度中，有些制度是为方便我们的管理者而制订的，对病人缺少直接的关照，有些制度，不是我们为病人服务，而是让病人服从医院的要求，制度中缺少"人本因素"。一味用制度去规范护理人员的言行，容易形成护士不去思考"为什么"，不利于培养护士综合思辨的能力与处理复杂问题的能力。然而，构成护理质量、决定护理质量的，不是规章制度，而是执行制度的人，是人对执行制度的自觉性。护理工作高质量的内涵不仅仅要符合制度与要求，更要适应并满足病人的需求。

（六）强化护士长的综合素质

科室是医院的组成部分，科室护理质量管理是医院护理管理的基础，只有抓好基础质量，才能确保整个医院的护理质量。护士长是医院里最基层的管理者，肩负着众多角色，是联络者、代表者、传达者、计划者、处理冲突者，科室资源管理者和分配者；因此，医院护理质量的高低与护士长的素质密切相关。

1. 良好的政治素质　护士长作为一个科室带头人，首先应具备高度的政治觉悟，有热爱生命的感情和无私奉献的精神，有高尚的职业道德和较好的科学素养。不管任何时候，护士长都应站在最前列去率领、引导和激励群体实现组织目标，用自己优良的品格及规范行为改善和树立自己在护士心目中的形象，对护士产生潜移默化的感召力、说服力和影响力。

2. 较高的组织管理水平　护理工作是群体性工作，只有群体优质的护理工作才能保证良好的护理质量。护理质量直接影响到医疗质量和患者安危，只有不断提高护理质量，才能真正做到全心全意为人们服务。要想提高护理质量，护士长的自身素质是很重要的部分；因此，护士长要具备实干家的精神，又要善于调动多数人的积极性和创造性，真正理解"一花独放不是春，万紫千红春满园"的含义。对护理工作及时提出长远规划目标、近期计划以及达到目标而制定的工作程序。能预测和及时发现病房可能出现的各类问题，并做到防患于未然。能对护理工作和行政事务作出切实可行的决策。沉着、果断，妥善地解决病区内存在的人际纠纷和问题，对执行情况做到心中有数，并不断学习新知识，提高管理水平。

3. 丰富的业务知识　护士长不仅是职务上的带头者，更应该是业务上的精通者。具备讲授护理知识的才能，并掌握本学科专业护理新进展，加强学习新知识并不断更新，在业务上比护士技高一筹，并能在关键时刻帮助护士解决实际工作中遇到的困难及难题。而且有明确的科研方向和具体的课题任务，带动护士队伍开展护理科研工作，最大限度地发挥护理人才的潜能，使其才尽其用。

4. 科学的管理能力　要想搞好管理，提高护理质量，必须"严"字当头、办事公正，去掉"怕"字。只有公正才能服众，只有公正，才能得众，只有公正，才能有好影响力，工作才有生机，才能造就人才。许多护士长在护士的使用上，总是优柔寡断，原则性不强，工作上分不开责任，待遇上拉不开档次，缺乏知人善任的魄力和远见，使具有一定科研能力的人失去机会和信心；因此，护士长应让那些学有所长的护士抽出宝贵时间来探索、改革和创新，以推动护理科研的发展。

5. 较强的沟通技巧　以人为本，即一切管理均应以调动人的积极性、做好人的工作为根本。作为基层的管理者，护士长要全面关心护士的工作、学习、生活、健康，充分调动员工的积极性与创造性，在成就企业价值的同时，充分实现护士的人生价值。善于用简练的语言表达自己的意图，善于做思想工作，抓住对方心理，即使批评对方也能接受，达到预期的效果；善于交往，能够与各种不同意见的人沟通思想，善于明察秋毫，辨明是非，具有敏捷的思想和准确的判断力，能及时发现问题，作出正确的决策。平时要学习医学心理学、护理心理学、护理伦理学、人文科学等边缘学科的知识，掌握各类人员心理活动特点，并在临床实践中学会运用。学习人际关系和交流技巧的有关书籍，邀请专业人员进行讲学，掌握影响人际关系的因素及有效沟通的原则。护士与任何其他人一样渴望名誉、声望，渴望独立、自由，希望得到他人的赏识和尊重。作为护士长，应善于发现他人的优点，及时给予肯定以增加其自信心和成就感，同时，应鼓励护士刻苦学习，钻研业务，以取得他人的认可。护士希望完成与自己能力相称的工作，使自己的潜能得到充分发挥。所以，护士长应知人善任，力争使每个护士都处于最能发挥其才能的职位上，使每个人各尽其能、各得其所。如果护士长把护士当做自己的朋友，则护士就会成为护士长的知己。护士长要以诚相待每位护士，经常与护士交流。对护士存在的实际困难，要给予帮助，这样才能增加科室的凝聚力。

6. 深刻的洞察力　纠正偏差在临床护理管理中，除道理上讲的规范、制度、标准外，实际工作中还有许多不定之规，即要达到监控目标的结果，管理的过程、方式是不定式的，不能简单地用一种规范和制度去管理，需根据护士学习、掌握知识的程度、工作能力、态度、效率，患者的要求，制定灵活的可操作性的控制措施、考核标准。

在管理中发现问题不能只偏重对症处理，要参照"四不放过"的原则，即事故原因未查明不放过、责任人未处理不放过、整改措施未落实不放过、有关人员未受到教育不放过。组织相关人员进行分析，认真查找问题发生的各种原因，从而落实人员责任，制订整改措施，防患于未然。强调以预防为主纠正偏差，使影响护理质量的多种因素、技术及护士的思想状态始终处于受控状态，使每一项护理行为达到上下衔接、横向协调，才能发现护士护理是否到位，有针对性地采取相应措施加以纠正，定期工作讲评，有助于工作计划安排及重点检查。

7. 应对医患冲突的能力　在日常工作中，护士长会经常遇到患者或家属投诉，焦点大多集中在医疗收费或服务质量方面。无论是哪一方面的问题，都应以积极的心态与当事人及时沟通和协调，使问题得到及时、妥善解决。护士长首先要耐心倾听，热情接待。抓紧时间调查核实，找出矛盾焦点，根据了解的情况，对照工作程序、制度、职责和质量标准，找出问题的重点。及时反馈分析事情的前因后果，有针对性地采取对策。

8. 培养人才的能力　护士长应重视对护士的培养，努力为她们争取或创造继续学习、深造的机会。要从工作实际出发，开展有针对性的培训，提高每位护士的工作能力，从而提高整个部门的工作能力和工作质量。首先要针对实际存在问题，制订培训目标和内容，进行管理理论知识学习，定期组织考试；带动科室护士学习专科知识，使护士们对其护理工作不仅要知其然还要知其所以然。严格把好带教关，提高专业技术水平。护士长要根据专业特点，制订详细可行的跟班带教计划，并选派工作严谨，业务素质高，思想品德优良的护师承担带教工作。采取多种形式帮助她们尽快学习专科护理理论和各项护理技术操作。并进行个别辅导训练，使其在试用期间专科理论及技术操作水平迅速得到强化和提高，为日后独立工作打下坚实基础。定期组织护理技术操作训练，开展业务学习，通过强化护理技术操作，使护士的业务技术逐步正规化、规范化、标准化。通过业务学习使护士对专科疾病的性质、发展、预后、治疗、护理问题、措施等知识都要掌握，才能在护理中主动向患者宣教，正确解答患者提出的问题，才能使患者满意。建立护士个人档案，全面了解考核情况。把护士的个人资料、考核情况、每次理论及技术操作考试成绩、论文发表情况等都记录于档案上，作为评选优秀护士、评奖的依据。

9. 调动积极性的能力　护士长对下属护士的优缺点应了如指掌，继而做到知人善任，人尽其才，才尽其用；做到科学分工、职责清楚、分工明确，一环套一环，环环相扣，防止脱节；做到有条有序、忙而不乱。注意调动全员主动参与科室管理，人人都有责任感，并有获得成功的满足感，在全员素质提高的同时，科室护理质量自然就会得到相应的提高。

护士长在医院中虽然职位不高，但却担负着重要的管理任务。护士长的言行举止在护士身上时时产生影响，因此只有不断加强自身修养，提高自身素质，树立良好的自我形象，才能带领好护士这一群体搞好护理工作。

六、护理管理的伦理原则

随着"生物—心理—社会"医学模式的发展，"以患者为中心"的整体护理应运而生，它摒弃了过去只从生物人的角度提供护理服务的方式，护理工作的内涵不断深化，外延逐渐扩大，以进一步达到为全人类健康服务的目标。护理工作已经从单一的生理护理转向与心理护理和康复护理相结合的全方位护理；从单纯的疾病护理转向以人的健康为中心的预防保健护理；从局限的医院内护理扩大到社区护理；从简单地执行医嘱转向对患者进行评估，实施整体护理。所有这些护理实践的新变化对护理管理工作提出了更高的要求，管理者不仅需要科学的管理方法，还需要适应学科发展的管理理念。护理学不仅仅是为人类健康服务的生命科学，它还具有鲜明的社会服务性。在这种形势需求下，将伦理原则引入护理管理既是护理学科发展的客观要求，也是管理人员完善其管理理论的主观愿望。

（一）人本原则

行为科学注重人性问题，认为管理中最重要的因素是对人的管理。人类的管理活动，不仅具有规律性和科学性，而且具有价值性和人文性。管理过程对各种要素的组织、协调和控制最终都要通过具有一定的伦理价值观的人来实现，因而离不开对人的认识和界定。著名管理学家苏东水教授认为，人本包含着两层含义：将人视为管理的首要因素以及给被管理者提供充分施展才华的空间。护理管理既有追求效益最大化的物的目标，也有以管理促进护理人员完善和发展的人的目标；管理活动中的管理者和被管理者都应得到尊重、信任和关心，利益都应得到保障和实现。护理管理中"以人为本"就是要坚持以护理人员为中心，把他们作为医院管理的核心和最重要的资源，在满足人、理解人、尊重人的基础上，充分发挥护理人员的积极性、主动性、创造性，使他们在工作中变他律为自律，变被动为主动，不断完善个人的发展，但也要承认、包容被管理者的个性差异，允许他们犯错误以及改正错误，并在此基础上全面发展，提高工作效率，更好地服务于患者。

（二）公正原则

公正的伦理原则在管理过程中表现为管理者和被管理者双方行为的公正，其中管理者行为的公正是关键。管理者的公正就是要求管理者在对待被管理者和利益相关者时要按照诚信、平等、民主等伦理准则和有关管理制度执行，做到行为正直、品行端正、秉公办事。被管理者的公正就是要求被管理者具有正确的人生观和道德理想，树立正确的劳动态度，诚实正直、团结协作、遵守纪律等。就护理管理工作而言，管理者应从以下几方面完善管理的效果：第一，尊重每一个被管理人员，制订统一的护理管理标准，护理人员都要被一视同仁，不歧视、偏袒任何人。第二，为护理人员提供均等的发展机会，如职称晋升、外出学习以及各种福利措施的获得，应体谅他们的具体困难，关心他们的生活处境。第三，按照人员贡献进行分配，医疗机构要为护理人员提供平等的劳动、参与管理的权利，尊重并承认护理人员对本单位不同的具体贡献，并按照贡献的程度大小进行合理分配。第四，建立保障机制，管理者要为无法参与平等竞争或在分配过程中处于不利地位的弱者提供基本生活保障，对于护士群体女性较多的特点，也应建立相应的保障机制。第五，完善监督机制，管理者应建立能保障公正原则得以实施的机制。在管理过程中，要允许被管理人员提出不同意见，充分调动他们参与护理管理的积极性。在实施规章制度的过程中，应该注重原则性与灵活性相结合。

（三）和谐原则

在管理哲学史上，追求和谐的管理价值理想和伦理目标，一直是中西哲学家们所强调的重要观点。管理中的和谐不仅包括每个被管理个体身心的和谐，还包括人际关系的和谐，各部门之间的和谐，以及人与环境之间的和谐。对于护理管理而言，和谐就是指所有护理单元及其相关部门非常协调，共同行动，并能根据需求调整彼此的行为，它们联系紧密，彼此作用，组成一个功能强大的工作单位，而不是各自独立的片区的集合体；护理单元的人员之间亲密和谐，护患关系融洽。护理管理中应遵循和谐原则，提高护理管理的效率，提升护理服务的质量，这将为进一步完善医疗卫生服务提供有力保障，也是贯彻落实科学发展观的具体体现，是构建社会主义和谐社会的重要内容。护理管理者应首先完善自身管理，以身作则，率先垂范，倡导护理人员爱岗敬业，恪尽职守；同时，与他们增进沟通，相互尊重，创造和谐、积极、互助的工作环境和护理文化。

人本原则、公正原则、和谐原则是护理管理应遵循的重要原则，但也绝不仅限于此。随着护理管理研究的发展，伦理与护理管理的结合必将深入与广博，这将进一步深化和丰富护理管理的理论和内涵。

考点： 护理管理的伦理原则

第二节　护理伦理决策

案例

一个 12 岁精神意识状态正常的女孩，因车祸需行截肢术，手术前其父母要求医护人员千万不要告知患孩实情。此时，作为她的责任护士，面临着何去何从的抉择。

请思考：护理人员应当做怎样的伦理决策？

一、护理伦理决策的概念及争议

对护理伦理决策的研究最早起源于管理学范畴，其基本含义是：从两个或两个以上被选方案中选择一个的过程，它突出了决策的核心，即对未来行动的谋划和决断，没有这种决断，就不存在决策；同时也强调了决策是一种从一系列被选方案中选出最佳方案的选择过程。伦理决策就是做伦理上的决定。做伦理决策涉及两个复杂的过程，即判断的过程和选择的过程。在伦理上做决定要受到个人的价值观及信念的影响，同时也受到社会文化及宗教信仰、法律规范、环境及个人当时情绪的影响。所以，决策者或参与决策者的道德水平、知识程度以及对伦理理论和原则的应用等等都会影响一个人在某一情境中所采取的道德行动的正确性。护理伦理决策即在护理病人的过程中，面对一个问题时发生的混淆不清、模棱两可，或不知采取什么行动时作出伦理上的决策，也就是从护理伦理的角度来思考问题以作出恰当的、符合护理伦理的决定，是护理伦理理论、原则和规范等在护理工作中的运用和贯彻。

一般情况下，人们只要遵循伦理原则和规范就能轻易地作出符合伦理的正确决定，甚至凭直觉或经验就能得到适当的解决措施。但是，在护理专业的工作中，经常会遇到许多关于伦理的争议问题，面临许多伦理的困境。所谓伦理困境是指当面对一个问题时，发生混淆不清、模棱两可、没有一个令人满意的解决方案，难以作决定或不知道采取何种行动时的情境。

当专业职责与个人价值观相冲突时，应该履行专业职责还是坚守个人的信念？如当护理人员需协助医师为病人执行堕胎治疗时，虽然护理专业的职责要求对病人提供良好的照顾以满足她们的需要。但是，当护理人员其个人的信仰并不赞同堕胎时，到底她该遵从医嘱，还是坚守个人信念，拒绝为要堕胎的病人服务。

在临床护理工作中采取的某项护理措施有利有弊时，到底是做还是不做？如护理人员约束一位神志清醒而想要自拔胃管的病人的双手，但同时也违背了病人的个人意愿，限制了病人的自由。

当护理专业角色与护理专业伦理的要求相冲突时，专业角色和专业伦理如何取舍？如医生为病人使用实验性药物，但未向病人说明，虽然在护理的专业角色上应配合医嘱的执行，但在护理专业的伦理规范中，则要求对病人有告知的义务。当病人要求接受某一医护措施，但无明确规定可依循。如癌症病人要求安乐死，而法律及医院政策并无明文规定可以执行。

当病人要求的医护措施无明确规定可依循时怎么办？如化疗是目前治疗恶性肿瘤的一种主要手段，对一些恶性肿瘤可以取得根治性疗效或明显提高生活质量，延长生存期，但药物的毒副作用大，病人在遭受癌症折磨时还要忍受化疗带来的痛苦，使病人在心理上产生不同程度的压力，陷入紧张、悲观之中，往往不愿继续治疗，而停止化疗又会影响到病人的治疗甚至生命，等等。面对复杂的伦理问题及冲突，仅凭直觉和经验是不够的，仅仅具备伦理理论知识也是不够的，必须要经过系统的理性的思考，只有进行透彻全面的伦理分析之后，才能着手去解决问题，为病人做最有益的决定，避免有害的结果。

> **考点：** 护理伦理决策的概念及面临的伦理争议

二、护理伦理决策的意义及原则

（一）护理伦理决策的意义

经由理性的思考而作出伦理决定的过程，涉及判断和选择两个过程，在这些推理的过程中，有许多因素会影响我们的决定，如个人的价值观、专业的价值观、社会的价值观、伦理理论、组织的政策及法律的规定等。未经过护理伦理决策训练、缺乏护理伦理决策能力的护理人员，是不可能妥善解决所面临的伦理问题的。因此，有必要对护理人员进行伦理决策指导，使她们知道当面临伦理困境的时候该如何思考、该思考哪些问题、怎样的决定才是恰当的，并通过伦理决策训练培养她们的伦理决策能力，使她们在面对伦理问题时能作出适当的判断并采取公正的决定，能在解决问题的同时，又兼顾病人最大的利益，为病人提供高品质的服务。此外，对有关护理伦理决策的问题进行研究和探讨，为护理伦理决策提供科学化的依据也是必要的。

随着护理实践和社会文明的发展，护理工作中的伦理决策和护士的护理伦理决策能力越来越被重视，要求也越来越高。人们越来越意识到护理能否为个人、家庭及公众提供高质量的健康服务，受很多因素的制约，很大程度上除了取决于护士的知识、技术水平，还取决于护理道德水平。美国护理学院协会在对护理专业学生能力培养方面提出：护理的有效性不仅仅在于打针、发药，而在于能够提供以知识为基础，以信息为参考，以伦理为准则，以病人为中心，以人为本，以逻辑性的临床判断处理临床问题的行为。由此可见，在护理实践中越来越强调伦理决策能力的重要性。国外开展了大量对护理伦理决策问题的研究，而国内到目前为止对于护理伦理决策还主要停留在介绍伦理学的基本理论和规范体系上，因此，在护理实践中，仍然存在护理伦理决策观念淡薄和护理人员护理伦理决策能力缺乏的现象，从而导致当前护理质量不高、护患关系紧张等。由此可见，对护生护理伦理决策能力的培养是护理教育者所面临的重要课题。

（二）护理伦理决策的原则

要真正使护理伦理决策有益于病人，还需要注入人文关怀的理念，考虑到病人的整体需要。为了加强护理伦理决策的多维度研究，更好地把握和修正护理伦理决策过程中的分析风险或不确定情况，在决策过程中还要遵循一定的原则。

1. 方向性原则　护理决策是一种有目的的活动，其方向性体现在两个方面。一是政治方向，是护理决策的总原则，也是有效进行护理决策的政治保证，即坚持社会主义核心价值体系的政治方向。二是医院护理工作的具体方向，即全心全意为患者提供细致、安全、有效的服务。

2. 信息性原则　信息是护理决策准确、可靠、科学的基础，只有真实的护理信息，才能为护理决策的科学性和合理性提供依据，才能有效防止决策过程中的随意性和盲目性。

3. 民主性原则　是指在进行护理决策时充分发扬民主，调动护理人员和专家学者的积极性，依靠集体的智慧和力量进行决策。

4. 可行性原则　护理决策必须在社会主义宪法和法律允许的范围之内进行，护理决策不仅要符合宪法和法律，还要符合本地区、本部门和本单位的法规、法令。

作为战斗在临床一线的护理人员，大量的护理伦理决策的工作首先需要将体检、评估、收集的资料进行加工提炼，经过抽象的改造，把事物的内在特征提炼、升华，进而找出事物间的内在联系。实现从感性到理性的飞跃。要使这个飞跃能真正反映客观实际情况，须具备两个条件：一是必须有足够丰富的材料和坚实的医学理论知识；二是要用辩证法。应从实际出发，实事求是，善于从错综复杂的现象中抓住特殊的本质，抓住主要矛盾的主要方面，从而作出正确合理的护理伦理决策。

考点：护理伦理决策的意义和原则

三、护理伦理决策的立场

立场在这里是指道德判断时所持的价值依据，也就是从何种角度来把握和决断所遇到的道德问题。我们要先确定解决道德冲突的价值立场，也就是抛开道德相对主义而确定"对"与"错"的前提。

（一）科学事实与道德义务

科学事实是关于"是怎样"的问题，道德义务是关于"应当怎样"的问题。区分"是"与"应当"，是护理伦理决策首先要明确的立场。二者间的关系复杂，主要呈现下述几种情况：

首先，如果科学上的"是"证明人的行动是无可选择的，那么就无所谓"应当"还是

"不应当"。也就是说事实是价值判断的前提条件和范围，道德的"应当"不能超出事实的可能。具体来说就是在现有护理手段不能达到的领域，没有道德责任。例如，绝大多数护理手段都要伴随着一定程度的医疗性伤害，如果这种伤害是最低限度的并且不可避免，就不应纳入道德责任的范围。

其次，如果科学事实允许不同行动方案的存在，那么，一种情况是科学事实上可能的行动方案却是道德上不允许的，此时事实与价值分离；一种情况是科学事实上可能的行动方案同时是道德上"应当"而为的，此时事实与价值呈现统一状态。上述说明了道德义务与科学事实之间呈现一种复杂的关系，护理人员既要将道德问题与科学问题区分开来，同时也要考虑到二者的深刻联系。不能以科学事实作为逃避道德责任的口实，不能只考虑事实问题而忽视了道德界限。另一方面，不能以道德愿望来扭曲科学事实的限定，使患者成为不合理的道德理想的受害者。

（二）利己与利他

伦理学意义上的"利己"包含两种形式：一是"自我的利己主义"，认为每一个人应当只为自己的利益而行动，也就是人们所讲的自私自利。这种利己主义是医学道德不能允许的，首先要排除。另一种"普遍的利己主义"，认为每一个人为自己的利益行动是道德行为的动因，并且在现实中人们实际是在依此行事的。我们要肯定两种利己主义在护理实践中都是存在的，既有单纯的自私自利的行为，也有从自利出发而利他的行为，后者更为普遍。我们不可能在伦理行为中消除利己主义，这不符合人类道德生活的现实；因此，我们在对待伦理决策方案将涉及护患之间双重利益时，应当在"利己"与"利他"的问题上确定一种合理的道德理论。我们可以通过道德层次论来解决这一问题：即"无私利他"是医学职业道德的最高境界，是护理人员应当追求的。"为己利他"是可以允许的，这种境界不以损害患者利益为基础，而是实现了护患利益的双赢。"为己不利他"是不能允许的，因为这种道德立场会有损患者利益，违反了医学职业道德的底线。

（三）动机与效果

任何一个道德行为都要涉及动机和效果。动机与效果之间有时会是一致的，有时会出现差异。现实中人们经常遇到的问题是如果以效果为标准会有可能挫伤医务人员的工作热情，而以动机为标准又会缺乏可测量性。护理伦理作为一种特殊性的职业道德，效果具有更为重要的道德价值，因为好的效果直接与患者的生命健康相关，只有好的护理结果才能使道德动机具有实质性意义。所以我们在进行伦理行为的价值评价时，不能单纯以动机的纯正作为不良后果的借口，而是要在伦理决策中努力达到良好的效果，要实现患者利益总量的最大化和各项利益之间的最优化。在当代的生物—心理—社会医学模式下，社会公益也是需要考虑的重要方面。

四、护理伦理决策的方法

护理伦理决策方法是指护理人员进行护理伦理决策时具体思维过程，任何一个伦理决策都要经历这样一个过程：描述伦理问题；选择价值立场；进行道德判断；采取行动。而这一过程根据其中道德判断方式的不同，可以分为直觉型的伦理决策、推理型的伦理决策和商谈型的伦理决策。

（一）直觉型护理伦理决策

伦理直觉是一种重要的伦理判断形式，是道德主体在短时间内达到的对道德对象的整体性价值的一种直接性把握，省略了道德逻辑推理的理性思维过程，具有整体性、直接性和非逻辑性特征。道德直觉型的伦理决策主要在三种情况下使用：处于紧急状况下时；具有道德经验的情况；经过严密的逻辑推理依然无法解决的问题，也可以通过直觉进行决断。其伦理决策过程是：第一步，认识伦理冲突。首先要认识到道德难题的实质，区分非道德问题。只有当同一问题所涉及的多种价值观念之间发生严重冲突的时候才是伦理决策的对象。第二步，通过直觉把握问题。这里的道德直觉并不是一种处于感性状态的直觉，而是一种具有理性特征的直觉。这种直觉是在长期的社会和职业伦理观念的影响下，形成的对于道德问题的较为稳定的价值判断方式，可以直接地断定"对"与"错"。第三步，依据直觉判断的结果，采取行动。

（二）推理型伦理决策

道德推理是道德主体面对道德难题时，通过理性的思维方式，从价值前提推导出道德结论的过程。道德推理可以根据所遇到的不同的道德冲突形式而有不同的形式。

首先，对于规范之间的冲突，其伦理决策过程是：第一步，认识伦理冲突（同直觉型决策相同）。第二步，通过对同一问题所涉及的各项规范的重要性进行排序，并设想遵守不同原则所带来的不同后果，进行各种后果的价值预算。第三步，比较各项道德规范的价值优先性和其各自后果的价值量的大小。所谓价值量的大小是指在特定文化范围内被护患双方普遍接受的一种人生幸福量的近似值，不是数学意义上的确定的结果。而规范的价值优先性也与后果的价值量紧密相关。进行各种方案间的优化和取舍。第四步，确定一种最优化方案，采取行动。

其次，对于效果间的冲突，其伦理决策过程是：第一步，认识伦理冲突（同直觉型决策相同）。第二步，对于各个行动方案的可能性结果进行预设。这是一种客观的道德推理过程，不仅预设医学事实方面的结果，同时综合考虑患者的各项社会性利益，例如费用、时间以及涉及的社会公益等。第三步，比较各种结果的价值量，并以具有普遍性的道德规范来衡量方案的结果是否在道德允许的范围之内，这种普遍性道德规范主要是"不伤害"和"正义"。进行方案间的取舍。第四步，依据最佳结果的方案，采取行动。

第三，对于规范与效果间的冲突，其伦理决策过程是：第一步，认识伦理冲突（同直觉型决策相同）。第二步，预想遵循道德规范的行动所带来的道德价值量和注重结果的方案所带来的价值量。第三步，衡量遵循道德规范的方案所带来的道德价值量和遵循结果的方案所带来的道德价值量的比值，根据价值量的大小来决定二者的取舍。第四步，决定最佳方案，采取行动。

（三）商谈型伦理决策

道德商谈是指护患之间就道德难题进行协商，达成共识的过程。在今天这个价值多样化的时代，不同的患者会有不同的价值观念。要想形成护患共识，进行商谈是一个重要方式。道德商谈一般运用于：具有重大的伦理疑难，需要保证患者完整的自主权利的情况；护患之间、患者与其家属之间具有严重的价值观不一致的场合。其决策过程是：第一步，认识伦理冲突。这需要各方自由陈述其在同一问题上的价值观念。第二步，讨论各种价值观所带来的结果，各方提出理由并进行辩驳。第三步，通过反复讨论达成各方价值观的一致，设定方案。第四步，依据最终确定的方案采取行动。

五、培养护理伦理决策的能力

伦理决策能力的培养不是仅仅依靠伦理知识的灌输，它要求以伦理思维能力的培养为原则。在当前工作实践中，护理人员常常会遇到很多伦理难题，即从不同的伦理价值观出发，不同医学行为主体可以合乎逻辑地得出两种甚至两种以上的不同程度冲突的行为方案。究其原因，很多是由于专业伦理与专业要求相冲突，此时，没有既定的规范可以遵循，护理人员更多地要凭借自身的专业伦理素养，具备很好的伦理思维能力，具体情况具体分析，作出维护社会公益、病人权益的正确决策，妥善化解伦理难题。

伦理思维能力，就是运用医学伦理学和护理伦理学的理论、原则、规则，发现、分析、解决医学伦理问题的能力。培养伦理思维能力除了要求对伦理知识系统掌握外，强调一种伦理思维模式的形成和思维习惯的训练。在进行伦理思维时，可以借鉴罗尔斯有关正义原则及其所谓"关联性"的论证方法。关联性的方法，是指论证不仅仅依赖于一种前提，而是依赖好几个判断或者诸多因素。所谓诸多因素，一方面是指不同的伦理范式，如康德的理性伦理、亚里士多德的德性伦理、边沁的功利伦理、叔本华的同情伦理、哈特曼的价值伦理等；另一方面是指社会中通过不同的群体所体现出来的各种各样的利益要求。论证就在于对这些不同的理论范式及事实因素进行综合性、整体性的考察分析，仔细地权衡各种得失利弊，从而求得一种作为最为合理的答案且体现了某种社会共识的伦理决策。

小结 护理管理是临床护理工作的必要环节，在护理管理中，护理人员应以人为本，坚持公正原则与和谐原则，不断提高护理人员的主观能动性，提高医院管理水平。护理伦理决策是从护理伦理的角度作出恰当的决定，是护理伦理理论、原则和规范等在护理工作中的运用和贯彻。护理人员在进行护理伦理决策时，要综合考虑决策的方向性、信息性、民主性和可行性，处理好科学事实与道德义务、利己与利他、动机与效果的关系，遵循科学的决策方法，不断提高伦理决策能力，更好地为服务于患者。

（沈阳医学院　景汇泉　孙英梅）

第八章 现代医学发展中的护理伦理难题

<table>
<tr><td rowspan="3">学习目标</td><td>1. 知道优生学的护理伦理问题及伦理意义、器官移植的伦理问题、安乐死的伦理争议。</td></tr>
<tr><td>2. 说出人类辅助生殖技术的伦理问题、安乐死的伦理价值。</td></tr>
<tr><td>3. 熟记计划生育中护理伦理问题及原则、人类辅助生殖技术的护理伦理原则、器官移植中的护理伦理原则。</td></tr>
</table>

第一节 人口控制与优生中的护理伦理

案例

赵某，50岁，旅游业老板，年收入近百万。膝下已有两个儿女，不久前，他的妻子再次怀孕，妻子主张做人工流产，可赵某坚决主张把孩子生下来，赵某的理由是："儿女们长大了，自己也渐渐老了，把孩子生下来，可增添点绕膝之乐，即使多交一些社会抚养费也无所谓。"显然，对于赵某这样收入的人来说，罚款不是他们首先考虑的问题。赵某说："我家几代单传，现在终于有两个儿子了。而且多个孩子有什么不好，又不要国家养活。"

请思考：生儿育女与社会伦理的关系？

人口过度增长是当今人类社会面临的重大问题之一，1995 – 2011 年，世界人口由 57.2 亿激增至 70 亿，2011 年世界人口日的主题是"面对 70 亿人的世界"。人口过度增长不仅会引起自然资源的短缺、生态失衡、环境污染加剧，还可能导致交通堵塞、就业困难、贫困等一系列严重社会问题以及饥荒、疾病肆虐等严重后果。因此，有效地控制人口数量和提高人口质量是非常必要的举措，但这些举措的实施关乎对人类生殖及生育权的尊重问题。不可避免地引起相关伦理争议。

一、人口控制概述

（一）生育控制

生育控制（fertility control）是指采用一种计划或方法来避免或减少生物产生后代。生育控制不等同于家庭计划或计划生育。通常可以采用生物的、医学的、社会的和法律的手段，通过避免或终止妊娠等方法，干预人类的生殖过程。生育控制的方法主要包括避孕、人工流产和绝育。

生育技术通过科学的方法控制生育，有计划地生育子女，是控制人口数量、提高人口质量的有效方法。该技术还能起到保护女性生育健康、减轻意外怀孕的心理压力、提升家庭生活质量和幸福感的作用，同时，也深化了人类生育文明的内涵。

（二）计划生育

计划生育主要内容及目的是提倡晚婚、晚育，少生、优生，从而有计划地控制人口。我国宪法规定：国家推行计划生育政策，使人口的增长同经济和社会发展计划相适应。计划生育作为我国的一项基本国策，一方面要求节制生育，这不仅有利于降低我国人口的自然增长率，使人口的增长与国民经济的增长相适应，而且还可以使千千万万的家庭节省财力与精力，不至于因子女过多而负担沉重，影响工作与生活质量；另一方面，还提倡优生优育，讲究科学方法，既有利于保护母亲，又有利于孩子的教养。

中国从 20 世纪 70 年代实行计划生育政策以来，人口和计划生育工作取得了重要成就。近 20 年来中国少生了 4 亿多人，有效缓解了人口增长对资源环境的压力，极大地改善了国民的生存与发展状况。除了人口数量的控制，人口素质也得到了很大提高，中国的大学生比例、有专门技能人才的比例以及劳动力的整体素质都在不断提高。此外，与经济发展相关的人口方面的指标也表现出良好的发展态势，例如平均期望寿命，中国的平均期望寿命 71 岁至 72 岁，已提高到中等发达国家水平，婴儿死亡率也处于世界较低水平。生育率降低确实是一个明显的成绩，但是最根本的、最重要的、最长期起作用的是生育观念的转变，生育观念的形成是个长期的过程，与经济、社会体制、价值观紧密相关。西方国家从高出生率到低出生率都经历了上百年的历史，有的甚至经历了 150 年才使生育率降低，中国的生育率能在这么短时间内转变，是一个了不起的成就。国务院颁布的《国家基本公共服务体系"十二五"规划》中指出：我国还将始终坚持计划生育基本国策这个根本不动摇，切实把稳定低生育水平这一首要任务抓紧抓好。

二、计划生育中护理伦理问题及原则

（一）避孕及其引发的伦理问题

1．避孕概述　避孕（contraception）是指运用一定的技术或方法，防止或阻止妇女怀孕的一系列措施。自古以来，人类就有关于避孕的方法和行为，但科学的避孕方法则始于 20 世纪。目前广泛运用的避孕方法主要有两类：一类是自然控制方法，即根据女性生殖系统周期性的生理变化，避开易受孕的排卵期，从而达到避孕的目的；另一类是人工控制法，即应用药物或器具（口服避孕药、避孕套、阴道环等），以达到避孕的目的。

避孕作为控制生育的重要手段被越来越多的人所采用和接受的同时，也引发了一系列的伦理问题。反对者主要秉持宗教和传统世俗的观念，认为生育与婚姻、夫妻性行为紧密相关，男女双方的结合、婚姻，其主要任务就是生育子女、繁衍后代。而运用先进的避孕技术，则会切断性生活、婚姻与生育之间的神圣关系，干预了生命的自然过程，引发社会和家庭问题。更有甚者，担心广泛使用便利、经济的避孕工具，是否会引发性关系混乱以及婚姻、家庭的破裂等。

2．避孕伦理问题　支持者认为，避孕是促进人们生活安康的有效方式。随着社会文明的进步，人们在性、婚姻、生育、家庭等问题上的观念已发生了很大的变化，这种变化并不是由避孕等生育控制的方法引起的，而是另有深刻的社会、经济、文化、心理以及政策引导等原因。而性与生育、婚姻生活相分离的观念及行为，已日益广泛地为人们所接受，有些受过良好教育的女性，为了自身的事业发展和无羁绊的生活，自愿选择不要孩子；有些夫妇害怕在激烈的职场竞争中失去工作或影响事业，不愿意过早生育子女；不少家庭，迫于经济等原因，无力生育与抚养更多的孩子；当然，也有一部分人为了寻求性快乐，不愿承担婚姻、家庭的义务和责任，保持着单身或非婚同居的生活……凡此种种，使避孕成为一种必要的选择。即便是倡导避孕技术，也不可能导致多数家庭完全排除或放弃生育，许多夫妇还是选择在科学、合理地使用避孕技术的情形下，既有节制地生育子女，又过着美满的性生活，以享受天伦之乐。事实上，随着时间的推移，这方面的道德争议已经日趋平息。但实施这项技术应注意几个方面的问题：①有效性和安全性。一方面指避孕药物效果的可靠性，另一方面避孕技术操作的安全性。②是否在充分知情和宣传的基础上得到本人或夫妻双方的自愿同意。③对于避孕效果是否进行了切实有效的随访监测。④在避孕措施的研发中有无性别偏向。至于性关系混乱的说法，其根本原因应从社会环境、文化氛围，以及人们的生理、心理的变化中去寻找，而不应归咎于避孕技术的应用和推广。当然，加强青少年的性教育，对全社会进行正确的道德观念引导，建立相应的道德、法律规范，也是很重要的途径。

（二）人工流产及其引发的伦理问题

1. 人工流产概述　人工流产（artificial abortion）是指由孕妇本人或他人（通常是医生或助产士）以人工手段有意施行的终止妊娠的措施。人工流产一般可以分为治疗性人工流产和非治疗性人工流产。治疗性人工流产通常是因为孕妇患有某种疾病不能继续妊娠，或妊娠危及孕妇的生命健康，而不得不采取的终止妊娠的方法；非治疗性人工流产涉及的方面较多，如在妊娠期被诊断出先天遗传性疾病或畸形的胎儿，未婚先孕、婚外孕、遭强暴怀孕等，都有可能采用人工流产的方法进行处理。从社会控制生育或个人计划生育的角度，因为避孕失败引起的计划外妊娠或意外妊娠，人工流产也是被广泛使用的补救措施。但是，必须认识到，计划生育主要依靠的是避孕措施，而不是人工流产，因为人工流产不利于女性的健康，只能作为节制生育的一种补救措施。

2. 人工流产的伦理问题　人工流产作为终止妊娠的方法时间已久，但其伦理争议仍然存在。争论的焦点主要集中在"胎儿有没有生命"，"胎儿是不是人"这一问题上。反对人工流产者认为，胎儿是生命，胎儿是人。人的生命始于受孕之时，即从受精卵形成便开始，受精卵应该享有人的生存权利。人工流产无异于杀害人的生命，是谋杀。主张人工流产者认为，胎儿不是人，只是孕妇体内的一块特殊的组织，人工流产在伦理上是可以接受的。

胎儿究竟算不算人，有没有生命，这是一个很复杂的问题。因为关于人，人的生命，不仅要从生物、医学角度去界定，还必须从人文、社会等角度去思考。像这样的伦理难题，我们大致可以从三个层面去分析：

首先，"胎儿有没有生命"、"胎儿是不是人"这一问题属于生命哲学范畴，可以用悬置的方法存而不论，因为这样的讨论在相当长的时间内是不可能有定论的。

其次，从生物学、医学以及对母亲和胎儿本身的健康角度考虑，对妊娠期间的胎儿成长可以划分若干阶段，并拟定一个界限（一般为怀孕12周），在此界限之前一般可以允许人工流产，在此界限之后，原则上不能允许，因为这样会剥夺已经成熟的胎儿的继续发育，并直接威胁到母亲的生命与健康。我国政府2012年全国人口和计划生育半年工作会议提出重点要求之一，就是要坚决杜绝大月份胎儿的引产。然而，如果属于这样的情况，如孕妇发现胎儿出生后会有严重畸形，而这一点直到孕后四个月左右才能确定，那么妊娠后期的人工流产也应该得到允许。

再次，从马克思关于人的本质的理论去思考，人的本质不仅在于生物属性，更在于社会属性。胎儿无论发展到何种程度，在其没有离开母体以前，不具有人类的人格生命，而生存必须遵守社会规则。在人口过度膨胀的中国，人口数量极大地影响了社会生产和人民的生活。放宽对人工流产的限制，符合人民的利益和计划生育政策；因此，根据母亲的身体状况和意愿以及社会利益，为节制生育而施行人工流产，在伦理上应当是肯定的。

当然，对于人工流产，一定要采取谨慎的态度。有两点特别值得注意：第一，虽然我们对胎儿是否是人目前还无法作出明确的结论，但至少要认识到，胎儿绝不是母体内的一块无足轻重的组织。有些学者强调，胎儿是母体内具有特殊性的生物体，虽然还不是人，但是有发育成人的潜能。因此，除非与国家的计划生育政策有抵触，除非将危害到母亲的身心健康，一般不要轻易、草率地做人工流产。第二，不能因性别选择而滥用人工流产。在现实社会中，不少人之所以要利用人工流产技术，只是想达到符合自己繁衍后代的某种目的，比如受重男轻女等传统观念的影响，为了获得男孩，不惜流掉女胎。这种做法会导致严重的社会后果，一方面，引起社会男女性比的失调，进一步引出其他的社会问题；另一方面，会导致人工流产的滥用，也可能促使遗传性疾病的增多。据资料反映，在目前已发现的6千多种人类遗传性疾病中，有250种疾病只发生在男性身上，于女性十分罕见。因此，违反男女性别的自然比，滥用性别选择与人工流产，势必给社会、家庭带来严重的威胁与损害，这显然是有悖于伦理道德原则的。

我国承认人工流产是合理的，但并不意味着能滥用。只有在以下情况下才能实施：①为了母亲的身心健康。②妊娠可能或肯定是一个严重的缺损胎儿。③未婚先孕及其他社会原因。④夫妇无抚养能力，或由于家庭原因不宜生育。⑤控制人口增长或计划外怀孕，需要终止妊娠。

（三）绝育及其引发的伦理问题

绝育（sterilization）通常是指对男性输精管或女性输卵管做手术，以切断、结扎、电凝、环夹或用药等手段，阻止精子与卵子相遇，以起到长久或永久避孕的作用。

绝育应该是为了以下目的：①治疗的目的。如果继续妊娠，会给母体和胎儿带来致命的危险，通过绝育可以保证母体平安。②优生的目的。防止患有严重遗传性疾病夫妇的不良遗传基因传给下一代，改善人类基因库的质量，造福于社会。③避孕目的。由于夫妇的个人考虑，或由于控制人口数量、提高人口质量等社会的需要，使夫妇不再生育。

绝育使人永久地丧失了生育能力，从旧的伦理观来看是不道德的，但从绝育的目的来看，无论对个人还是社会，都是合理的、道德的。为了控制人口的激增，我国鼓励已有孩子的夫妇绝育，是有利于国家、有利于个人和子孙后代的。

考点：计划生育中护理伦理问题及原则

（四）护理人员在生育控制中的伦理规范

1. 热情宣传，具体指导　生育控制技术服务的对象大多是健康人，他们来医院检查和接受手术时，往往存在着各种思想顾虑，有时甚至有抵触情绪，医护人员要针对服务对象开展宣传教育，做好思想工作。对那些有抵触情绪者，要宣传生育控制技术服务的意义，帮助他们澄清不正确的认识；对惧怕手术者，要理解他们的心理，详细说明该项技术的安全性、可靠性，使他们相信科学，克服恐惧心理。此外医护人员要加强生育控制技术服务的具体实施指导，根据不同服务对象的具体情况，介绍各种方法的实际效果，以指导服务对象采取最适当的措施。

2. 钻研技术、精益求精　生育控制技术服务虽属于小手术，但对接受者个人、家庭、国家的影响都很大，所以医护人员必须确保手术安全，采取一切可能的措施保护受术者的身心健康。在实施手术前要做好各项检查，严格掌握手术适应证和禁忌证；术中积极配合好医生完成各项操作，保证各项技术实行的质量，严谨细致；术后精心护理，钻研技术，不断提高护理技能，使受术者早日恢复健康。

3．尊重人格，严守秘密　在生育控制技术服务中，坚持保密原则、尊重受术者人格，对医护人员来说是极其重要的道德要求。如在人工流产、引产手术中，医护人员要对未婚先孕、未成年怀孕的女子一视同仁，要尊重她们的人格，保护其隐私，不能刁难甚至用粗鲁的方式对待她们以示惩罚，更不能利用工作之便采取任何轻浮放荡的行为侮辱其人格。

4．执行政策，遵纪守法　生育控制技术服务是一项政策性很强的工作，强迫命令的强制性做法违反政策，更是非人道的行为。医护人员要遵纪守法，不得参与非法的人工流产和引产，不能参与非法取环、开假证明等行为，更不能从中谋取私利。

考点：生育控制中的伦理规范

三、优生工作的护理伦理问题及伦理意义

（一）优生概述

优生的思想自古有之，原始部落的乱伦禁忌、斯巴达人的"去劣存优"习俗、《犹太教法典》中禁止表亲结婚的教律，以及我国《左传》中"男女同姓，其生不蕃"的记载，明确指出了近亲婚配带来的实际危害。但真正从人类的遗传学观点开展研究工作，作为一门科学开展活动，仅100余年的历史。可以说，优生学是一门古老而又年轻的科学。英国生物学家高尔顿（Francis Galton）于1883年首先采用了"优生学"这一术语。后来美国遗传学家斯特恩（Stern）于1960年又将优生学分为预防性优生学和演进性优生学。前者如遗传咨询、产前诊断等，致力于预防严重的遗传病和先天性疾病个体的出生，即劣质个体的减少和消除；后者如生殖工程、遗传工程等，是促进体力和智力优秀的个体繁衍，即使优秀个体扩展。优生学在20世纪20年代传入我国，几经波折在70年代后，由吴旻等专家重新提出了我国实行优生的重要性，它对于落实计划生育政策，对千家万户下一代的健康和整个民族的繁荣昌盛，有着十分重要的意义。

（二）优生服务的内涵及伦理问题

1．优生服务的基本内容　医护人员根据优生学原理向社会提供优生服务，主要着眼于我国人口的先天素质。其基本内容是通过优生咨询、产前诊断及孕期、围生期的保健等具体手段，防止有严重遗传缺陷和先天性疾病的胎儿出生，向社会提供优生优育的技术性指导。

2．优生服务的相关伦理问题

（1）优生是否只重视社会利益而导致个人权利受到侵害：优生涉及对生育者个人生育愿望和生殖行为的限制，不可避免会遭遇生育者个体生殖权利和社会要求的冲突。在这一问题的观点上，有学者认为代表个人利益的个人权利是建立在多数人整体利益的基础上的，如果个人行使的权利影响了社会整体利益，个人的权力就必须作出让步。另有观点认为，优生的实行减少了缺陷胎儿的出生，提高了生育者后代的质量，是减少家庭不幸、促进家庭幸福的措施，长远地看，符合生育者个人及其后代生活质量的利益；因此，优生本质上是有利于生育者个人和社会的双赢行为，个人权利和社会利益间的关系不是对立的，而是统一的。

（2）遗传因素在个人素质方面究竟起多大作用：不少疾病的主要原因在于其基因存在问题的观点已经得到普遍认同，但基因决定论夸大基因等生物因子的作用，把人类的疾病、特

性和行为方式都归结为基因就有失偏颇。除了少数疾病和特性外，大多数人们的疾病是多基因与环境相互作用的结果，如精神疾病，社会文化的作用是不可忽略的。同样，尽管导致某些癌症发作的基因业已发现，但没有人能否认人类行为和环境因素，例如吸烟、辐射和致癌化学物等的影响；因此，在优生的问题上，既要重视遗传因素的影响，也不要片面地夸大它在个人素质形成中的作用。

3．优生的伦理意义

（1）有利于改善和提高社会人口的体力和智力：提倡优生，采用优生技术，能够控制和减少劣质胎儿的形成和出生，阻断不良遗传基因在后代中蔓延，提高人群中具有优良遗传素质人口的比例，相应地改善和提高人口的体力和智力水平。

（2）有利于改善个体遗传素质，提高智力投资的经济效益：优生有助于产生优秀的个体，他们更容易被培养成高素质的社会人，这不仅能减轻家庭和社会的负担，还能为社会创造更多的物质财富和精神财富。

（3）有利于贯彻执行计划生育政策，创造推进社会进步的医德实践环境：采用优生技术可以相对地保证孩子出生的质量，减少家庭的后顾之忧。在优生优育的社会文化氛围中，既优化了人们的家庭生活方式，提高了人们的生活质量，又能使计划生育政策更加深入人心，还能为从事计划生育服务的医护人员创造一个和谐、有利的医德实践环境。

第二节　人类辅助生殖技术中的伦理问题

案例

一男子患有无精症，妻子渴望有一个孩子，夫妻双方协商后决定，采用供者精液人工授精技术，受孕成功产下一名男婴。可一年之后，婆家越来越不能接受这个跟自己没有血缘关系的孩子，结果导致夫妻双方离婚。

请思考：人类辅助生殖技术带来的伦理问题？

人类辅助生殖技术主要是指代替人类自然生殖过程某一环节或全部环节，按照人的意图，在人工操纵下的一种生殖方法。辅助生殖技术的创立与运用，主要是为了帮助不孕不育的夫妇获得后代。但是，它在一定程度上改变了人们的自然生殖过程，并且随着这种生殖过程的改变而使人际关系复杂化，因而会引发一系列的社会、法律和伦理问题。

一、人类辅助生殖技术的主要形式

（一）人工授精

人工授精（artificial insemination，AI）是指用人工的方法将男性的精子注入女性的体内，以达到受孕目的的生殖技术。人工授精按精子来源，可以分为两类：一类为丈夫精液人工授精（artificial insemination by husband semen，AIH），也可称作同源人工授精。另一类称作供精人工授精（artificial insemination by donor，AID），亦称异源人工授精。人工授精为男性不育患者带来了福音，同时为优生学作出了很大的贡献。

（二）体外受精

体外受精俗称"试管婴儿"，完整的说法是：体外受精—胚胎移植（in vitro fertilization -

embryo transfer，IVF-ET），这项技术是分别取出精子和卵子，在试管中使卵子受精，待卵裂进行到 4 ~ 8 个细胞时，将胚胎植入子宫内，让其继续发育至分娩。这是 20 世纪 70 年代发展起来的一项难度较大的新生殖技术。这项技术主要用于解决女子不育症。为了储备卵子和胚胎，生殖学家们在建立冷冻精子库的基础上，又建立了冷冻卵子库和冷冻胚胎库。由于体外受精的胚胎可以植入任何一个可以怀孕的妇女子宫内孕育，于是在世界各地包括我国内地和港澳台地区也先后出现了代人怀孕的"代理母亲"（surrogate mother）和经营这类"业务"的代人怀孕生育公司。

（三）克隆

克隆（clone）是将单一供者的体细胞移植到多个去核的卵子中，从而培养出有相同遗传特性的后代的生殖方式。新的个体的产生不是卵子与精子结合，而是一个已经存在的基因型拷贝，因此，它类似于简单生命的无性繁殖方式。但克隆与无性繁殖不同。无性繁殖是指不经过雌雄两性生殖细胞的结合，只有一个生物体产生后代的生殖方式，常见的有孢子生殖、出芽生殖和分裂生殖。而绵羊、猴子和牛等动物，没有人工操作是不能进行无性繁殖的。科学家把人工遗传操作动物的无性繁殖过程叫克隆，这门生物技术叫克隆技术。1997 年 2 月 27 日的英国《自然》杂志报道了一项震惊世界的研究成果：英国爱丁堡罗斯林研究所宣布成功地利用羊去核卵细胞质和成年羊乳房细胞成功克隆了绵羊"多莉"。克隆羊"多莉"的诞生已不再是科幻和假设。单从技术上看，在 21 世纪从实验室里"制造"出人来并非不可能。这也是社会学家、伦理学家最为关注的问题和争论的焦点。

二、人类辅助生殖技术的伦理问题

人类辅助生殖技术的应用发展，为广大不孕症夫妇带来了希望，为优生学研究提供了技术，为计划生育的实施增加了保险，受到医学界和全社会的关注和重视。但是，由于人类辅助生殖技术在时间和空间上都脱离了人体，给社会带来了复杂的道德问题，引起人们的伦理争论。

（一）辅助生殖与传统婚姻关系的冲突

人类辅助生殖技术可以使生育与性和家庭相脱离，不通过夫妻之间的性生活而通过人工授精生子，对传统的婚姻生活将产生极大的冲击，有些人甚至愤怒地称人工授精是降低人格的"受孕配种"，认为异源人工授精把第三者介入到夫妻最神圣的生活领域，与通奸无异。但也有人认为，人类辅助生殖技术为不孕症夫妇带来了福音，增进了婚姻和家庭的幸福。而完全知情同意的异源人工授精也是人们自愿接受的合理合法行为，技术的操作者是在利用先进的技术帮助不能生育者摆脱痛苦，根本谈不上道德沦丧，反而是人道的。如果把异源人工授精与通奸相提并论，显然是错误的。因为在实际生活中，供精的受体并不与供精者本身相接触，并不发生性行为，且在实施供精技术中，实施互盲原则，这与通奸是不同的。

（二）谁应该是孩子的父母

人类辅助生殖技术的应用，使父母与子女间的生物联系发生了分离，孩子可有多个父母，包括遗传父母（提供精子和卵子的父母）、养育父母（孩子出生后负责养育的父母）。在这种情况下，谁应该成为孩子的父母呢？传统观念强调亲子之间的遗传关系，在这种观念中，孩子的父母应该是遗传父母，但这样的认定会破坏异源性人类辅助生殖技术的夫妻与子女之间的关系，不利于家庭稳定和生殖技术的开展，也有悖于异源性人类辅助生殖技术发展的初衷。目前，包括我国在内的多数国家均主张遵循抚养—赡养的原则，以法律形式确认养父母为真正父母，认为养育比遗传物质更为重要，同时也更有利于家庭的稳定和辅助生殖技术的开展。基于该观点，一般主张对孩子保守遗传父母的秘密，但也有少数国家认为孩子有了解遗传父母的权利，如英国允许孩子了解不提供姓名的供精者的部分情况；瑞士、澳大利亚等国也允许辅助生殖的孩子在成年后查阅遗传父母的情况，但这样保证孩子知情权的同时也潜藏着孩子和养父母关系破裂的危险因素。

（三）代孕母亲的问题

代孕母亲是否合乎道德？这个问题一直争论不休。赞成者认为，人类道德是不断扩展的，为了帮助别人，代孕母亲作为胎儿获得营养和保护的宿主，应当理解为现代的助人为乐的高尚行为，获得合理的营养费也是理所应当的。反对者认为，代人怀孕不是灵丹妙药，代孕行为的商业化是难以回避的一个重大问题。对于商业性代孕母亲人们普遍认为在法律上应该禁止或视为非法行为，如果妻子可以生育但不愿妊娠，却租用代孕母亲的子宫，这更是不道德的；因为，第一，这是对妇女基本权益的损害。把子宫商品化，把妇女当做生孩子的机器，是对有理性的人的异化。第二，雇用代孕母亲可能引发民事纠纷案件。如代孕母亲分娩后不愿放弃孩子，或要求增加租金；由于妊娠而发生严重并发症、意外事故也可引发不孕夫妇与代孕母亲（及其丈夫）之间的纠纷；若婴儿出生前，"雇主"夫妇离异，孩子出生后可能无人承担抚养义务等，这些都将给社会增加不安定因素；因此，中国内地从2001年8月1日起明文规定禁止实施任何形式的代孕技术，香港地区允许代孕行为但不允许商业化代孕。

（四）精子、卵子和胚胎的商品化问题

目前，精子、卵子和胚胎的买卖不足为奇，在美国、墨西哥等国家均有出售。对此，人们的看法不同，特别是精液能否商品化有两种意见：反对者认为，提供精液应该是一种人道行为，应该是无偿的；精液的商品化可能使精子库为追求利益而忽视精液的质量，供者也可能为金钱隐瞒自己的遗传缺陷或传染病，从而影响辅助生殖技术繁衍的后代的身体素质；精液的商品化还可能导致供精者多次供精，造成同一供精者的精液为多位妇女使用的情况，最终引发概率较大的近亲婚配；精液的商品化也会产生连锁效应，引发人体其他组织或器官的商品化。支持者则认为精液商品化可解决目前精液不足的情况；精液商品化虽然可能引起精液质量下降或多次供精，但采取适当措施是可以加以控制和避免的；此外，精液和血液一样是可以再生的，收集适当的精液是非侵害性的，这与摘取人体的活组织器官不同，因此精液可以商品化而组织器官则不能。目前各个国家总的趋势是倾向于立法禁止精液、卵子和胚胎的商品化。我国卫生部2001年2月发布的《人类精子库管理办法》用法律的形式对精子库采取限制的措施：限制同一供精者供精的次数；控制同一份精液的使用次数；不断更换供精者，在不同地区分散转换供精者的冻精等，以保证现代生殖技术在临床上的应用向健康轨道发展；禁止以任何形式买卖配子、合子、胚胎。

（五）体外受精—胚胎移植后剩余的胚胎是否可用作科学研究

体外受精—胚胎移植后剩余的胚胎具有科研价值，有人认为从技术上可用他们做试验材料，如在体外试验抗不孕药物的有效性，通过体外试验来评价有毒物质和致畸因素对胚胎的作用，研究产生唐氏综合征的发病机制，提取胚胎干细胞进行研究和应用等，但伦理上是否可行，由于人们对生命标准的认识不同，各个国家的立法不同，有的国家不允许用胚胎进行研究，有的国家在严格的控制下可进行胚胎研究。但即使同意以胚胎作为对象进行研究，这些国家也明确规定：试验要征得夫妇双方的同意。我国内地也规定，辅助生殖技术完成后剩余的胚胎由胚胎的所有者决定如何处理。可见，利用体外受精—胚胎移植后剩余的胚胎进行科学研究应该取得胚胎所有者的同意是国际共识，并对其进行严格的控制。

（六）克隆人的伦理争议

克隆羊"多莉"的诞生，表明应用克隆技术复制哺乳动物的最后技术障碍已被突破，也就意味着克隆人的诞生并非遥不可及。但是，如果进行克隆人实验，必将带来一些有争论的伦理问题。

1. 克隆人是否违背人道主义原则　克隆人胚胎成功率低，寿命短。据报道，克隆的卵子中只有 2% ~ 5% 最后能成功地诞生出能存活的动物，克隆动物大多短命，克隆人的寿命可能更短。不仅如此，克隆人的生命质量也无保障。在克隆技术过程中可能造成克隆人先天性生理缺陷和遗传缺陷，生下的婴儿可能身有残疾。如果人们在赋予"克隆人"生命时，又使他们承担种种危及生命的风险，那就是对人生存权的侵害，是不符合人道主义原则的。

2. 克隆人对人类生育模式的挑战　传统上来讲，人类的生育模式是两性生殖，缺少男女一方都不可能实现，而克隆技术是一种无性生殖，女性的重要性凸显，而没有男性似乎变得无所谓。同时，人类还可以依靠克隆技术对人类的性别进行选择，这将使社会结构失去平衡。

3. 克隆人可能造成人伦关系混乱　如果人类允许克隆，很可能造成人伦关系混乱。传统上，每个人都有自己的亲生父母，而克隆人是对单个人的复制，那么提供克隆细胞的人与克隆人本身是什么关系？几个共同母体细胞所克隆出来的人属何种关系？假如某男子将其体细胞核移植入其女儿的去核卵中，并让重构卵在女儿子宫中孕育至分娩，那么父女和"克隆人"之间的人伦关系如何确定？推而广之，其人伦关系就更为荒唐。人类将失去确定亲子关系的标准，家庭人伦关系将变得模糊、混乱乃至颠倒，人类现有代际关系的道德规范和法律规范将失去效力。

4. 复制杰出人物的伦理问题　为了让某些杰出人物能永远为人类造福，有人设想用克隆技术复制他们。复制人只是原版人的基因型拷贝，在智力上和能力上不一定就是原版人的再现。那么社会如何对待这些复制人？另外，既然能允许复制杰出人物，也就很难制止反社会分子复制他们所需的特殊人物。如果复制出一批批带有暴力基因的暴徒怎么办？如果这样，克隆技术会成为恐怖主义分子犯罪的工具。

考点：人类辅助生殖技术的伦理问题

三、人类辅助生殖技术的护理伦理原则

人类辅助生殖技术是治疗不育症的一种医疗手段。为安全、有效、合理地实施人类辅助生殖技术，保障个人、家庭以及后代的健康和利益，维护社会公益，应遵循相应的伦理原则。

（一）有利于患者的原则

综合考虑患者病理、生理、心理及社会因素，医护人员有义务告诉患者目前可供选择的治疗手段、利弊及其所承担的风险，在患者充分知情的情况下，提出有医学指征的选择和最有利于患者的治疗方案；禁止以多胎和商业化供卵为目的的促排卵；医护人员不得擅自处理人类辅助生殖技术过程中获得的配子、胚胎，更不得进行买卖。

（二）知情同意的原则

人类辅助生殖技术必须在夫妇双方自愿同意并签署书面知情同意书后方可实施。包括实施该技术的必要性、实施程序、可能承受的风险以及为降低这些风险所采取的措施、该机构

稳定的成功率、每周期大致的总费用及进口、国产药物选择等与患者作出合理选择相关的实质性信息；中止该技术的权力；接受人类辅助生殖技术的夫妇及其已出生的孩子随访的必要性；对实施人类辅助生殖技术过程中获得的配子、胚胎拥有其选择处理方式的权利。

医护人员有义务告知捐赠者对其进行健康检查的必要性，告知捐赠者不可查询受者及其后代的一切信息，并获取书面知情同意书。

（三）保护后代的原则

医护人员有义务告知受者通过人类辅助生殖技术出生的后代与自然受孕分娩的后代享有同样的法律权利和义务，包括后代的继承权、受教育权、赡养父母的义务、父母离异时对孩子监护权的裁定等；对该技术出生的孩子（包括对有出生缺陷的孩子）负有伦理、道德和法律上的权利和义务；如果有证据表明实施人类辅助生殖技术将会对后代产生严重的生理、心理和社会损害，医护人员有义务停止该技术的实施；医护人员不得对近亲间及任何不符合伦理原则的精子和卵子实施人类辅助生殖技术；严格控制同一供者的精子、卵子最多使用人次。

（四）社会公益原则

医护人员必须严格贯彻国家人口和计划生育法律法规，不得对不符合国家人口和计划生育法规和条例规定的夫妇和单身妇女实施人类辅助生殖技术；根据《母婴保健法》，医护人员不得实施非医学需要的性别选择；医护人员不得实施生殖性克隆技术；医护人员不得将异种配子和胚胎用于人类辅助生殖技术；医护人员不得进行各种违反伦理、道德原则的配子和胚胎实验研究及临床工作。

（五）保密原则

保持三方互盲。凡使用供精实施的人类辅助生殖技术，供方与受方夫妇应保持互盲、供方与实施人类辅助生殖技术的医护人员应保持互盲、供方与后代保持互盲。

机构和医护人员对使用人类辅助生殖技术的所有参与者（如卵子捐赠者和受者）有实行匿名和保密的义务。匿名是藏匿供体的身份；保密是藏匿受体参与配子捐赠的事实以及对受者有关信息的保密。

（六）严防商业化的原则

机构和医护人员对要求实施人类辅助生殖技术的夫妇，要严格掌握适应证，不能受经济利益驱动而滥用人类辅助生殖技术。供精、供卵只能是以捐赠助人为目的，禁止买卖，但是可以给予捐赠者必要的误工、交通和医疗补偿。

（七）伦理监督的原则

为确保以上原则的实施，实施人类辅助生殖技术的机构应建立生殖医学伦理委员会，并接受其指导和监督；生殖医学伦理委员会应由医学伦理学、心理学、社会学、法学、生殖医学、护理学专家和群众代表等组成；生殖医学伦理委员会应依据上述原则对人类辅助生殖技术的全过程和有关研究进行监督，开展生殖医学伦理宣传教育，并对实施中遇到的伦理问题进行审查、咨询、论证和建议。

考点：人类辅助生殖技术的护理伦理原则

第三节 器官移植中的伦理问题

案例

交叉换肾的双方都来自湖南常德市，而且两患者都是尿毒症患者，急需进行肾移植手术来挽救生命，但各自家里所有的亲人都未能与其配型成功。就在几乎绝望的时候，一个好消息传来，两个家庭中各自肾源提供者恰恰能与对方进行匹配，只要交换一下，双方都能得到最好的手术效果，两个家庭在经历了多种波折后最终一起从湖南来到广州准备做交叉换肾手术。然而就在这时却传来了因为广州医院伦理委员会未能通过，手术将被暂缓的消息。最终，两患者在海南省农垦总局医院顺利进行了肾移植手术。

思考题：案例中的情形符合伦理和法律上的要求吗？

器官移植是生物医学领域具有划时代意义的技术，对于挽救终末期器官功能衰竭病人的生命具有重要意义。但器官移植在挽救大量生命垂危阶段病人的同时，由于手术自身的特性、移植脏器的来源、供求矛盾等问题，引发了大量伦理问题甚至伦理争议，给医护人员提出了新的道德要求。

一、器官移植的概念

器官移植（organ transplantation）是指通过手术等方法，用健康器官去置换受损害、丧失功能而无法挽救的已处于终末期的衰竭器官，从而使生命个体重新获得正常生理功能，以挽救病人生命的一项医学技术。广义的器官移植包括细胞移植和组织移植。器官移植的分类标准有多种：按供、受体遗传背景不同分为自体移植、同种异体移植和异种移植；按供体来源不同分为尸体移植和活体供体移植；按照一次移植器官的数量，又分为单器官移植、联合移植和多器官移植。

二、器官移植中的伦理问题

人体器官移植问题不单纯是科学技术问题，更涉及伦理、法律与社会方面的诸多问题。正因为器官移植引发一系列心理及伦理问题尚未完全解决，在很大程度上影响和制约着器官移植在我国的应用和发展。

（一）供体来源的困境

器官移植的供体缺乏是一个全球性的问题，我国是世界上器官捐献率最低的国家之一。据卫生部统计数据，我国目前约有150万患者急需器官移植，但受捐赠器官数量不足的制约，每年器官移植手术仅为1万余例，我国约有100万尿毒症病人，每年新增12万，每年约30万病人需要肾移植以挽救生命，而每年全国可供移植的肾源仅2000个左右，致使大多数病人不能及时获得肾源而过早地离开了人世，或只能靠透析来维持生命苦苦等待肾源。我国肝移植的供求比例约为1∶10000，此外，我国罹患角膜病的病人中，有400万人可经角膜移植重见光明，但每年仅有1000多个角膜供体。但美国已建成98个眼库，每年可供4万例角膜移植术所需角膜。

社会群体的道德观念是造成供体器官缺乏的根本原因。一些中国儒家封建的伦理观，如

"身体发肤，受之父母，不敢毁伤，孝之始也"、"生要全肤，死要厚葬"等观念至今仍有较大影响，普通民众"死要全尸""入土为安"的思想根深蒂固；人们忌讳谈论生死问题，更忌讳在生前提及身后事，而将尸体进行解剖视为不礼、不孝、不仁、不义之行为；直至现在，有人想自愿捐献遗体，其子女、家属、亲友也未必同意，更不敢想象将长辈器官或遗体捐献出去所面临的尴尬处境。根深蒂固的传统观念严重影响人们捐献器官的行为，使遗体捐赠工作在中国面临重重困难，导致病人恢复健康的迫切需求与人体器官来源紧张的矛盾异常突出。目前国人对器官移植的认知水平与欧美一些先进国家相比还存在显著差距，我国在 2007年颁布了《人体器官移植条例》，但由于普及度不够，社会和各类机构能提供的捐赠器官的途径和便捷程度也有缺陷，人们对捐赠器官重要性的认识均有待提高。

鉴于目前的情况，很多专家认为在我国开展亲属移植是解决供体紧张的可行方法。为鼓励亲属间的器官移植，卫生部 2004 年设立了"诺华亲属肾移植捐献基金"，为贫困的捐赠者提供每人 5000 元的手术资费。还有人提议，建立更多调剂器官移植的机构。2011 年，卫生部委托中国红十字会在全国 163 家拥有器官移植资质的医院试点"中国器官分配与共享系统"，卫生部要求公民捐献的器官通过此系统进行统一分配。据卫生部和中国红十字总会在 2012 年 3 月份举行的全国器官捐献试点总结会上披露的数字，自 2010 年 3 月中国红十字总会与卫生部正式启动中国人体器官捐献试点工作开始，截至 2012 年 3 月，我国共完成器官捐献 207 例，捐献大器官 546 个，挽救了 500 余个垂危的生命。但我国的器官捐献目前还"仅仅是迈出了万里长征的第一步"，我们期待经过不懈努力、借鉴国外先进经验和做法，我国器官来源问题在不久的将来能得到较好的解决。

（二）移植供体方面的伦理问题

1. 尸体器官移植的伦理问题　尸体供者是器官移植的主要来源之一，从尸体上摘取器官要有死者生前自愿捐献的书面或口头遗嘱，知情同意是尸体脏器供应的首要伦理原则。尸体作为供体虽然不存在损害健康的问题，但也存在着复杂的伦理问题。

导致尸体作为移植器官供者的伦理困境之一是死亡标准的确定问题，死亡标准直接关系着供体器官的质量。心跳、呼吸停止之前摘取供体器官，因受缺血的损害较小，是最理想的器官供体。但在我国自 2007 年 5 月 1 日起实施的《人体器官移植条例》中，尚未涉及死亡标准问题，直接导致医生无法确定摘取器官的确切时间。脑死亡时仍有心跳和呼吸，此时摘取器官不能为国民接受，被认为是不道德和违法的；但按照传统死亡标准待心跳停止后摘取移植器官，则器官大多处于缺血、缺氧状态，移植成功的可能性大幅降低；因此，我国应尽快完善相关法律，为器官移植工作的开展提供法律依据。

另外，即使在死者生前明确表示同意捐献的情况下，当死者被确认死亡就立即摘除其器官往往会使出于极度悲伤中的家属很难接受，但问题在于当家属情绪缓解后再摘取移植器官，其功能又大受影响，这充分说明传统文化对器官移植的巨大影响。而死者生前并未表示有捐赠意愿、且身份又无法确定时，医生是否有权对其进行以器官移植为目的器官摘除也需要进一步探讨。

2. 活体器官移植的伦理问题　相对于尸体器官而言，活体器官移植涉及的伦理问题更为敏感，器官捐献要绝对自愿，这不仅意味着供者的知情同意，而且强调在没有任何威胁、利诱情况下的自愿同意。对于贫困或其他压力下的"自愿"捐赠则应该明文禁止，因为器官移植术不能沦为只为有钱的强势人群造福而给弱势人群带来更大的风险和伤害的手段。活体器官捐献的首要原则是绝不能危及供体的生命和健康，对其未来生活不致造成大的影响。活体提供的器官，只能是成对器官或者是代偿能力极强的部分器官，目前活体器官涉及问题最多的是肾脏的捐赠。

活体器官移植具有一定的现实意义和伦理价值：①活体器官弥补了尸体供体器官的不足，且其成功率和存活率相对都比较高。②活体器官移植能更弹性地安排手术时间，可选择对病人最方便、最有利的时机实施择期移植手术。③活体器官移植术后一般排异反应较小，可以降低移植手术的费用。④活体器官移植使供者从道义上因帮助亲人或他人而感到欣慰，同时也有利于社会利他精神和互助义务感的充分发扬。

活体供者的伦理问题大多表现在两个方面，一是从道义上讲是否应该在活体器官上摘取器官的问题，进行活体器官移植所带来的益处已经越来越为医学界和公众所认识和肯定，活体器官的质量优于尸体器官，并在一定程度上缓解了器官移植的巨大供求矛盾，有着相当大的社会现实意义。但不可忽视的是，对于供者而言，活体器官移植的伤害是确定的，可导致供体生命质量的下降，甚至可能危及生命。因而，从某种意义上讲，活体器官移植相当于牺牲另一个人的高质量正常生活，而换取了两个人的相对低质量生活，这是否达到理想的目的？且一旦移植手术不成功，受者和供者所面临的风险和伤害将更为巨大，而获得的利益却为零。二是能否切实杜绝以捐献为名而进行实际上的器官买卖。目前，大多数国家和地区的法律均禁止买卖器官，中国也明确禁止器官买卖。总之，活体器官移植无论对受体和供体而言均存在一定的风险，如何在竭力挽救病人的生命的前提下减少对捐献者的伤害，并防止以捐献为名进行器官买卖，是开展器官移植术必须审慎考虑和解决的重要问题。

（三）移植受体选择的伦理标准

人体器官是一种稀缺资源，器官移植中存在供不应求的巨大矛盾使医生面临着受体选择的伦理难题。当多位病人等待同一供体的时候，供体应优先供给谁？当一个已为社会创造巨大财富者和一个普通人，一个有钱人和一个需捐助才能进行移植手术的病人，在同时等待一个器官供体时，应选择谁为受体？这些问题都是器官移植中涉及但又未能完全解决的问题。

受体的选择究其实质是使有限的医疗资源体现出最大程度的公平，我国主要采用综合应用的原则，主要考虑受体选择的医学标准和原则，同时也要依据国家或社会通行的道德规范和价值标准，还需要视受体的具体情况而定，包括病人的配合治疗能力、社会应付能力、经济支付能力和社会支持能力等因素。目前常采用三方面的原则：

1. 医学原则　医学原则是首先要考虑的，即由医护人员根据医学发展的水平、自身的技能所能达到的标准进行判断。在器官移植前，必须对病人进行全面的评估，明确适应证与禁忌证，确定移植术后可能获得的医学结果；同时对供体和受体的血缘亲疏、心理素质状况、导致并发症的可能性、病人全身抗体相对的强弱等因素进行综合考虑。医学原则体现了"需要决定一切"的、最基础的公平原则。

2. 伦理学原则　伦理学原则的实质是一个社会标准问题，是依据医学标准无法确定受者的情况下才使用的次一级标准。可以参照的伦理学标准较多，如对社会贡献较大的人一般认为理应得到更多报偿，即照顾性原则；应考虑受者未来的社会价值问题，即前瞻性原则；应该考虑病人在家庭中的地位，即家庭角色原则；还应该考虑病人与治疗有关日常生活条件问题，如病人的家庭生活环境、经济状况、社会支持水平等。

3. 随机性原则　随机性原则是一种补充标准，是指在依据上述原则仍不能确定受者的情况下，应根据一种随机的先后次序来加以选择的原则。

我国器官移植的受体选择原则，目前一般由各医院掌握，主要依据适应证和禁忌证、支付医疗费用的能力、排队顺序等，在具体实施过程中出现很多问题，急需进一步改进。美国医院伦理委员会合理分配卫生资源的若干准则，除了上述受体选择原则以外，还包括：①科研价值原则，即有较大科研价值者优先于一般病人。②余年寿命原则，即考虑病人生命再生期的长短及质量。这些原则均体现了一定的公平性，可供我们参考。

（四）卫生资源分配的困境

器官移植的费用尽管很高，但它无疑给人类的生命带来了福音。在我国一次肾移植需要6万元以上，心脏移植需要10万~20万元，术后还有一系列的护理及监护费用，这就存在一个有限卫生资源如何合理分配的伦理问题。有人认为与其花大量的卫生资源去挽救一个生命质量不高的生命，不如用于更多人的常见病防治和健康保健上。如果临床开展器官移植术所花费的资源在卫生事业活动中所占的比重过大，势必会影响其他更基层、更必要的医疗预防项目的开展；如果投入过少，则会影响器官移植技术的开展和进步；因此，一方面不能否定这种技术，另一方面又不能把有限的卫生资源过多投入于这种昂贵的治疗上，这是造成有限卫生资源在器官移植分配方面伦理困境的主要原因。

（五）胎儿供体器官移植的伦理问题

胎儿供体是移植器官的另一来源，胎儿供体大多指利用不能成活或属淘汰的活胎或死胎作为器官供体，也可为细胞移植提供胚胎组织，由于胎儿的器官组织抗原弱，排斥反应小，移植成功的可能性大，且有丰富的来源，因此，在某些国家对特定疾病的治疗中获得青睐。但是，由于胎儿供体的采用涉及胎儿的生存权利、淘汰性胎儿标准、胎儿死亡鉴定及处置权限等诸多伦理难题，应用胎儿作为供体器官存在着医学和道德方面的巨大争论，许多国家禁止将胎儿作为移植器官的来源，其主要原因在于：①"胎儿是不是人"这一问题在伦理学界一直是个争论不休的话题，各个国家对此有不同的看法。②晚期妊娠引产在国际上普遍受到禁止，而为了获得可供移植的器官，人为进行人工流产更是引起人们的担忧和反对。③用胎儿组织和器官移植治疗本身是否符合道德的问题。人们担心，为了经济利益或为了获取胎儿组织器官而选择流产，可能会导致流产泛滥，出现胎儿器官买卖等恶劣的社会现象，进而严重危及妇女和胎儿的安全。此外，孕妇的传染性疾病、流产的胎儿可能存在遗传学缺陷等，也有可能对受体的健康造成损害，不少国家因而坚决反对使用胎儿器官作为移植供体。

（六）异种器官移植引发的伦理问题

异种器官移植是将器官、组织或细胞从一个物种的体内取出，植入另一种机体内的技术。随着移植免疫学、基因工程学免疫抑制疗法的划时代进步，异种器官移植被看成是缓解器官供体极度短缺的有效方法，一些国家和地区已经陆续开展了异种器官移植的临床试验，但带来了比同种器官移植更为复杂而又敏感的伦理难题。

1. 选择何种动物作为供体　从克服超急性排斥反应的需要出发，科学家非常自然地选择了与人类血缘关系最接近的非人灵长类动物作为研究对象，如狒狒、大猩猩等在生理特征、生活习性上与人有许多相似之处，曾经作为临床异种移植的首选动物。但其也存在诸多缺陷：①资源有限，远不能满足研究和临床移植的需要。②这类动物性成熟晚，每胎产仔数少，不易大量饲养繁育，不宜在无菌条件下繁育，且价格昂贵。③它们是许多国家动物法规保护的动物，选择其作为移植实验动物受到动物保护组织反对。

2. 人类如何接受异种器官在人体内行使功能　让异种器官和组织在人体内存活并行使功能是对人类既定思维模式和伦理观念的巨大冲击。一些传统主义者还坚持认为异种移植严重违背人体的完整性，把接受移植者作为"特殊的个体"，导致接受异种移植的病人及家庭，既可能成为受益者，但同时也可能成为最大的受害者。病人不仅需支付高额的医疗费用，同时科学界和新闻媒体可能从不同角度予以报道，病人及其家属可能因为隐私的暴露而产生巨大的精神压力，而病人在接受了异种移植后，本人往往也会产生"不自然"的感觉，导致身心承受巨大的压力和不安。人们接受异种移植需要一个漫长的过程，只有在异种移植大规模应用后，社会公众才能逐步接受，而接受移植者这种"不自然"的感觉才可能逐渐消失。

3. 异种器官移植的风险　随着异种移植研究的不断发展，该方面的研究从动物实验过渡到临床试验可能给人类带来的危害仍然争论激烈，人们普遍担心实施异种器官移植术后，动物携带的某些病毒在动物体内并不致病，而进入人体后就可能致病，甚至引起某些特殊疾病的大流行；或即使暂时不致病，在数年或数十年后与人类自身病毒相结合是否会致病也是个疑问。尽管异种大器官移植尚未获得最后成功，但将动物器官移植给人类一直是器官移植学努力的一个方向，但研究工作必须进行安全性、有效性、伦理学和卫生经济学的评估，当安全问题尚未得到充分肯定时，绝不能用于临床。

三、器官移植中的护理伦理原则

（一）知情同意原则

知情同意是实施器官移植术所必须要遵循的首要伦理原则，该原则应包括人体器官移植的接受者和器官捐献者双方的知情和同意。

对于受者及其家属来说，知情同意的内容至少包括：①病人病情的严重程度。②包括器官移植在内的所有可能的治疗方案。③器官移植术实施的必要性。④器官移植术的程序。⑤器官移植术后的预后情况（包括可能的危险）。⑥实施器官移植术的相关费用等。

对于器官的供者及其家属来说，知情的内容至少应包括：①摘取器官的用途。②摘取器官对供者健康的短期和长远影响。③器官摘取手术的风险、术后的注意事项、可能发生的并发症及其预防措施。④器官移植术的程序。⑤判定死亡的标准（对尸体供者来说）等。医师必须清楚，在器官移植技术中，无论对于受者还是对于供者，都必须充分尊重他们的知情权，并取得他们的自主同意，知情同意必须采取书面形式。

（二）病人健康利益至上原则

该原则是指在人体器官移植术的应用中，必须把符合病人健康利益作为判断人体器官移植行为是否合乎伦理的第一评判标准。对于部分医疗机构和医护人员过度重视发展、掌握人体器官移植技术的情况，使人体器官移植技术还具有试验性治疗的性质，这显然存在"发展和掌握人体器官移植技术"与"维护病人健康利益"之间的伦理矛盾。在处理矛盾的过程中，应把病人的健康利益放在更高的位置，绝对不能以发展和掌握人体器官移植技术为借口，让病人承担不应该承担的风险、遭受不必要的损害。

（三）唯一性原则

唯一性原则是指选择使用人体器官移植术的前提，即在针对受者的所有治疗方案中，其他治疗方案已不能使病人继续存活，器官移植术应该是现阶段具有救治希望的唯一方案。根据这一原则，器官移植技术应作为最后的治疗手段来使用。

（四）自愿、无偿与禁止商业化原则

首先，人体器官移植应当遵循自愿、无偿的原则，任何组织、个人不得强迫、欺骗或者利诱他人捐献人体器官。捐献人体器官的公民应当具有完全民事行为能力，知晓器官移植的过程及利弊，应当有书面形式的捐献意愿，且对其捐献意愿在任何时候均有权予以撤销。公民生前不同意捐献其器官，任何组织或个人不得擅自捐献、摘取该公民的人体器官；公民生前未表示不同意捐献其人体器官的，该公民死亡后，其配偶、成年子女、父母可以书面形式表示同意代为捐献其器官的意愿。特别要求任何组织或个人不得摘取未满 18 周岁公民的活体器官用于移植。其次，任何组织或个人不得以任何形式买卖人体器官，不得从事与买卖人体器官有关的活动。医疗机构在实施人体器官移植手术中，除向接收人收取摘取、植入人体器官的手术费，保存和运送人体器官的相关费用，摘取、植入人体器官所发生的药费、检验费、医用耗材费以外，不得收取或变相收取任何规定以外的额外费用。

（五）尊重和保护供者原则

在人体器官移植中，人们的注意力较多集中在器官移植接受者身上，较容易导致对器官供者利益的忽视。事实上，对器官移植术中的供者更应给予足够的尊重和必要的保护。

同意死亡之后捐献器官用于移植的病人，理应得到整个社会的尊重。从事人体器官移植术的医疗机构及医护人员必须认识到，这些供者是该类手术能够得以继续的保证，必须给予这些病人以崇高的敬意和足够的尊重；在摘取器官时，医护人员态度应严肃认真，内心应充满对死者的敬意；特别要注意的是，医护人员应采用通行的、受到社会认可的死亡标准进行判断，不能因为急于获得移植器官而过早摘取器官，也绝不能降低要将献出器官的濒死者的医护标准；还应该特别尊重死者的尊严，对于摘取器官完毕的尸体，应当进行符合伦理原则的医学处理，除用于移植的器官以外，应当恢复尸体原貌，以缓解丧亲者家属的悲哀和表达医护人员对他们的敬意。伦理和法律方面都必须禁止如下行为：为了保证移植器官的质量而在确认病人死亡到来之前就从人体上摘取器官；确定死亡的医师同时是实施器官移植手术者。

对于活体供者，除了应予以足够的尊重外，还要给予必要的保护，采取适当的措施促其伤口早日愈合、尽早恢复健康。捐献器官不同于一般手术，器官的残缺一般都意味着生命质量的下降，活体供者在该行为中作出了很大的牺牲，所以不但要予以足够的尊重，还要对其进行精心的护理，尽量使其恢复最高可能的健康水平。

（六）保密原则

保密原则要求开展人体器官移植的医护人员对人体器官捐献、申请人体器官移植手术病人的个人资料进行严格保密。在器官移植术中，医护人员应该对供者和受者，以及与此手术相关的所有信息最大限度地予以保密。这种保密包括两方面含义：一方面包括对社会和他人保密，如摘取器官的种类和数量、移植对象及接受情况、移植术后健康情况等；另一方面，则包括尽量保持供者和受者之间的互盲。

（七）公正原则

公正原则主要是指在众多等待器官移植的病人中，公平、合理地选择最合适的移植器官获得者。目前，人体器官移植存在严重的供需失衡，对器官分配，应坚持医学原则和伦理性原则，尽量做到公正分配，并使器官得到最佳的利用。此外，还应考虑捐献者的意愿，如果他（她）明确提出了器官的接受者，则应该首先尊重其意愿而选择指定的接受者。同时，依法鼓励器官捐赠，可以扩大器官来源，推动器官移植医学的进步，从而挽救更多人的生命。

（八）伦理审查原则

伦理审查原则是要求在摘取活体器官前或尸体器官捐献人死亡前，负责人体器官移植的执业医师应向当地医疗机构的人体器官移植技术临床应用与伦理委员会提出摘取人体器官申请，通过该伦理委员会对此进行的审查，以保证人体器官移植符合医学伦理。区别于上述实体性伦理原则，伦理审查原则是一个程序性伦理原则，只有通过此程序性伦理原则才能保证上述实体性伦理原则得以最终实现。

考点： 器官移植中的护理伦理原则

第四节　安乐死的伦理问题

案例

夏某长期患病，1984 年 10 月曾经被医院诊断为"肝硬化腹水"。1987 年初，夏病情加重，腹胀伴严重腹水，多次昏迷。同年 6 月 23 日，被子女送当地市传染病医院住院治疗。主治医生蒲某对夏的病情诊断结论是：1.肝硬化腹水（肝功失代偿期、低蛋白血症）；2.肝性脑病（肝肾综合征）；3.渗出性溃疡并褥疮 2～3 度。医院当日即开出病危通知书。蒲某按一般常规治疗，进行抽腹水回输后，夏某的病情稍有缓解。6 月 27 日，夏某病情加重，表现痛苦烦躁，喊叫想死。28 日该院院长雷某查病房时，夏某的儿子王某问雷某其母是否有救。雷某回答说："病人送得太迟了，已经不行了。"王某即说："既然我妈没救，能否采取啥措施让她早点咽气，免受痛苦。"雷某未允许，王某坚持己见，雷某仍拒绝。9 时左右，王某又找主管医生蒲某，要求给其母施用某种药物，让其母无痛苦死亡，遭到蒲某的拒绝。在王某再三要求并表示愿意签字承担责任后，蒲某在处方上注明是家属要求，王某在处方上签了名后，通过注射复方氯丙嗪使夏某于 6 月 29 日凌晨 5 时死亡。夏某死后，其大女儿和二女儿以医院为其母注射氯丙嗪致死为由向法院提起诉讼，要求医院赔偿其母的医疗费用。

请思考：安乐死有伦理依据吗？

一、安乐死的含义及分类

安乐死（euthanasia）一词源于希腊文，本意是指"无痛苦幸福地死亡"，显然，这个词的初衷是要表达人们的一种希冀和向往：在身心安泰之中走完人生最后一程路，从容地告别人生。实际上，这类似中国人的寿终正寝、无疾而终的"优死"之意。对安乐死尚无完全统一的解释，一是指无痛苦的死亡，二是指无痛致死术，即为结束不治之症病人的痛苦而采取的措施。

我国翟晓梅博士认为安乐死应该具备五个要素：安乐死的对象要毫无救治可能，且正遭受着难以忍受的肉体痛苦；安乐死的理由是终止病人实际上的痛苦；对病人实施的安乐死须是根据病人的诚恳要求进行的，医生必须确认病人正在作出的决定是一个有行为能力的人作出的理性的决定；医生采取的行动目的确实是为满足病人的死亡请求，且该行动与病人的死亡有直接因果关系；医生所选用的导致病人死亡的措施是尽可能无痛的。

一般而言，安乐死分为主动安乐死与被动安乐死。主动安乐死是通过医生或其他人之手运用药物等手段加速结束病人的生命，即所谓"仁慈杀死"。有的医生为病人准备好药剂、针筒以及选择好注射部位，然后由病人自行动手注射，这称之为"仁慈助死"。被动安乐死一般是指撤除患者赖以维持生命、拖延时日的体外循环装置、人工呼吸装置与其他辅助设施，或放弃必需的医疗措施，使患者等待死神的降临自然逝去。

按患者是否同意，又可以把安乐死划分为自愿安乐死和非自愿安乐死。自愿安乐死是指针对患者明确表示或曾有过要求安乐死的愿望，而实施安乐死；非自愿安乐死则是对未曾表示过愿意安乐死的患者实施安乐死，这通常是指一些无行为能力的患者，因各种原因而无法表达他们本人的意愿。

对于被动安乐死，虽然存在争议，但容易得到人们的宽容。主动安乐死则是安乐死问题的焦点。绝大多数人都认为，实施安乐死必须得到患者本人的同意，除了那些无行为能力的患者。即使是这样的患者，也不能随意地作出对其安乐死的决定，需要经过严格的程序审核，甚至法院的判决。

二、安乐死的伦理争论

由于安乐死观念与现行的道德标准、社会习俗、传统习惯有着较为明显的反差，较难融合统一。目前，医学界、伦理界、哲学界和法律界以及舆论界对安乐死是否符合伦理道德持有不同的观点，已成为医学伦理界争议较多的伦理难题。

（一）赞成安乐死的观点

1．尊重人的自由选择权　人有生存的权利，当然也有选择死亡的权利，包括选择何时、以何种方式结束自己生命的权利。对于一个在医学上已经无计可施的饱受病痛折磨的濒死期病人，他们有权选择体面而舒适的死亡方式，而安乐死便可以满足他们的愿望，维护了病人的尊严。

2．体现人道主义精神　对于医学从业者而言，救死扶伤是其工作职责，要尽可能减少病人痛苦，但尽量让病人幸福也是从医者必须秉承的职业道德之一。当控制病人痛苦的唯一手段只剩使其处于无意识状态或者病人已进入不可逆转的昏迷，或只能在巨大痛苦折磨中度日如年地等待死亡时，医护人员应正视病人的痛苦，而不应一味拖延毫无意义的生存时间，实施安乐死不仅能真正体现救死扶伤的真谛，还很好地诠释了人道主义精神。

3．减轻社会、家庭的负担　事实证明，社会和家庭都为现代医学救治无望的病人进行持续治疗付出了沉重的代价。如果对这些已失去生命价值的人实施安乐死，则可使社会将有限的资源合理使用于人类防病治病的急需之处，既节约了社会资源，又减轻了社会和家庭的负担。

（二）反对安乐死的观点

1．违背医护人员的职业道德　救死扶伤是医护人员的神圣天职。医本活人救命之术，在任何情况下，医者只能延长病人的生命，不能促进其死亡。实施安乐死极可能导致病人错过三种机会：病人病情自然改善的机会；继续治疗后可望恢复的机会；某种新技术、新方法出现而使疾病得到治疗的机会。

2．难以确保病人安乐死意愿的真实性　临床上部分病人的安乐死愿望并非在完全理智情况下作出的，极有可能是在极度痛苦和绝望的情形下，或在神志并不十分清醒的状态下作出的轻率决定，一旦清醒后，可能再也没有安乐死的意愿。一旦安乐死被合法认可，会让极度痛苦的病人从心理上出现可以选择死亡以结束痛苦的暗示，潜在影响到病人继续与疾病抗争的勇气，从而导致更多人更轻易地选择放弃自己的生命。另外，虽然是病人自愿选择了安乐死，但其中也有可能蕴含病人对家属和治疗不信任，因而出现的孤独和分离行为，而这种怀疑的心理有可能导致病人出现心口不一的不合理决定。

3．导致安乐死会被滥用　有人担心安乐死会被滥用而导致变相杀人。如果安乐死合法化，意味着授权给某人或某部门结束"无价值人"的生命，这就可能造成借安乐死之名，行杀人之实的难以控制的局面。一些心术不正的家属和医生便有可能钻法律的漏洞，趁机相互勾结，借助安乐死的名义达到自己不可告人的目的，不利于社会的安定和法律的维护。

三、安乐死伦理争论的趋向是立法

人类社会的早期就产生了安乐死的思想和主张，20 世纪 30 年代以来西方掀起了安乐死运动。1936 年英国首先成立了自愿安乐死协会，以后美国、澳大利亚也相继成立了类似的协会。2001 年荷兰议会上议院以 46 票赞成、28 票反对、1 票弃权通过了安乐死法案，这标志着荷兰成为世界上第一个使安乐死合法化的国家。2005 年，比利时立法机构也就安乐死通过了立法，成为安乐死合法化的第二个国家。在我国，1980 年开始安乐死的讨论，1986 年陕西省汉中市发生了首例"安乐死"案件，并针对该案件召开了学术讨论会，引起了社会的巨大反响。自 1992 – 1996 年在第七届和第八届全国代表大会上，部分代表都提出过安乐死立法的议案，虽然都没有通过，而它却反映了部分公众的立法要求。安乐死立法是一个法律问题，也是一个社会问题和伦理问题，非简单地在法律上允许或不允许的事情，而是有着复杂的制度设计，对于安乐死的认定要有严格的程序，同时这个社会应有成熟的生命文化作支撑。

小结	所谓伦理学难题，是指完成一种义务必然影响完成另一种义务，即处于进退两难的境地。本章仅就几个突出的医学伦理学难题进行分析，为今后解决这些难题提供思路，有些医学伦理学难题的分析具有超前性，旨在提醒护理人员在以后的技术实施中，自觉按照医学道德的要求谨慎行事，在实践中不断充实护理伦理学理论。

（沈阳医学院　郎　巍）

第九章　护理伦理实践

第一节　护理道德教育

案例

王某是一名养老病区的护士，随着生活水平的提高，使得许多老人体重偏重，她照顾的六位老人里有三位超重。个子矮小的王某很难搬动老人，帮老人翻身是个很大的挑战。不能总是让其他护理员来帮忙，况且其他的护理员也都很忙，尽管王某自己独创了很多办法，还是难免使其腰部肌肉受到损伤。

王某这个生于1973的女人，脸上总是洋溢着很真诚的笑容，仿佛在告诉人们她生活得很幸福！很充实！很快乐！其实生活中的王某是一个11岁儿子的母亲。丈夫年轻时在一家单位从事保卫工作，一次夜间巡查不慎从二楼跌下，摔伤了腰椎，导致三级肢残，整日卧床，又加上琐碎的家务事，让他患上了重度忧郁症加狂躁症，定为二级精神残疾。婆婆也因儿子的不幸患上了忧郁症。王某一个人撑起这个不幸家庭的一片天空。如果不是亲眼所见，很难想象一个生活如此艰难，工作十分劳累，收入又很不起眼的女人可以如此感受生活。她真实而从容，不讳言生活的种种不幸，侃侃谈论自己的工作和生活，并对生活充满了感恩与豁达。

请思考：王某的身上有什么值得我们学习呢？

一、护理道德教育的内容和过程

（一）护理道德教育的内容

护理道德教育是根据护理道德理论、原则和规范的要求，有组织、有目的、有计划地向护士传授护理道德知识，施加系统的道德影响、塑造良好护理道德品质的道德活动。它是培养护士道德品质的道德活动。护士的四项基本职责是促进健康，预防疾病，恢复健康和减轻痛苦。护理的本质就是尊重人权，包括生存权、享受个人尊严及受尊重的权利。因此要对护士进行护理道德观念教育、护理道德规范教育、护理道德警示教育、护理道德法律教育。

1．护理道德观念教育　普及护理道德基础知识，树立患者利益第一的观念。护理工作的全部要义是维护患者的利益，护士在工作期间必须把患者的利益放到第一位，形成护理人员为患者利益服务光荣，不为患者利益服务可耻的社会氛围。

2．护理道德规范教育　护理道德规范教育是指对护理人员开展以护理职业道德规范为内容的教育。护理人员职业道德规范的主要内容是救死扶伤，实行社会主义的人道主义；尊重病人的人格与权利，对待病人，不分民族、性别、职业、地位、财产状况，都一视同仁；文明礼貌服务；廉洁奉公；为病人保守医密，实行保护性医疗，不泄露病人隐私与秘密；互学互尊，团结协作；严谨求实，奋发进取，钻研医术，精益求精。这是医务职业道德教育的核心内容，涵盖的内容非常广泛，应贯穿于医务人员职业道德的始终。良好的护理职业道德规范教育，能增强护理人员的道德意识，提高护理人员的道德修养，激发护理人员热爱本职工作，刻苦钻研业务，质量上乘地为患者服务。在服务于患者时不断提升和强化职业价值观念，自觉地将职业道德责任转化为服务于患者的内在动力，营造一个良好的实现自我价值的环境，在服务理念的潜移默化中塑造护理的人文品牌形象。

3．护理道德警示教育　护理道德警示教育是指通过开展对违法违规行为典型案例的讨论，给护士以启发和警示。根据不同的教育对象，选择一些违反护理职业道德行为的典型案例，开展广泛深入的讨论，加强典型案例对护士的影响，从而可以提高护士的职业道德观念，明辨是非的能力。

4．护理道德法律教育　加强法律法规教育，培养严谨工作作风。护理人员必须加强法律法规知识尤其是卫生法律法规知识的学习，增强法律意识，用法律武器武装和保护自己，明确法律赋予自己的权利和责任，依法施护。工作中，一切要以"严"字当头，严密观察病情，严谨遵守护理操作规程，严格执行各项规章制度，严肃认真做好本职工作，杜绝差错事故的出现和发生。

考点：护理道德教育的内容

（二）护理道德教育的过程

护理道德教育的过程就是护理道德品质形成的过程，也就是护理道德认识，护理道德情感，护理道德意志，护理道德信念和护理道德习惯逐渐确立和形成的过程，包括以下几个环节：提高护理道德认识，培养护理道德情感，磨炼护理道德意志，坚定护理道德信念，养成护理道德习惯。

1．提高对护理道德的认识　护理道德教育首先必须使护理人员了解和认识护理道德的原则和规范，知道什么是善的，什么是恶的，明确护理工作在社会生活中的意义和作用，从而使护理人员自觉接受护理道德原则和规范的要求，保证正确选择医德实践的方向。

2．培养护理道德情感　在护理道德认识的基础上，培养相应的护理道德情感。护理道德情感是护理人员对周围事物、自身以及自身行为活动是否符合护理道德准则而产生的情绪体验。护理道德情感表现为对病人的同情，对自己从事的事业的热爱以及从工作中感受到的荣誉感和幸福感。培养护理道德情感的关键是懂得自身工作的意义和价值，树立工作的荣誉感和幸福感。

3．磨炼护理道德意志　护理道德意志是在履行护理道德义务时自觉克服各种困难和障碍的毅力和能力。护理道德意志是护理道德品质形成的关键环节。如果没有坚强的意志，就不能在医德实践中克服困难、战胜邪恶和私欲，使医德实践活动半途而废，也就无从形成理想的医德人格和品质。

4. 坚定护理道德信念　护理道德信念是护理人员对护理道德原则和规范的正义性的笃信及由此产生的履行相应道德义务的强烈的责任感。树立和坚定护理人员的护理道德信念是护理道德教育的中心环节。这个环节是以上三个环节为基础的，只有认识正确、情感深厚、意志坚强，才能形成坚定的护理道德信念。

5. 养成护理道德习惯　行为习惯是指一贯、稳定、习以为常的行动模式。养成良好的护理行为习惯是护理道德教育的目的和归宿。因此，护理道德教育要重视行为的养成，以养成高尚的护理道德习惯为最高目标。

总之，在培养护理人员的护理道德品质过程中，医德认识是前提，医德情感和医德意志是必备的内部条件，医德信念是核心和主导，医德习惯是行为的自然持续，医德实践则贯穿医德教育向医德品质形成过程的始终。

> **考点**：护理道德教育的过程

二、护理道德教育的原则和方法

（一）护理道德教育的原则

1. 知行统一原则　护理道德教育的目的和归宿是在护理道德实践中实施护理道德行为，从而维护患者的利益。而且也只有在护理道德实践中才能产生护理道德，因此，护理道德教育必须以护理道德实践为根本途径和根本目的，使护生理论联系实际，做到知行统一。

2. 因材施教原则　子路问："闻斯行诸？"子曰："有父兄在，如之何其闻斯行之？"冉有问："闻斯行诸？"子曰："闻斯行之。"公西华曰："由也问，闻斯行诸？子曰，'有父兄在'；求也问闻斯行诸，子曰'闻斯行之'。赤也惑，敢问。"子曰："求也退，故进之；由也兼人，故退之。"这就是著名的因材施教的故事。学生的情况千差万别，思想状况也参差不齐，针对不同的学生同样需要因材施教。

3. 情理相容原则　为患者服务，精心照顾患者，护理行为要有利于诊疗，有利于患者疾病的康复，学生在情感上容易接受。但当学生真正进入临床工作当中，每天面对大量的患者，照顾他们的饮食起居，就会产生厌烦、逃避的心理，变得得过且过，责任心不强。因此，要让学生从道理中悟出，维护了患者的利益就是维护医疗机构的利益，就是维护自身的利益，两者利益是统一的。

4. 道德教育和法纪教育相结合原则　道德和法律都是调节行为的一种方式，但两者调节的范围和手段是不同的。有人说，法律是最低的道德的要求。在护理道德教育的过程中，要注意把握道德的高度不易过高，道德应该是可以施行的道德。子路受牛和子贡赎人的故事，也表明了孔子并不是道德至上主义者。但是，护理道德教育要让学生明白作为护理人员的法律权利和义务，这也是必须做到的道德义务。

> **考点**：护理道德教育的原则

（二）护理道德教育的方法

1. 典型示范与舆论褒贬相结合　在进行护理道德教育时，要及时发现和表彰先进典型，使护理人员学有方向，赶有目标。褒扬先进人物、先进事迹，贬斥不良现象和事件，形成良好的社会舆论，可以使护理人员认清方向，培养高尚的护理道德品质。

2．传授护理道德知识与案例教育相结合　完整、准确、系统地传授社会主义医德的基本理论和知识，是促进医务人员医德品质形成的基础性工作。但传授医德理论不能孤立地进行，必须同总结实践中的经验教训相结合，才能使抽象的理论具体化、生动化，增强对医德理论的理解，便于医务人员从内心接受和服从医德原则和规范，养成良好的护理道德行为习惯。

3．提高医德认识和加强医德实践相统一　医德教育必须坚持认识与实践相统一的原则，要提高护理人员的医德认识，注意启发自觉；更要培养护理人员的医德行为，注意行为疏导。为此，一方面要加强医德理论教育，使医务人员了解和掌握医德规范，不断地培养医德情感，通过锻炼医德意志，坚定自己的医德信念；另一方面要加强医德实践教育，引导护理人员在实际医疗活动中培养良好的医德习惯和医德行为。加强实践环节教育，还要注意把教育与管理结合起来。教育和管理是分不开的，教中有管，管中有教。管理所依据的各项规章制度，包含着丰富的道德教育的内容，对高尚医德品质的形成有着重要的规范约束作用，也是护理人员在实践中进行自我教育的重要途径。

考点：护理道德教育的方法

第二节　护理道德评价

案例

患儿，男，3岁。因误服5毫升炉甘石洗剂到某医院急诊。急诊医生准备25%硫酸镁20毫升导泻，但将口服误写成静脉注射。治疗护士心想："25%硫酸镁能静脉注射吗？似乎不能，但又拿不准。"又想："反正是医嘱，执行医嘱是护士的责任。"于是予以静脉注射，致使患儿死于高血镁的呼吸麻痹。

请思考：该案例中的护士违背了哪些护理道德要求，你怎样看待此案？

一、护理道德评价的标准和作用

护理伦理评价是指人们依据一定的护理伦理原则、规范和范畴，对护理人员的言行所具有的道德价值作出的评判。

（一）护理道德评价的标准

1．有利　有利的标准主要是：护理行为是否有利于配合诊治，有利于患者的身心健康；是否有利于促进医学、护理学的发展；是否有利于人类生存环境的保护和改善，即是否有利于促进人类健康的维护和提高。

2．自主　护士应尊重患者自主地决定自己意愿的能力与权利。临床上的诊治、护理方案和人体实验，一定取得患者、受试者的知情同意，否则就违背了患者的自主权，这也是评价护士行为的重要标准之一。

3．公正　在护理实践中的公正标准指卫生资源分配的公正，及护士公正、平等地对待患者。卫生资源分配公正不是平均分配卫生资源，是要充分发挥各种卫生资源的效用，做到最有利于维护患者的利益。公正、平等地对待患者，即是一视同仁：相同的患者得到相同的医疗待遇。

4．互助　在护理实践中的互助标准就是多科室、多部门密切配合，医护人员之间团结协作，相互帮助，共同的目标是维护患者的健康利益。

四个标准不是孤立的，而是一个统一的整体。而判断护理行为是否道德，不能机械地套用这四个标准，要用是否符合护理道德原则和规范来最终确定护理行为是不是道德行为。

> 考点：护理道德评价的标准

（二）护理道德评价的作用

护理道德评价的基本作用就是对医疗行为进行的善恶判断。这种善恶判断的目的，就是为了调节和指导医疗单位和医务人员的行为和行动，更好地体现护理道德原则和规范。具体地说，护理道德评价的作用包括以下几个方面：

1．对护理行为的善恶起裁决作用　护理道德评价是普遍设置于护理人员和患者心中的道德法庭。它依据一定的护理道德原则和规范，对某种护理行为作出道德或不道德的判断。运用道德审判，对护理人员的行为是否符合护理道德进行评断，促进人们扬善，促进护理人员自觉地遵守护理医德原则和规范，避免不道德行为的发生。

2．对护理人员起教育作用　护理道德评价通过明确护理道德责任及其限度，说明衡量行为善恶的标准，展示作为善恶根据的动机、效果及其相互关系，使护理人员从护理道德评价中深刻了解怎样克服某些不符合护理道德原则和规范的行为，选择符合护理道德原则和规范的行为。护理道德评价能够帮助护理人员提高对善与恶、是与非、正确与错误的判断能力，培养良好的护理道德品质。

3．对护理人员的行为起调节作用　护理道德评价是使护理道德原则和规范转化为护理道德行为的重要杠杆。通过社会舆论、内心信念和传统习惯来发挥明辨善恶的作用，使护理人员明确怎样做是道德的，怎么做是不道德的，从而自觉选择符合护理道德原则和规范的行为，实现护理伦理调节的自律和他律。

4．对护理科学和医药卫生事业的发展起促进作用　护理道德评价有利于护理人员选择符合护理道德原则和规范的行为，促进护理人员、医生、医学技术人员、医院的管理人员之间的互助合作，发挥整体效应，提高医疗质量，和谐医患关系，推进护理科学和医药卫生事业的发展。

护理道德评价有利于医疗行业的医德医风建设和精神文明建设，有利于服务态度的改善和服务质量的提高，有利于护理人员医德品质的提高和医德修养的实践，有利于促进卫生事业的发展。通过护理道德评价，可以使护理道德理论逐渐内化为人们的道德品质。总之，护理道德评价作为护理道德实践活动的一个组成部分，是护理道德原则和规范发生作用的杠杆，是社会、病人、和卫生部门对医疗单位和医务人员实施监督的重要方式。对防止医疗事故、和谐医患及医际关系、提高医德素质具有重要的积极作用。

> 考点：护理道德评价的作用

二、道德评价的依据和方式

确立护理道德评价的正确标准，对护理道德评价具有决定性意义。但有了这个标准，并不能解决护理道德评价的全部问题，还必须科学地掌握评价的依据，正确认识动机与效果，目的与手段的辩证关系。

（一）护理道德评价的依据

1. 动机和效果　动机就是行为主体去实施一定具体行为的主观愿望和意图。效果是指人们的行为所造成的客观结果。护理伦理行为动机是指护理人员进行道德行为选择时的动因。护理伦理行为效果是护理人员的护理伦理行为所产生的结果。动机与效果是对立统一的关系：动机是行为的起点，效果是行为的终点；动机总是指向一定的效果，转化为效果，而效果又起着检验动机的作用。但二者不是简单的一一对应的关系。考察行为善恶，应当注重效果；因为效果的善恶较之动机的善恶，表现得更直接也更明显；只有弄清了效果的好坏，才能进一步去考察动机的善恶；检验动机善恶主要凭借行为者的行动及其效果。

2. 目的和手段　护理目的是指护理人员在护理工作中经过努力所希望达到的目标。护理手段是护理人员为达到目的所采用的各种途径和方法。目的和手段是对立统一的关系。目的决定手段，手段服从目的，没有目的的手段是毫无意义、无法实现的，一定目标的实现总要借助于一定的手段。

（二）护理道德评价方式

护理道德评价的方式多种多样。从评价的主体来区分主要有社会评价和自我评价。从评价的工具来区分，主要有社会舆论、传统习俗和内心信念。

1. 社会舆论　社会舆论是指公众对某种社会现象、事件或行为的看法和态度。社会舆论包括口头舆论和媒体舆论。它表现为社会或众人对一个人的行为和品质的赞扬或谴责，是一定社会、阶级或团体对人的行为施加精神影响的一种形式和力量。

2. 传统习俗　传统习俗是指人们在社会生活中长期形成的一种稳定的、习以为常的行为倾向。它是一种行为准则，又是医学道德规范的重要补充。它用"合俗"与"不合俗"来评价护理人员的行为，判断护理人员行为的善恶，支配护理人员的行为。对其要进行"扬弃"，要继承和发扬有利于人民身心健康和医学发展的传统习俗，抛弃不符合、落后的、旧的传统习俗，吸其精华，弃之糟粕。

3. 内心信念　内心信念是指医务人员发自内心对医德义务的深刻认识和强烈的责任感。也称之为医德良心，是医务人员进行自我评价的重要形式。具有深刻性与稳定性。

三者有着相互联系、相互补充和相互促进的作用。社会舆论形成需要每个人的内心信念和传统习俗为基础，社会舆论、传统习俗又利于内心信念的形成。在医德评价中，社会舆论、传统习俗是客观、外在的监督人们行为的有效方法，而是否真正发挥作用，最终还是靠内心信念；因此，三者是医德评价的有机整体。

考点：护理道德评价的依据和方式

第三节　护理道德修养

　　今年53岁的安某是某市中心医院无主病区的一名护士。病区的多数患者有精神病，且因长期在外流浪，没有生活自理能力，常年不洗澡，送来时一般是浑身恶臭，有的还带着破溃的伤口。自己的工作就是为这类病人处理伤口，按照医嘱展开救治，同时为他们洗澡、理发、刮胡子、换上干净衣服。无主病区的护理工作常人很难接受，更别说坚持。但这样的工作，安某竟然坚持干了8年。一些病人发病时闹得很厉害，拆床、砸玻璃、踹门，甚至打人。安某因劝导病人，不知挨过多少拳脚。"他们是有病，打人并不受自己控制，我不怨恨，能理解。"安某说。在细心照顾病人的同时，安某还不停地为他们寻找家人。很多病人因精神有问题，说不清自己的名字，更不知道家在哪里。她就根据口音和穿着推测，引导病人说出来。今天问两句，明天问三句，慢慢积累，时间长了就有了线索。很多病人都把她当成妈妈。在安某的努力下，已接诊无主病人500余人。其中，找到失散亲人并送回家的有100余人，送往救助站的200余人。

　　请思考：安某体现了怎样的道德修养？

　　护理道德教育和护理道德修养都是医德实践活动的表现形式，目的都是为了提高护理人员的医德品质。作为道德实践活动的两种形式，护理医德教育与护理医德修养有联系又有区别。从教育方式上说，护理医德教育是以外部灌输的方式，帮助护理人员提高医德品质。护理医德修养则是护理人员通过自我教育，培养自己高尚的医德品质。从教育对象说，两者的教育者和受教育者不同。护理医德教育是教育者对他人进行护理医德教育活动；护理道德修养是护理人员自己对自己的教育。在优良的护理道德品质形成的过程中，护理医德教育固然重要，但护理道德修养更加不能忽视，是必不可少的实践环节。

一、护理道德修养的含义和作用

（一）护理道德修养的含义

　　护理道德修养一是修养的行为，二是行为后达到的境界。前者是指护士为培养护理道德品质所进行的自我教育，自我提高的过程，后者是指经过学习和实践的陶冶与磨砺所形成道德情操和所达到的道德境界、道德理想。护理道德修养的内容包括人文修养、语言修养、艺术修养、礼仪修养、个性修养。

（二）护理道德修养的作用

　　1. 加强护理道德修养，有利于提高医疗护理质量　护理人员不仅担负着病人的躯体护理，还要担负起病人的心理护理，这就要求护理人员不但具有较扎实的医疗护理知识，还应具备心理学、伦理学、社会学、营养学等方面的知识。加强护理道德修养，可以有效地提高护理人员的职业道德素质，增强责任感，促进医疗护理质量不断提高。

　　2. 加强护理道德修养，有利于强化医院的整体管理　护理作为医疗工作重要的领域，其人员占卫生技术人员的一半，工作岗位涉及四分之三的科室，护理工作职责和任务关系到医疗、教学、科研、预防保健、医院管理等很多重要方面。加强护理道德修养，可以更好地培养护理人员的集体主义思想，树立良好的团结协助、相互尊重、相互学习、相互支援的工作作风，促进医院整体管理水平的提高。

3．加强护理道德修养，有利于增强医院的竞争能力 我国现行的经济体制是社会主义市场经济体制。在市场经济条件下，检验一个医院是否有竞争能力，不仅要看这个医院的医疗环境、技术水平、医疗设备的先进程度，还要看这个医院的管理水平、服务质量、道德风貌等。加强护理人员的道德修养，可以有效地提高护理人员全心全意为病人服务的自觉性，做到尊重、爱护、关心病人。严肃、认真、亲切、周到地为病人服务，树立良好的道德形象，扩大医院在社会上的知名度，增强医院的竞争力。

考点：护理道德修养的含义和作用

二、护理道德修养的方法和境界

（一）护理道德修养的方法和途径

1．在护理实践中加强护理道德修养 护理道德实践是护理道德修养的根本途径，离开这一根本途径任何道德修养方法都不可能培养出优秀的道德品质和高尚的人格。首先，护理道德实践是护理道德修养的前提和基础。护理道德原则、规范都是在实践中产生的。护理人员也只有在实践中才能认识到自身行为哪些是道德的，哪些是不道德的。其次，护理人员只有把护理道德原则和护理道德规范落实到实践中，并不断检查自身行为，及时纠正违背护理道德原则和规范的行为，才能真正使护理道德修养有效，达到提高护理道德品质的目的。再次，医疗实践是检验护理道德修养水平高低的唯一标准。判断一个护理人员的医德品质，并不是看他能背多少护理道德规范或条文，而是通过分析他在医疗工作中的服务质量、服务态度而作出科学的判断。离开了医疗实践，护理道德修养就无法进行。

在护理实践中加强护理道德修养要从三个方面做起：要在坚持全心全意为人民健康服务的护理实践中认真改造主观世界和客观世界；要在护理实践中检验自己的言行，在自我修养上下工夫；要坚持随着医学、护理学的不断发展，使自己的护理道德修养不断提高。

2．自觉地坚持两种护理道德观的斗争 要坚持全心全意为人民健康服务的正确护理道德观，自觉抵制错误思想、以医谋私及其他不正之风，自觉接受群众、同行和社会的监督，经常检查自己的言行，严格按照护理道德原则及规范要求自己，经过长期锻炼、修养，不断向崇高的护理道德境界攀登。

3．持之以恒，努力达到"慎独"境界 "慎独"既是护理道德修养的途径和方法，又是护理道德修养的境界。要达到这一境界就必须增强护理道德修养的自觉性，持之以恒，坚持到底。必须打消一切侥幸、省事的念头，从小事入手，从细心做起。

努力做到慎独，就要坚持以下几点：确立护理道德理想，认识慎独境界，增强护理道德修养的主动性和自觉性，持之以恒，坚持不懈。护理人员应当在自己的思想和行为的隐蔽和微小处下工夫，防微杜渐，勿因善小而不为，勿因恶小而为之，积小善而成大德。培养慎独精神必须打消一切侥幸、省事的念头，特别是劳累过度，有厌烦情绪时，愈发以慎独精神要求自己，养成良好习惯，逐步达到慎独境界。

（二）护理道德修养的境界

在不同的历史条件下，人们道德修养的境界是不同的。即使在同样的历史条件下，不同人也有不同的医德境界。按照医德境界的层次，可将医德修养的境界分以下几种情况：利己主义的医德境界；先私后公的医德境界；先人后己，先公后私的医德境界；毫不利己，大公无私的医德境界。

1．利己主义的护理道德境界　其特点是一切动机、行为的出发点和归宿都是以对自己是否有利为转移。这种人行医的目的就是满足自己的私利，为此不惜牺牲集体的利益。在处理"公"与"私"的关系时，它们的信条是"对自己有利就办，对自己不利就不办，""不占便宜就等于吃亏。"所以常在思想和行为上显露出损公肥私，损人利己的倾向。从这种医德境界出发，他们有的把医疗职业当做获取个人利益的手段，以听诊器、手术刀、处方权为资本，拉关系，走后门，搞交易。他们对待病人态度的好坏，完全以病人能够给他们好处多少为转移。这种人在工作中缺乏责任感，服务中缺乏热情，技术上缺乏钻劲，对同行缺乏真诚，在集体中缺乏纪律，在医疗实践中甚至可能玩忽职守，马虎草率，只图自己方便与轻松，不顾病人的健康和幸福，以至造成病人的残废和死亡。这种人虽属少数，但影响恶劣，应该坚决予以摒弃。

2．先私后公的医德境界　处于这种医德境界的人比前一种好一点，他们在个人利益与集体的利益、病人的利益一致时，尚能考虑到集体和病人的利益。如果个人利益和集体利益、病人利益发生矛盾时，往往不能自觉地放弃个人利益，不是全心全意为病人服务。因此，这种医德境界的医务人员，对病人缺乏高度的责任心和应有的关心和热情，工作时冷时热，服务态度时好时坏。这种不稳定地波动过程，就是公私利益斗争的过程。

3．先人后己，先公后私的医德境界　这种人基本上树立了为人民服务的人生观，在处理与病人及他人的关系时，能够做到以病人利益为重，关心病人疾苦，服务态度热情主动，工作认真负责，耐心细致，作风正派，善于同别人团结协作。他们有时也考虑个人的利益，考虑各方面的得失，如职务、职称、工资及生活待遇等，然而他们总能先集体后个人，先他人后自己，在必要时能牺牲个人的利益以服从集体或病人的利益。这是大多数医务人员的医德境界。

4．毫不利己，大公无私的医德境界　这种医德境界，是共产主义职业道德的最高境界，是先人后己境界的直接升华，是确立共产主义世界观和人生观的结果。是以毫不利己，专门利人的奉献精神为人生目的，公而忘私，勇于献身。表现在医德行为上，就是在任何情况下，都能自觉地按照医德原则和规范去做，对患者极端热忱，极端负责，为了患者的生命安危和人类的健康生存，愿意奉献自己的一切，甚至不惜牺牲自己的生命。他们的医德修养具有高度的自觉性，他们的医德行为具有高度的坚定性，在任何时候，任何情况下，都能坚持自己的医德信念，不顾各种引诱或威胁，坚定不移地把医德信念化为自己实际的医德行为。白求恩、吕世才、林巧稚等就是这种医德境界的典范。

就目前我国医疗队伍状况看，上述四个层次，第一和第四种都占少数，第二和第三种占大多数。医务人员的医德境界作为一种客观存在，在或长或短的期间是具有相对稳定性的，但也不是永恒的、一成不变的，随着环境的变化，医德的教育和自我修养的提高，其医德境界也会不断提高。

小结	护理道德实践包括护理道德教育、护理道德评价和护理道德修养三种表现形式，其目的都是为了提高护理人员的道德品质，更好地为患者和社会人群健康服务。护理伦理实践对于医学生来说是非常重要的环节，是医学生学习的最终目的和归宿。

（菏泽医学专科学校　冯明伟）

附录：

中外医德文献

大医精诚（节录）

〔唐〕孙思邈《备急千金要方》
（581—682）

今病有内同而外异，亦有内异而外同。故五脏六腑之盈虚，血脉荣卫之通塞，固非耳目之所察，必先诊候以审之。而寸口关尺，有浮、沉、弦、紧之乱；俞穴流注，有高下浅深之差；肌肤筋骨，有厚薄刚柔之异；唯用心精微者，始可与言于兹矣。今以至精至微之事，求之于至粗至浅之思，其不殆哉！若盈而益之，虚而损之，通而彻之，塞而壅之，寒而冷之，热而温之，是重加其疾，而望其生，吾见其死矣。故医方卜筮，艺能之难精者也。即非神授，何以得其幽微？世有愚者，读方三年，便谓天下无病可治；及治病三年，乃知天下无方可用。故学者必须博极医源，精勤不倦，不得道听途说，而言医道已了，深自误哉！

凡大医治病，必当安神定志，无欲无求，先发大慈恻隐之心，誓愿普救含灵之苦。若有疾厄来求救者，不得问其贵贱贫富，长幼妍媸，怨亲善友，华夷愚智，普同一等，皆如至亲之想。亦不得瞻前顾后，自虑吉凶，护惜身命。见彼苦恼，若己有之，深心凄怆，勿避险巇，昼夜寒暑，饥渴疲劳，一心赴救，无作功夫形迹之心。如此可为苍生大医，反此则是含灵巨贼。……其有患疮痍下痢，臭秽不可瞻视，人所恶见者，但发惭愧凄忧恤之意，不得起一念蒂芥之心，是吾之志也。

夫大医之体，欲得澄神内视，望之俨然，宽裕汪汪，不皎不昧，省病诊疾，至意深心，详察形候，纤毫勿失，处判针药，无得参差。虽曰病宜速救，要须临事不惑，唯当审谛覃思，不得于性命之上，率尔自逞俊快，邀射名誉，甚不仁矣。又到病家，纵绮罗满目，勿左右顾眄；丝竹凑耳，无得似有所娱；珍馐迭荐，食如无味；醽醁兼陈，看有若无。所以尔者，夫一人向隅，满堂不乐，而况病人苦楚，不离斯须，而医者安然欢娱，傲然自得，兹乃人神之所共耻，至人之所不为，斯盖医之本意也。

夫为医之法，不得多语调笑，谈谑喧哗，道说是非，议论人物，炫耀声名，訾毁诸医，自矜己德，偶然治瘥一病，则昂头戴面，而有自许之貌，谓天下无双，此医人之膏肓也。……。所以医人不得恃己所长专心经略财物，但作救苦之心。

医家十要

〔明〕龚廷贤《万病回春》
（1522—1619）

一存仁心，乃是良箴，博施济众，惠泽斯深。
二通儒道，儒医世宝，道理贵明，群书当考。

三精脉理，宜分表里，指下既明，沉疴可起。
四识病源，生死敢言，医家至此，始称专门。
五知运气，以明岁序，被泻温凉，按时处治。
六明经络，认病不错，脏腑洞然，今之扁鹊。
七识药性，立方应病，不辨温凉，恐伤性命。
八会炮制，火候详细，太过不及，安危所系。
九莫嫉妒，因人好恶，天理昭然，速当悔悟。
十勿重利，当存仁义，贫富虽殊，药施无二。

医家五戒十要

〔明〕陈实功《外科正宗》

（1555—1636）

一、五戒

一戒：凡病家大小贫富人等，请观者便可往之，勿得迟延厌弃，欲往而不往，不为平易。药金毋论轻重有无，当尽力一例施与，自然阴骘日增，无伤方寸。

二戒：凡视妇女及孀尼僧人等，必候侍者在旁，然后入房诊视，倘旁无伴，不可自看。假有不便之患，更宜真诚窥睹，虽对内人不可谈，此因闺阃故也。

三戒：不得出脱病家珠珀珍贵等送家合药，以虚存假换，如果该用，令彼自制入之。倘服不效，自无疑谤，亦不得称赞彼家物色之好，凡此等非君子也。

四戒：凡救世者，不可行乐登山，携酒游玩，又不可片时离去家中。凡有抱病至者，必当亲视用意发药，又要依经写出药贴，必不可杜撰药方，受人驳问。

五戒：凡娼妓及私家请看，亦当正己视如良家子女，不可他意见戏，以取不正，视毕便回。贫窭者药金可璧，看回只可与药，不可再去，以希邪淫之报。

二、十要

一要：先知儒理，然后方知医理，或内或外，勤读先古明医确论之书，须旦夕手不释卷，一一参明融化机变。印之在心，慧之于目，凡临证时自无差谬矣。

二要：选买药品，必遵雷公炮灸，药有依方修合者，又有因病随时加减者，汤散宜近备，丸丹须预制，膏药愈久愈灵，线药越陈越异，药不吝珍，终久必济。

三要：凡乡井同道之士，不可生轻侮傲慢之心，切要谦和谨慎，年尊者恭敬之，有学者师事之，骄傲者逊让之，不及者荐拔之，如此自无谤怨，信和为贵也。

四要：治家与治病同，人之不惜元气，斫丧太过，百病生焉，轻则支离身体，重则丧命。治家若不固根本而奢华，费用太过，轻则无积，重则贫窘。

五要：人之受命于天，不可负天之命。凡欲进取，当知彼心顺否，体认天道顺逆，凡顺取，人缘相庆，逆取，子孙不吉，为人何不轻利远害，以防还报之业也？

六要：里中亲人友情，除婚丧疾病庆贺外，其余家务，至于馈送往来之礼，不可求奇好胜。凡飨只可一鱼一菜，一则省费，二则惜禄，谓广求不如俭用。

七要：贫穷之家及游食僧道衙门差役人等，凡来看病，不可要他药钱，只当奉药。再遇贫难者，当量力微赠，方为仁术。不然有药而无伙食者，命亦难保也。

八要：凡有所蓄，随其大小，便当置买产业以为根本，不可收买玩器及不紧物件，浪费钱财。又不可做银会酒会，有妨生意，必当一例禁之，自绝谤怨。

九要：凡室中所用各种物具，俱要精备齐整，不得临时缺少。又古今前贤书籍，及近时明公新刊医理词说，必寻参看以资学问，此诚为医家之本务也。

十要：凡奉官衙所请，必要速去，无得怠缓，要诚意恭敬，告明病源，开具方药。病愈之后，不得图求扁礼，亦不得言说民情，至生罪戾。闲不近公，自当守法。

中华人民共和国医院工作人员守则和医德规范

（1981 年 10 月 18 日中华人民共和国卫生部颁发）

一、守则

（一）热爱祖国，热爱共产党，热爱社会主义，坚持马列主义、毛泽东思想。

（二）努力学习政治，刻苦钻研业务，做到又红又专。

（三）发扬救死扶伤实行革命的人道主义精神，同情和尊重病人，全心全意为病人服务。

（四）带头遵守国家法令，模范地执行各项卫生法规。

（五）服从组织，关心集体，团结友爱，勇于开展批评与自我批评。

（六）对工作极端负责，严格规章制度和操作常规。

（七）廉洁奉公，坚守岗位，尽职尽责，自觉抵制不正之风。

（八）讲究文明礼貌，积极参加爱国卫生运动，美化环境，保持医院整洁肃静。

二、规范

（一）遵守公德。公德是每个社会公民遵守的社会主义道德。医务人员首先应该确立并遵守社会主义公德，要热爱祖国，热爱集体，热爱劳动和爱护社会主义财富，树立革命的人生观。一个有道德的人，会把祖国同自己的命运联系起来，努力工作，勤奋学习，为建设和保卫祖国而贡献自己的力量。

（二）热爱医学。医学是为人民健康服务的，医务人员是人民健康的保卫者，所以，医生的职业素来是受人民尊敬的。古话说："不为良相，则为良医。"把良医比作对国家和人民有贡献的功臣。革命人民则称医务人员为"白衣战士"。说明医生的职业是纯洁、崇高和光荣的职业。我们应该热爱自己的医生职业，热爱医学科学。

（三）救死扶伤。医生工作关系到伤病员的命运，关系到他们家庭的悲欢离合，关系到他们所从事的革命事业，所以医务人员应把毛泽东同志关于："救死扶伤，实行革命的人道主义"的号召作为自身的最基本的一条职业道德。从革命的人道主义出发，应努力做到在技术上刻苦钻研，精益求精；在工作上认真负责，一丝不苟，具有强烈的责任感和事业心；对待病人全心全意，满腔热忱，积极主动。为挽救病人生命，要有一种坚韧不拔的意志和不畏艰难，不辞辛劳的精神。就是对病势垂危的病人，哪怕只有百分之一的希望，也要付出百分之百的努力去抢救。

（四）高度同情。病人在肉体上遭受着疾病的折磨，在精神上往往思虑重重，负担较重。在这种情况下，医务人员应具有高度同情心，对病人体贴入微，尽量使人心情愉快，保持良好的精神状态；并用自己的真诚与热情，博得病人对自己的依赖，增强病人与疾病作斗争的信心。如有出言不慎，会使病人丧失战胜疾病的信心，给病人的身心健康带来严重的影响，造成心身疾病或医源性疾病的发生。

（五）尊重病人。在社会主义社会里，医生面前的病人，既不是奴隶，也不是贵族；病人面前的医生，既不是雇佣者，也不是救世主。医务人员与病人的关系，是同志关系。医生应该尊重病人的人格、意志和权利。凡对病人进行检查、治疗或研究，都应事先对病人解释清楚（包括预期效果，可能发生的危险和采取的防护措施等），征得病人或亲属同意和自愿，不能把自己的决定强加于病人。在病人或家属拒绝医生的正确意见时，要耐心说明动员。除了特殊情况（如紧急抢救、病人神志不清、无家属到场等）外，一般不应由医生单方面决定采取重要的诊疗措施。医务人员在接触病人时，要讲究文明礼貌，不能语言生硬，责备、训斥病人。医务人员在医疗工作中所接触到的有关病人个人、家庭、工作中不应向别人公开的情况，必须保守秘密。

（六）讲究卫生。讲究卫生，预防疾病，移风易俗，改造社会，是建设精神文明的重要方面，医务人员应该起模范带头作用，积极参加爱国卫生运动，搞好院内、外环境卫生，严格消毒隔离制度，防止院内交叉感染。讲究个人卫生，衣着整洁，仪表端庄，勤剪指甲，勤刮胡须，不随地吐痰，不在病室吸烟。

（七）廉洁奉公。廉洁奉公是对社会主义国家工作人员的起码要求，医务人员应具备廉洁奉公的高尚情操，不为名，不为利，一切从病人利益出发，全心全意为病人服务。医生不应接受病人馈赠。反对以医生职权为资本搞交易、走后门的不正之风。更不允许乘人之危，产生任何邪恶杂念或进行违法乱纪的活动。

（八）团结互助。现代的医疗工作往往需要多种专门技术人员的密切配合，因此，要团结互助，搞好协作。反对抬高自己，贬低别人的不良作风。医生之间、医护之间、兄弟科室之间、兄弟医院之间，都应该以病人利益为重，尽力做到有求必应、主动配合、积极支援、互通有无。这样才能提高水平、高质量、高效率地完成医疗任务。

中华人民共和国医务人员医德规范及实施办法

（1988 年 12 月 15 日中华人民共和国卫生部颁布）

第一条　为加强卫生系统社会主义精神文明建设，提高医务人员的职业道德素质，改善和提高医疗服务质量，全心全意为人民服务，特制定医德规范及实施办法（以下简称"规范"）。

第二条　医德，即医务人员的职业道德，是医务人员应具备的思想品质，是医务人员与病人、社会以及医务人员之间关系的总和。医德规范是指导医务人员进行医疗活动的思想和行为的准则。

第三条　医德规范如下：

（一）救死扶伤，实行社会主义的人道主义，时刻为病人着想，千方百计为病人解除病痛。

（二）尊重病人的人格与权利，对待病人不分民族、性别、职业、地位、财产状况，都一视同仁。

（三）文明礼貌服务，举止端庄，语言文明，态度和蔼，同情、关心和体贴病人。

（四）廉洁奉公，自觉遵纪守法，不以医谋私。

（五）为病人保守医密，实行保护性医疗，不泄露病人隐私与秘密。

（六）互学互尊，团结协作，正确处理同行同事间的关系。

（七）严谨求实，奋发进取，钻研医术，精益求精，不断更新知识，提高技术水平。

第四条　为使本规范切实得到贯彻落实，必须坚持进行医德教育，加强医德医风建设，认真进行医德考核与评价。

第五条　各医疗单位都必须把医德教育和医德医风建设作为目标管理的重要内容，作为衡量和评价一个单位工作好坏的重要标准。

第六条　医德教育应以正面教育为主，理论联系实际，注重实效，长期坚持不懈。要实行医院新成员的上岗前教育，使之形成制度。未经上岗前培训不得上岗。

第七条　各医疗单位都应建立医德考核与评价制度，制定医德考核标准与考核办法，定期或者随时进行考核，并建立医德考核档案。

第八条　医德考核与评价方法可分为自我评价、社会评价、科室考核和上级考核。特别要注意社会评价，经常听取患者和社会各界的意见，接受人民群众的监督。

第九条　对医务人员医德考核结果，要作为应聘、提薪、晋升以及评先进工作者的首要条件。

第十条　实行奖优罚劣。对严格遵守医德规范、医德高尚的个人，应予表彰和奖励。对于不认真遵守医德规范者，应进行批评教育。对于严重违反医德规范，经教育不改者，应分别情况给予处分。

第十一条　本规范适用用全国各级各类医院、诊所的医务人员，包括医生、护士、医技科室人员和工勤人员也要参照本规范的精神执行。

第十二条　各省、自治区、直辖市卫生厅局和各医疗单位遵照本规范精神和要求，制定医德规范实施细则及具体办法。

第十三条　本规范自公布之日起实行。

中华人民共和国医学生誓词

（1991 年中华人民共和国国家教委高等教育司颁布）

健康所系，性命相托。

当我步入神圣医学学府的时刻，谨庄严宣誓：

我志愿献身医学，热爱祖国，忠于人民，恪守医德，尊师守纪，刻苦钻研，孜孜不倦，精益求精，全面发展。我决心竭尽全力除人类之病痛，助健康之完美，维护医术的圣洁和荣誉。救死扶伤，不辞艰辛，执著追求，为祖国医药卫生事业的发展和人类身心健康奋斗终生。

护士条例

（2008 年 1 月 23 日国务院第 206 次常务会议通过）

第一章　总则

第一条　为了维护护士的合法权益，规范护理行为，促进护理事业发展，保障医疗安全和人体健康，制定本条例。

第二条　本条例所称护士,是指经执业注册取得护士执业证书,依照本条例规定从事护理活动,履行保护生命、减轻痛苦、增进健康职责的卫生技术人员。

第三条　护士人格尊严、人身安全不受侵犯。护士依法履行职责,受法律保护。全社会应当尊重护士。

第四条　国务院有关部门、县级以上地方人民政府及其有关部门以及乡(镇)人民政府应当采取措施,改善护士的工作条件,保障护士待遇,加强护士队伍建设,促进护理事业健康发展。国务院有关部门和县级以上地方人民政府应当采取措施,鼓励护士到农村、基层医疗卫生机构工作。

第五条　国务院卫生主管部门负责全国的护士监督管理工作。县级以上地方人民政府卫生主管部门负责本行政区域的护士监督管理工作。

第六条　国务院有关部门对在护理工作中作出杰出贡献的护士,应当授予全国卫生系统先进工作者荣誉称号或者颁发白求恩奖章,受到表彰、奖励的护士享受省部级劳动模范、先进工作者待遇;对长期从事护理工作的护士应当颁发荣誉证书。具体办法由国务院有关部门制定。

县级以上地方人民政府及其有关部门对本行政区域内作出突出贡献的护士,按照省、自治区、直辖市人民政府的有关规定给予表彰、奖励。

第二章　执业注册

第七条　护士执业,应当经执业注册取得护士执业证书。

申请护士执业注册,应当具备下列条件:

(一)具有完全民事行为能力;

(二)在中等职业学校、高等学校完成国务院教育主管部门和国务院卫生主管部门规定的普通全日制3年以上的护理、助产专业课程学习,包括在教学、综合医院完成8个月以上护理临床实习,并取得相应学历证书;

(三)通过国务院卫生主管部门组织的护士执业资格考试;

(四)符合国务院卫生主管部门规定的健康标准。

护士执业注册申请,应当自通过护士执业资格考试之日起3年内提出;逾期提出申请的,除应当具备前款第(一)项、第(二)项和第(四)项规定条件外,还应当在符合国务院卫生主管部门规定条件的医疗卫生机构接受3个月临床护理培训并考核合格。

护士执业资格考试办法由国务院卫生主管部门会同国务院人事部门制定。

第八条　申请护士执业注册的,应当向拟执业地省、自治区、直辖市人民政府卫生主管部门提出申请。收到申请的卫生主管部门应当自收到申请之日起20个工作日内作出决定,对具备本条例规定条件的,准予注册,并发给护士执业证书;对不具备本条例规定条件的,不予注册,并书面说明理由。

护士执业注册有效期为5年。

第九条　护士在其执业注册有效期内变更执业地点的,应当向拟执业地省、自治区、直辖市人民政府卫生主管部门报告。收到报告的卫生主管部门应当自收到报告之日起7个工作日内为其办理变更手续。护士跨省、自治区、直辖市变更执业地点的,收到报告的卫生主管部门还应当向其原执业地省、自治区、直辖市人民政府卫生主管部门通报。

第十条　护士执业注册有效期届满需要继续执业的,应当在护士执业注册有效期届满前30日向执业地省、自治区、直辖市人民政府卫生主管部门申请延续注册。收到申请的卫生主管部门对具备本条例规定条件的，准予延续，延续执业注册有效期为 5 年；对不具备本条例规定条件的，不予延续，并书面说明理由。

护士有行政许可法规定的应当予以注销执业注册情形的，原注册部门应当依照行政许可法的规定注销其执业注册。

第十一条　县级以上地方人民政府卫生主管部门应当建立本行政区域的护士执业良好记录和不良记录，并将该记录记入护士执业信息系统。

护士执业良好记录包括护士受到的表彰、奖励以及完成政府指令性任务的情况等内容。护士执业不良记录包括护士因违反本条例以及其他卫生管理法律、法规、规章或者诊疗技术规范的规定受到行政处罚、处分的情况等内容。

第三章　权利和义务

第十二条　护士执业，有按照国家有关规定获取工资报酬、享受福利待遇、参加社会保险的权利。任何单位或者个人不得克扣护士工资，降低或者取消护士福利等待遇。

第十三条　护士执业，有获得与其所从事的护理工作相适应的卫生防护、医疗保健服务的权利。从事直接接触有毒有害物质、有感染传染病危险工作的护士，有依照有关法律、行政法规的规定接受职业健康监护的权利；患职业病的，有依照有关法律、行政法规的规定获得赔偿的权利。

第十四条　护士有按照国家有关规定获得与本人业务能力和学术水平相应的专业技术职务、职称的权利；有参加专业培训、从事学术研究和交流、参加行业协会和专业学术团体的权利。

第十五条　护士有获得疾病诊疗、护理相关信息的权利和其他与履行护理职责相关的权利，可以对医疗卫生机构和卫生主管部门的工作提出意见和建议。

第十六条　护士执业，应当遵守法律、法规、规章和诊疗技术规范的规定。

第十七条　护士在执业活动中，发现患者病情危急，应当立即通知医师；在紧急情况下为抢救垂危患者生命，应当先行实施必要的紧急救护。

护士发现医嘱违反法律、法规、规章或者诊疗技术规范规定的，应当及时向开具医嘱的医师提出；必要时，应当向该医师所在科室的负责人或者医疗卫生机构负责医疗服务管理的人员报告。

第十八条　护士应当尊重、关心、爱护患者，保护患者的隐私。

第十九条　护士有义务参与公共卫生和疾病预防控制工作。发生自然灾害、公共卫生事件等严重威胁公众生命健康的突发事件，护士应当服从县级以上人民政府卫生主管部门或者所在医疗卫生机构的安排，参加医疗救护。

第四章　医疗卫生机构的职责

第二十条　医疗卫生机构配备护士的数量不得低于国务院卫生主管部门规定的护士配备标准。

第二十一条　医疗卫生机构不得允许下列人员在本机构从事诊疗技术规范规定的护理活动：

（一）未取得护士执业证书的人员；

（二）未依照本条例第九条的规定办理执业地点变更手续的护士；

（三）护士执业注册有效期届满未延续执业注册的护士。

在教学、综合医院进行护理临床实习的人员应当在护士指导下开展有关工作。

第二十二条　医疗卫生机构应当为护士提供卫生防护用品，并采取有效的卫生防护措施和医疗保健措施。

第二十三条　医疗卫生机构应当执行国家有关工资、福利待遇等规定，按照国家有关规定为在本机构从事护理工作的护士足额缴纳社会保险费用，保障护士的合法权益。

对在艰苦边远地区工作，或者从事直接接触有毒有害物质、有感染传染病危险工作的护士，所在医疗卫生机构应当按照国家有关规定给予津贴。

第二十四条　医疗卫生机构应当制定、实施本机构护士在职培训计划，并保证护士接受培训。

护士培训应当注重新知识、新技术的应用；根据临床专科护理发展和专科护理岗位的需要，开展对护士的专科护理培训。

第二十五条　医疗卫生机构应当按照国务院卫生主管部门的规定，设置专门机构或者配备专（兼）职人员负责护理管理工作。

第二十六条　医疗卫生机构应当建立护士岗位责任制并进行监督检查。

护士因不履行职责或者违反职业道德受到投诉的，其所在医疗卫生机构应当进行调查。经查证属实的，医疗卫生机构应当对护士作出处理，并将调查处理情况告知投诉人。

第五章　法律责任

第二十七条　卫生主管部门的工作人员未依照本条例规定履行职责，在护士监督管理工作中滥用职权、徇私舞弊，或者有其他失职、渎职行为的，依法给予处分；构成犯罪的，依法追究刑事责任。

第二十八条　医疗卫生机构有下列情形之一的，由县级以上地方人民政府卫生主管部门依据职责分工责令限期改正，给予警告；逾期不改正的，根据国务院卫生主管部门规定的护士配备标准和在医疗卫生机构合法执业的护士数量核减其诊疗科目，或者暂停其6个月以上1年以下执业活动；国家举办的医疗卫生机构有下列情形之一、情节严重的，还应当对负有责任的主管人员和其他直接责任人员依法给予处分：

（一）违反本条例规定，护士的配备数量低于国务院卫生主管部门规定的护士配备标准的；

（二）允许未取得护士执业证书的人员或者允许未依照本条例规定办理执业地点变更手续、延续执业注册有效期的护士在本机构从事诊疗技术规范规定的护理活动的。

第二十九条　医疗卫生机构有下列情形之一的，依照有关法律、行政法规的规定给予处罚；国家举办的医疗卫生机构有下列情形之一、情节严重的，还应当对负有责任的主管人员和其他直接责任人员依法给予处分：

（一）未执行国家有关工资、福利待遇等规定的；

（二）对在本机构从事护理工作的护士，未按照国家有关规定足额缴纳社会保险费用的；

（三）未为护士提供卫生防护用品，或者未采取有效的卫生防护措施、医疗保健措施的；

（四）对在艰苦边远地区工作，或者从事直接接触有毒有害物质、有感染传染病危险工作的护士，未按照国家有关规定给予津贴的。

第三十条　医疗卫生机构有下列情形之一的，由县级以上地方人民政府卫生主管部门依据职责分工责令限期改正，给予警告：

（一）未制定、实施本机构护士在职培训计划或者未保证护士接受培训的；

（二）未依照本条例规定履行护士管理职责的。

第三十一条　护士在执业活动中有下列情形之一的，由县级以上地方人民政府卫生主管部门依据职责分工责令改正，给予警告；情节严重的，暂停其 6 个月以上 1 年以下执业活动，直至由原发证部门吊销其护士执业证书：

（一）发现患者病情危急未立即通知医师的；

（二）发现医嘱违反法律、法规、规章或者诊疗技术规范的规定，未依照本条例第十七条的规定提出或者报告的；

（三）泄露患者隐私的；

（四）发生自然灾害、公共卫生事件等严重威胁公众生命健康的突发事件，不服从安排参加医疗救护的。

护士在执业活动中造成医疗事故的，依照医疗事故处理的有关规定承担法律责任。

第三十二条　护士被吊销执业证书的，自执业证书被吊销之日起 2 年内不得申请执业注册。

第三十三条　扰乱医疗秩序，阻碍护士依法开展执业活动，侮辱、威胁、殴打护士，或者有其他侵犯护士合法权益行为的，由公安机关依照治安管理处罚法的规定给予处罚；构成犯罪的，依法追究刑事责任。

第六章　附则

第三十四条　本条例施行前按照国家有关规定已经取得护士执业证书或者护理专业技术职称、从事护理活动的人员，经执业地省、自治区、直辖市人民政府卫生主管部门审核合格，换领护士执业证书。

本条例施行前，尚未达到护士配备标准的医疗卫生机构，应当按照国务院卫生主管部门规定的实施步骤，自本条例施行之日起 3 年内达到护士配备标准。

第三十五条　本条例自 2008 年 5 月 12 日起施行。

中华人民共和国侵权责任法（节选）

（2009 年 12 月 26 日第十一届全国人民代表大会常务委员会第十二次会议通过）

第七章　医疗损害责任

第五十四条　患者在诊疗活动中受到损害，医疗机构及其医务人员有过错的，由医疗机构承担赔偿责任。

第五十五条　医务人员在诊疗活动中应当向患者说明病情和医疗措施。需要实施手术、特殊检查、特殊治疗的，医务人员应当及时向患者说明医疗风险、替代医疗方案等情况，并取得其书面同意；不宜向患者说明的，应当向患者的近亲属说明，并取得其书面同意。

医务人员未尽到前款义务，造成患者损害的，医疗机构应当承担赔偿责任。

第五十六条　因抢救生命垂危的患者等紧急情况，不能取得患者或者其近亲属意见的，经医疗机构负责人或者授权的负责人批准，可以立即实施相应的医疗措施。

第五十七条　医务人员在诊疗活动中未尽到与当时的医疗水平相应的诊疗义务，造成患者损害的，医疗机构应当承担赔偿责任。

第五十八条　患者有损害，因下列情形之一的，推定医疗机构有过错：

（一）违反法律、行政法规、规章以及其他有关诊疗规范的规定；

（二）隐匿或者拒绝提供与纠纷有关的病历资料；

（三）伪造、篡改或者销毁病历资料。

第五十九条　因药品、消毒药剂、医疗器械的缺陷，或者输入不合格的血液造成患者损害的，患者可以向生产者或者血液提供机构请求赔偿，也可以向医疗机构请求赔偿。患者向医疗机构请求赔偿的，医疗机构赔偿后，有权向负有责任的生产者或者血液提供机构追偿。

第六十条　患者有损害，因下列情形之一的，医疗机构不承担赔偿责任：

（一）患者或者其近亲属不配合医疗机构进行符合诊疗规范的诊疗；

（二）医务人员在抢救生命垂危的患者等紧急情况下已经尽到合理诊疗义务；

（三）限于当时的医疗水平难以诊疗。

前款第一项情形中，医疗机构及其医务人员也有过错的，应当承担相应的赔偿责任。

第六十一条　医疗机构及其医务人员应当按照规定填写并妥善保管住院志、医嘱单、检验报告、手术及麻醉记录、病理资料、护理记录、医疗费用等病历资料。

患者要求查阅、复制前款规定的病历资料的，医疗机构应当提供。

第六十二条　医疗机构及其医务人员应当对患者的隐私保密。泄露患者隐私或者未经患者同意公开其病历资料，造成患者损害的，应当承担侵权责任。

第六十三条　医疗机构及其医务人员不得违反诊疗规范实施不必要的检查。

第六十四条　医疗机构及其医务人员的合法权益受法律保护。干扰医疗秩序，妨害医务人员工作、生活的，应当依法承担法律责任。

医疗机构从业人员行为规范

（卫生部　国家食品药品监管局 国家中药管理局　2012 年 6 月 26 日）

第一章　总则

第一条　为规范医疗机构从业人员行为，根据医疗卫生有关法律法规、规章制度，结合医疗机构实际，制定本规范。

第二条　本规范适用于各级各类医疗机构内所有从业人员，包括：

（一）管理人员。指在医疗机构及其内设各部门、科室从事计划、组织、协调、控制、决策等管理工作的人员。

（二）医师。指依法取得执业医师、执业助理医师资格，经注册在医疗机构从事医疗、预防、保健等工作的人员。

（三）护士。指经执业注册取得护士执业证书，依法在医疗机构从事护理工作的人员。

（四）药学技术人员。指依法经过资格认定，在医疗机构从事药学工作的药师及技术人员。

（五）医技人员。指医疗机构内除医师、护士、药学技术人员之外从事其他技术服务的卫生专业技术人员。

（六）其他人员。指除以上五类人员外，在医疗机构从业的其他人员，主要包括物资、总务、设备、科研、教学、信息、统计、财务、基本建设、后勤等部门工作人员。

第三条　医疗机构从业人员，既要遵守本文件所列基本行为规范，又要遵守与职业相对应的分类行为规范。

第二章　医疗机构从业人员基本行为规范

第四条　以人为本，践行宗旨。坚持救死扶伤、防病治病的宗旨，发扬大医精诚理念和人道主义精神，以病人为中心，全心全意为人民健康服务。

第五条　遵纪守法，依法执业。自觉遵守国家法律法规，遵守医疗卫生行业规章和纪律，严格执行所在医疗机构各项制度规定。

第六条　尊重患者，关爱生命。遵守医学伦理道德，尊重患者的知情同意权和隐私权，为患者保守医疗秘密和健康隐私，维护患者合法权益；尊重患者被救治的权利，不因种族、宗教、地域、贫富、地位、残疾、疾病等歧视患者。

第七条　优质服务，医患和谐。言语文明，举止端庄，认真践行医疗服务承诺，加强与患者的交流与沟通，积极带头控烟，自觉维护行业形象。

第八条　廉洁自律，恪守医德。弘扬高尚医德，严格自律，不索取和非法收受患者财物，不利用执业之便谋取不正当利益；不收受医疗器械、药品、试剂等生产、经营企业或人员以各种名义、形式给予的回扣、提成，不参加其安排、组织或支付费用的营业性娱乐活动；不骗取、套取基本医疗保障资金或为他人骗取、套取提供便利；不违规参与医疗广告宣传和药品医疗器械促销，不倒卖号源。

第九条　严谨求实，精益求精。热爱学习，钻研业务，努力提高专业素养，诚实守信，抵制学术不端行为。

第十条　爱岗敬业，团结协作。忠诚职业，尽职尽责，正确处理同行同事间关系，互相尊重，互相配合，和谐共事。

第十一条　乐于奉献，热心公益。积极参加上级安排的指令性医疗任务和社会公益性的扶贫、义诊、助残、支农、援外等活动，主动开展公众健康教育。

第三章　管理人员行为规范

第十二条　牢固树立科学的发展观和正确的业绩观，加强制度建设和文化建设，与时俱进，创新进取，努力提升医疗质量、保障医疗安全、提高服务水平。

第十三条　认真履行管理职责，努力提高管理能力，依法承担管理责任，不断改进工作作风，切实服务临床一线。

第十四条　坚持依法、科学、民主决策，正确行使权力，遵守决策程序，充分发挥职工代表大会作用，推进院务公开，自觉接受监督，尊重员工民主权利。

第十五条　遵循公平、公正、公开原则，严格人事招录、评审、聘任制度，不在人事工作中谋取不正当利益。

第十六条　严格落实医疗机构各项内控制度，加强财物管理，合理调配资源，遵守国家采购政策，不违反规定干预和插手药品、医疗器械采购和基本建设等工作。

第十七条　加强医疗、护理质量管理，建立健全医疗风险管理机制。

第十八条　尊重人才，鼓励公平竞争和学术创新，建立完善科学的人员考核、激励、惩戒制度，不从事或包庇学术造假等违规违纪行为。

第十九条　恪尽职守，勤勉高效，严格自律，发挥表率作用。

第四章　医师行为规范

第二十条　遵循医学科学规律，不断更新医学理念和知识，保证医疗技术应用的科学性、合理性。

第二十一条　规范行医，严格遵循临床诊疗和技术规范，使用适宜诊疗技术和药物，因病施治，合理医疗，不隐瞒、误导或夸大病情，不过度医疗。

第二十二条 学习掌握人文医学知识，提高人文素质，对患者实行人文关怀，真诚、耐心与患者沟通。

第二十三条 认真执行医疗文书书写与管理制度，规范书写、妥善保存病历材料，不隐匿、伪造或违规涂改、销毁医学文书及有关资料，不违规签署医学证明文件。

第二十四条 依法履行医疗质量安全事件、传染病疫情、药品不良反应、食源性疾病和涉嫌伤害事件或非正常死亡等法定报告职责。

第二十五条 认真履行医师职责，积极救治，尽职尽责为患者服务，增强责任安全意识，努力防范和控制医疗责任差错事件。

第二十六条 严格遵守医疗技术临床应用管理规范和单位内部规定的医师执业等级权限，不违规临床应用新的医疗技术。

第二十七条 严格遵守药物和医疗技术临床试验有关规定，进行实验性临床医疗，应充分保障患者本人或其家属的知情同意权。

第五章 护士行为规范

第二十八条 不断更新知识，提高专业技术能力和综合素质，尊重关心爱护患者，保护患者的隐私，注重沟通，体现人文关怀，维护患者的健康权益。

第二十九条 严格落实各项规章制度，正确执行临床护理实践和护理技术规范，全面履行医学照顾、病情观察、协助诊疗、心理支持、健康教育和康复指导等护理职责，为患者提供安全优质的护理服务。

第三十条 工作严谨、慎独，对执业行为负责。发现患者病情危急，应立即通知医师；在紧急情况下为抢救垂危患者生命，应及时实施必要的紧急救护。

第三十一条 严格执行医嘱，发现医嘱违反法律、法规、规章或者临床诊疗技术规范，应及时与医师沟通或按规定报告。

第三十二条 按照要求及时准确、完整规范书写病历，认真管理，不伪造、隐匿或违规涂改、销毁病历。

第六章 药学技术人员行为规范

第三十三条 严格执行药品管理法律法规，科学指导合理用药，保障用药安全、有效。

第三十四条 认真履行处方调剂职责，坚持查对制度，按照操作规程调剂处方药品，不对处方所列药品擅自更改或代用。

第三十五条 严格履行处方合法性和用药适宜性审核职责。对用药不适宜的处方，及时告知处方医师确认或者重新开具；对严重不合理用药或者用药错误的，拒绝调剂。

第三十六条 协同医师做好药物使用遴选和患者用药适应证、使用禁忌、不良反应、注意事项和使用方法的解释说明，详尽解答用药疑问。

第三十七条 严格执行药品采购、验收、保管、供应等各项制度规定，不私自销售、使用非正常途径采购的药品，不违规为商业目的统方。

第三十八条 加强药品不良反应监测，自觉执行药品不良反应报告制度。

第七章 医技人员行为规范

第三十九条 认真履行职责，积极配合临床诊疗，实施人文关怀，尊重患者，保护患者隐私。

第四十条 爱护仪器设备，遵守各类操作规范，发现患者的检查项目不符合医学常规的，应及时与医师沟通。

第四十一条 正确运用医学术语，及时、准确出具检查、检验报告，提高准确率，不谎报数据，不伪造报告。发现检查检验结果达到危急值时，应及时提示医师注意。

第四十二条　指导和帮助患者配合检查，耐心帮助患者查询结果，对接触传染性物质或放射性物质的相关人员，进行告知并给予必要的防护。

第四十三条　合理采集、使用、保护、处置标本，不违规买卖标本，谋取不正当利益。

第八章　其他人员行为规范

第四十四条　热爱本职工作，认真履行岗位职责，增强为临床服务的意识，保障医疗机构正常运营。

第四十五条　刻苦学习，钻研技术，熟练掌握本职业务技能，认真执行各项具体工作制度和技术操作常规。

第四十六条　严格执行财务、物资、采购等管理制度，认真做好设备和物资的计划、采购、保管、报废等工作，廉洁奉公，不谋私利。

第四十七条　严格执行临床教学、科研有关管理规定，保证患者医疗安全和合法权益，指导实习及进修人员严格遵守服务范围，不越权越级行医。

第四十八条　严格执行医疗废物处理规定，不随意丢弃、倾倒、堆放、使用、买卖医疗废物。

第四十九条　严格执行信息安全和医疗数据保密制度，加强医院信息系统药品、高值耗材统计功能管理，不随意泄露、买卖医学信息。

第五十条　勤俭节约，爱护公物，落实安全生产管理措施，保持医疗机构环境卫生，为患者提供安全整洁、舒适便捷、秩序良好的就医环境。

第九章　实施与监督

第五十一条　医疗机构行政领导班子负责本规范的贯彻实施。主要责任人要以身作则，模范遵守本规范，同时抓好本单位的贯彻实施。

第五十二条　医疗机构相关职能部门协助行政领导班子抓好本规范的落实，纪检监察纠风部门负责对实施情况进行监督检查。

第五十三条　各级卫生行政部门要加强对辖区内各级各类医疗机构及其从业人员贯彻执行本规范的监督检查。

第五十四条　医疗卫生有关行业组织应结合自身职责，配合卫生行政部门做好本规范的贯彻实施，加强行业自律性管理。

第五十五条　医疗机构及其从业人员实施和执行本规范的情况，应列入医疗机构校验管理和医务人员年度考核、医德考评和医师定期考核的重要内容，作为医疗机构等级评审、医务人员职称晋升、评先评优的重要依据。

第五十六条　医疗机构从业人员违反本规范的，由所在单位视情节轻重，给予批评教育、通报批评、取消当年评优评职资格或低聘、缓聘、解职待聘、解聘。其中需要追究党纪、政纪责任的，由有关纪检监察部门按照党纪政纪案件的调查处理程序办理；需要给予行政处罚的，由有关卫生行政部门依法给予相应处罚；涉嫌犯罪的，移送司法机关依法处理。

第十章　附则

第五十七条　本规范适用于经注册在村级医疗卫生机构从业的乡村医生。

第五十八条　医疗机构内的实习人员、进修人员、签订劳动合同但尚未进行执业注册的人员和外包服务人员等，根据其在医疗机构内从事的工作性质和职业类别，参照相应人员分类执行本规范。

第五十九条　本规范由卫生部、国家中医药管理局、国家食品药品监督管理局负责解释。

第六十条　本规范自公布之日起施行。

希波克拉底誓言

（公元前 460—377）

仰赖医神阿波罗、埃斯克雷波斯及天地诸神为证，鄙人敬谨直誓，愿以自身能力及判断力所及，遵守此约。凡授我艺者，敬之如父母，作为终身同业伴侣，彼有急需，我接济之。视彼儿女，犹我兄弟，如欲受业，当免费并无条件传授之。凡我所知，无论口授书传，俱传之吾子与吾师之子及发誓遵守此约之生徒，此外不传与他人。

我愿尽余之能力与判断力所及，遵守为病家谋利益之信条，并检束一切堕落和害人行为，我不得将危害药品给予他人，并不作该项之指导，虽有人请求亦必不与之。尤不为妇人施堕胎手术。我愿以此纯洁与神圣之精神，终身执行我职务。凡患结石者，我不施手术，此则有待于专家为之。

无论至于何处，遇男或女，贵人及奴婢，我之唯一目的，为病家谋幸福，并检点吾身，不作各种害人及恶劣行为，尤不作诱奸之事。凡我所见所闻，无论有无业务关系，我认为应守秘密者，我愿保守秘密。倘使我严守上述誓言时，请求神祇让我生命与医术能得无上光荣，我苟违誓，天地鬼神实共殛之。

迈蒙尼提斯祷文

（1135—1208）

永生之上天既命予善顾世人之生命与健康，惟愿予爱护医道之心策予前进，无时或已。毋令贪欲、吝念、虚荣、名利侵扰予怀，盖此种种胥属真理与慈善之敌，足以使予受其诱惑而忘却为人类谋幸福之高尚目标。

愿吾视病人如受难之同胞。

愿天赐予以精力、时间与机会，俾得学业日进，见闻日广，盖知也无涯，涓涓日积，方成江河，目世间医术日新，觉今是而昨非，至明日又悟今日之非矣。

神乎，汝既命予善视世人之生死，则予谨以此身许职。于今为予之职业祷告上天：

事功艰且巨，愿神全我功。

若无神佑助，人力每有穷。

启我爱医术，复爱世间人。

存心好名利，真理日沉沦。

愿绝名利心，服务一念诚。

神清求体健，尽力医病人。

无分爱与憎，不问富与贫。

凡诸疾病者，一视如同仁。

胡佛兰德医德十二箴

（1762—1836 年）

1．医生活着不是为了自己，而是为了别人，这是职业的性质所决定的。不要追求名誉和个人利益，而要用忘我的工作来救活别人，救死扶伤，治病救人，不应怀有别的个人目的。

2．在病人面前，该考虑的仅仅是他的病情，而不是病人的地位和钱财。应该掂量一下有钱人的一撮金钱和穷人感激的泪水，你要的是哪一个？

3．在医疗实践中应当时刻记住病人是你服务的靶子，并不是你所摆弄的弓和箭，绝不能去玩弄他们。思想里不要有偏见，医疗中切勿眼光狭窄地去考虑问题。

4．把你那博学和时兴的东西搁在一边。学习如何通过你的言语和行动来赢得病人的信任。而这些并不是表面的、偶然的或是虚伪的。切不可口若悬河，故弄玄虚。

5．在晚上应当想一想白天所发生的一切事情，把你一天所得的经验和观察到的东西记录下来，这样做有利于病人，有益于社会。

6．一次慎重仔细的检查与查房比频繁而粗疏的检查好得多。不要怕降低你的威信而拒绝病人经常的邀请。

7．即使病入膏肓无药求治时，你还应该维持他的生命，解除当时的痛苦来尽你的义务。如果放弃就意味着不人道。当你不能救他时也应该去安慰他，要争取延长他的生命，哪怕是很短的时间，这是作为一个医生的应有表现。不要告诉病人他的病情情况已处于无望的情况。要通过你谨慎的言语和态度，来避免他对真实病情的猜测。

8．应尽可能地减少病人的医疗费用。当你救他生命的同时，而又拿走了他维持生活的费用，那有什么意思呢？

9．医生需要获得公众的好评。无论你有多大学问、多光彩的行为，除非你得到人民的信任，否则就不能获得大众有利的好评。你必须了解人和人们的心理状态，一个对生命感到兴趣的你，就应当听取朴质的真理。就应当承认丢面子的过失，这需要高贵的品质和善良的性格。避免闲扯，沉默更为好些。

不需要再告诉你了，你应该反对热衷赌博、酗酒、纵欲和为名誉而焦虑。

10．尊重和爱护你的同行。如不可能，最低限度也应该忍让，不要谈论别人，宣扬别人的不足是聪明人的耻辱。只言片语地谈论别人的缺点和小小的过失可能使别人名誉造成永久性损害，应当考虑到这种后果。

11．一次会诊不要请很多人，最多三名，要选合适的人参加，讨论中应该考虑的是病人的安全不必作其他的争论。

12．当一个病人离开他的经治医生来和你商量时，你不要欺瞒他，应叫他听原来医生的话，只有发现那医生违背原则并确在某方面的治疗有错误时，再去评论他，这才是公平的，特别在涉及对他的行为和素质的评论时更应如此。

南丁格尔誓约

（1820—1910 年）

余谨以至诚，于上帝及公众面前宣誓，终身纯洁，忠贞职守，竭力提高护理专业标准，勿为有损之事，勿取服或故用有害之药，慎守病人及家务之秘密，竭诚协助医师之诊治，务谋病者之福利。

纽伦堡法典

（1946）

这是审判纳粹战争罪犯的纽伦堡军事法庭决议中的一部分，这个牵涉到人体实验的十点声明，称为《纽伦堡法典》，它制定了关于人体实验的基本原则有二，一是必须利于社会，二是应该符合伦理道德和法律观点。这个文件精神在某种程度上被赫尔辛基宣言所接受，成为人体实验的指导方针。

受试者的自愿同意绝对必要。这意味着接受试验的合法权利，应该处于有选择自由的地位，不受任何势力的干涉、欺瞒、蒙蔽、挟持、哄骗或者其他某种隐蔽形式的压制或强迫；对于试验的项目有充分的知识和理解，足以作出肯定决定之前，必须让他知道试验的性质、期限和目的；试验方法及采取的手段；可以预料到的不便和危险；对其健康或可能参与实验的人的影响。

1. 确保同意的质量的义务和责任，落在每个发起、指导和从事这个实验的个人身上，这只是一种个人的义务和责任，并不是代表别人，自己却可以逍遥法外。

2. 实验应该收到对社会有利的富有成效的结果。

3. 对疾病的自然历史和别的问题有所了解的基础上，经过研究，参加实验的结果将证实原来的实验是正确的。

4. 实验进行必须力求避免在肉体和精神上的痛苦和创伤。

5. 事先就有理由相信会发生死亡或残废的实验一律不得进行，除了实验的医生自己也成为试验者的实验不在此限。

6. 实验的危险性，不能超过实验所解决的人道主义的重要性。

7. 必须作好充分准备和有足够能力保护受试者排除哪怕是微之又微的创伤、残废和死亡的可能性。

8. 实验只能由在学科上合格的人进行。进行实验的人员，在实验的每一阶段都大概有极高技术和管理。

9. 当受试者在实验过程中，已经到达这样的肉体与精神的继续进行状态，即已经不可能的时候，完全有停止实验的自由。

10. 在实验过程中，主持实验的科学工作者，如果他有几分理由相信即使操作是诚心诚意的，技术也是高超的，判断是审慎的，但是实验继续进行，受试者照样还在出现创伤、残废和死亡的时候，必须随时中断实验。

日内瓦宣言

（1949 年）

医学伦理学的日内瓦会议章程——1949 年国际医学会采用了 Hippocrates 氏誓言的新译文而命名。内容如下：

我庄严地宣誓终生为人类服务；

我衷心感谢和尊敬我的老师；

我忠实地、庄严地从事我的职业；

我把病人的健康放在第一位；

我对于我所知道的事情负责保密；

我在力所能及范围内努力保持医学界的荣誉和优良传统；

我把同事看做自己的兄弟；

我对我的病人不论宗教信仰、国籍、种族、政治 党派或社会地位，同样对待；

我要保持对人类生命最大的关心，即使受到威胁也不例外；

我决不用我的医学知识作违反人道的事情；

我庄严地、自愿地和忠实地作出这些诺言。

世界医学会国际医德守则

（1949 年）

医生的一般职责

医生必须在技术上精益求精。

行医不能唯利是图。

有下列行为，一律都作不道德论：

（1）登广告宣扬自己，但该国医德守则允许者不在此限。

（2）行医往来，医生丧失了职业的独立性。

（3）替人治病，除了正当的专业收费外，收取任何病人的分外诊金，即使出于病人志愿。

一切行动或建议，只许符合人类的利益，不得有损人类肉体和精神的抵抗力。

一个医生公布新发现或新疗法时，不得草率从事。

一个医生只能确定或证实经过本人核实的事情。

医生对病人的职责

医生必须谨记（从人体受孕时起）保持人类生命的责任。（治疗性流产只能在医生主张，而本国法律又允许之下进行）

一个医生必须对病人付出全部忠心和全部科学知识，不论何种检查或治疗，如果医生能力有限，必须另请高明。

由于病人信任，一个医生必须绝对保守所知的病人隐私。

一个医生必须把抢救病人当做一种人道主义的责任，除非他确信别人愿意，而且有能力进行抢救。

医生对医生的责任

一个医生必须对同事有礼貌，正如同事必须对他礼貌。

一个医生不要挖走同事的病人。

一个医生必须遵守世界医学会通过的《日内瓦宣言》。

护士伦理学国际法

护士伦理学的国际章程——1953 年国际护士学会拟订，1956 年修订。

内容如下：护士为病人服务，负责创造一个促进恢复健康的物质的、社会的和精神的环境，并以教育和示范的方法侧重于预防和增进健康。她们担任个人、家庭和社会的保健工作，并与其他保健人员取得合作。

护士的基本作用是为人类服务，这也是护士职业存在的原因。护理专业的需要是世界性的。护士职业是建立在人类需要的基础上，因此，它不受国籍、种族、信仰、外貌、政治信仰和社会地位的限制。

护士对于人类的必要的自由和保持人类生命的基本信念贯串在章程中，所有的护士都必须知道 1949 年日内瓦会议规定的红十字会章程和她们的权利和义务。

1．护士的基本职责有三个方面：保护生命，减轻痛苦，增进健康。

2．护士必须始终坚持高标准的护理工作和职业作风。

3．护士对工作不仅要有充分准备，而且必须保持高水平的知识和技能。

4．尊重病人的宗教信仰。

5．护士对病人的个人情况负责保密。

6．护士不仅知道自己的职责，也要明确工作范围；没有医嘱，护士不应给药物治疗，除非在紧急情况下，给药后应及时向医生汇报。

7．护士有责任认真忠实地执行医嘱，并拒绝参与不道德行为。

8．护士应该信任医生和其他保健人员，对同事中的不道德行为必须反映，但只应反映给上级领导。

9．护士只能接受合同上规定的合理的报酬。

10．不准许把护士的名字和生产广告联系，也不准许与任何形式的私人广告相联系。

11．护士要和护理同事以及从事其他职务的同事合作并保持和谐的关系。

12．护士应信守个人伦理学标准，它反映了职业的荣誉。

13．在个人行动上，护士不应有意地违反她所生活和工作环境的社会行为标准。

14．护士参与并与其他公民、其他职业人员共同负责，努力供给公共的、地方的、国家的、国际的保健要求。

赫尔辛基宣言

（Declaration of Helsinki, Ethical Principles for Medical Research Involving Human Subjects, 2008, World Medical Association）

涉及人类受试者的医学研究伦理原则

注：2008 年 10 月第 59 届世界医学大会通过了《赫尔辛基宣言》修正版，这是宣言自 1964 年首次发布以来的第六次修正（2002 年和 2004 年分别对第 29 条和 30 条进行了补充），修正版扩展了宣言的适用对象，重申并进一步澄清了基本原则和内容，加强了对受试者的权利保护，同时还增加了临床试验数据注册和使用人体组织时的同意等新内容，提高了人体医学研究的伦理标准。

《赫尔辛基宣言》全称《世界医学协会赫尔辛基宣言》，该宣言制定了涉及人体对象医学研究的道德原则，是一份包括以人作为受试对象的生物医学研究的伦理原则和限制条件，也是关于人体试验的第二个国际文件，比《纽伦堡法典》更加全面、具体和完善。

修订

赫尔辛基宣言在第 18 届世界医学协会联合大会（赫尔辛基，芬兰，1964 年 6 月）采用，并在下列联合大会中进行了修订：

· 第 29 届世界医学协会联合大会，东京，日本，1975 年 10 月
· 第 35 届世界医学协会联合大会，威尼斯，意大利，1983 年 10 月
· 第 41 届世界医学协会联合大会，香港，1989 年 9 月
· 第 48 届世界医学协会联合大会，西索莫塞特（Somerset West），南非，1996 年 10 月
· 第 52 届世界医学协会联合大会，爱丁堡，苏格兰，2000 年 10 月
· 第 53 届世界医学协会联合大会，华盛顿，美国，2002 年
· 第 55 届世界医学协会联合大会，东京，日本，2004 年
· 第 59 届世界医学协会联合大会，首尔，韩国，2008 年 10 月

前言

1. 世界医学会（WMA）制订了《赫尔辛基宣言》，作为涉及人类受试者的医学研究的伦理原则。涉及人类受试者的医学研究包括利用可鉴定身份的人体材料和数据所进行的研究。

《赫尔辛基宣言》应作整体解读，它的每一个组成段落都不应该在不考虑其他相关段落的情况下使用。

2. 虽然宣言主要以医生为对象，但世界医学会鼓励参与涉及人类受试者的医学研究的其他人遵守这些原则。

3. 促进和维护病人，包括那些参与医学研究的人的健康是医生的义务。医生应奉献其知

识和良知以履行这一义务。

4．世界医学会的《日内瓦宣言》将"我的病人的健康将是我的首要考虑"这些话约束医生，《国际医学伦理学准则》也宣布："医生应当根据病人的最佳利益向病人提供医疗。"

5．医学的进步是以研究为基础的，这些研究最终必须包括涉及人类受试者的研究。那些在医学研究中没有充分代表的人群也应该获得适当参与研究的机会。

6．在涉及人类受试者的医学研究中，个体研究受试者的安康必须优于其他所有利益。

7．涉及人类受试者的医学研究的主要目的是理解疾病的原因、发展和结果，改进预防、诊断和治疗的干预措施（方法、程序和处理）。即使是当前最佳的预防、诊断和治疗措施也必须通过研究继续评估它们的安全性、有效性、效能、可达性和质量。

8．在医学实践和医学研究中，大多数预防、诊断和治疗措施都包含风险和负担。

9．医学研究必须遵守的伦理标准是，促进对人类受试者的尊重并保护他们的健康和权利。有些研究人群尤其脆弱，需要特别的保护。这些脆弱人群包括那些自己不能作出同意或不同意的人群，以及那些容易受到胁迫或受到不正当影响的人群。

10．医生既应当考虑自己国家关于涉及人类受试者研究的伦理、法律与管理规范和标准，也应当考虑相应的国际规范和标准。任何国家性的或国际性的伦理、法律或管理规定，都不得削弱或取消本宣言提出的对人类受试者的任何保护。

医学研究的基本原则

11．在医学研究中，医生有责任保护研究受试者的生命、健康、尊严、完整性、自我决定权、隐私，以及为研究受试者的个人信息保密。

12．涉及人类受试者的医学研究必须遵循普遍接受的科学原则，必须建立在对科学文献和其他相关信息的全面了解的基础上，必须以充分的实验室实验和恰当的动物实验为基础。必须尊重研究中所使用的动物的福利。

13．在进行有可能危害环境的医学研究的过程中，必须谨慎从事。

14．涉及人类受试者的每一项研究的设计和实施必须在研究方案中予以清晰的说明。方案应该包含一项关于伦理考虑的说明，应该指出本宣言所阐述的原则如何贯彻执行。方案应该包括下列信息：研究的资金来源、资助者、所属单位、其它潜在的利益冲突、对受试者的激励，以及对那些由于参加研究而遭受伤害的受试者提供的治疗和／或补偿。方案应该说明，在研究结束后如何为研究受试者提供本研究确定为有益的干预措施或其他相应的治疗受益。

15．在研究开始前，研究方案必须提交给研究伦理委员会进行考虑、评论、指导和批准。该委员会必须独立于研究者、资助者，也不应受到其他不当的影响。该委员会必须考虑进行研究的所在国的法律和条例，以及相应的国际准则或标准，但不可允许这些削弱或取消本宣言所提出的对研究受试者的保护。该委员会必须拥有监测正在进行的研究的权利。研究者必须向该委员会提供监测信息，尤其是有关任何严重不良事件的信息。如果没有委员会的考虑和批准，研究方案不可更改。

16．只有受过恰当的科学训练并合格的人员才可以进行涉及人类受试者的医学研究。在病人或健康志愿者身上进行的研究要求接受有资格且有能力的医生或其他医疗卫生专业人员的监督。保护研究受试者的责任必须始终由医生和其他医疗卫生专业人员承担，而绝不是由研究受试者承担，即使他们给予了同意。

17．仅当医学研究为了弱势或脆弱人群或社区的健康需要和优先事项，且该人群或社区有合理的可能从研究结果中获益时，涉及这些人群或社区人群的医学研究才是正当的。

18．每一项涉及人类受试者的医学研究开始前，都必须仔细评估对参与研究的个人和社区带来的可预测的风险和负担，并将其与给受试者以及受所研究疾病影响的其他个人和社区带来的可预见受益进行比较。

19．在招募第一个受试者之前，每一项临床试验都必须在公开可及的数据库中注册。

20．除非医生确信参与研究的风险已得到充分评估且能得到满意处理，医生不可进行涉及人类受试者的研究。当医生发现风险超过了潜在的受益，或已经得到阳性和有利结果的结论性证据时，医生必须立即停止研究。

21．只有当研究目的的重要性超过给研究受试者带来的风险和负担时，涉及人类受试者的医学研究才可进行。

22．有行为能力的人作为受试参加医学研究必须是自愿的。虽然征询家庭成员或社区领导人的意见可能是合适的，但除非有行为能力的受试本人自由同意，否则他／她不可以被征召参加医学研究。

23．必须采取各种预防措施以保护研究受试者的隐私，必须对他们的个人信息给予保密，以及必须将研究对他们身体、精神和社会完整性的影响最小化。

24．在涉及有行为能力的受试者的医学研究中，每个潜在的受试者都必须被充分告知研究目的、方法、资金来源、任何可能的利益冲突、研究者所属单位、研究的预期受益和潜在风险、研究可能引起的不适以及任何其他相关方面。必须告知潜在的受试者，他们有权拒绝参加研究，或有权在任何时候撤回参与研究的同意而不受报复。应该特别注意个体的潜在的受试者的特殊信息要求和传递信息所用方法。在确保潜在的受试者理解信息之后，医生或另一个具备合适资质的人必须获得潜在的受试者自由给出的知情同意，最好是书面同意。如果不能用书面表达同意，那么非书面同意必须正式记录在案，并有证人作证。

25．对于使用可识别身份的人体材料或数据进行的医学研究，医生必须按正规程序征得受试者对于采集、分析、储存和／或再使用材料和数据的同意。在获取参与这类研究的同意不可能或不现实，或会给研究的有效性带来威胁的情况，只有经过研究伦理委员会的考虑和批准后，研究才可进行。

26．在征得参与研究的知情同意时，如果潜在的受试者与医生有依赖关系，或者可能在胁迫下同意，则医生应该特别谨慎。在这种情形下，应该由一位完全独立于这种关系的具有合适资质的人员去征得知情同意。

27．对于一个无行为能力的潜在受试者，医生必须从合法授权的代表那里征得知情同意。不可将这些人包括在对他们不可能受益的研究内，除非这项研究意在促进这些潜在受试者所代表的人群的健康；该研究不能在有行为能力的人身上进行；以及该研究只包含最低程度的风险和最低程度的负担。

28．当一个无行为能力的潜在受试者能够赞同参与研究的决定时，除了获得合法授权代表的同意外，医生必须获得这种赞同，潜在的受试者的同意。潜在受试者的不同意应该得到尊重。

29．受试者在身体或精神上不能给予同意，例如无意识的病人，那么仅当使这些受试者不能给出知情同意的身体或精神上的病情是研究人群必须具备的特征时，涉及这类受试者的研究才可进行。在这种情况下，医生应该从法律授权代表那里征得知情同意。如果没有这样的代表，并且该研究不能被推迟，那么这项研究可以在没有知情同意的情况下进行，如果在研究方案中已经说明为什么要那些具有使他们不能给予知情同意的病情的受试着参与研究的特殊理由，且该研究已经被研究伦理委员会批准。应尽快从受试者或其法律授权代表那里征得继续参与这项研究的同意。

30．作者、编辑和出版者在发表研究结果的时候都有伦理义务。作者有义务使他们在人类受试者身上进行的研究的结果公开可得，对他们报告的结果的完整性和准确性负责。他们应该坚持公认的合乎伦理的报告原则。阴性结果、不能给出明确结论的结果和阳性结果均应发表或使其能公开可得。资金来源、所属单位和利益冲突都应该在发表的时候说明。不符合本宣言原则的研究报告不应该被接受和发表。

与医疗相结合的医学研究应遵循的附加原则

31．医生只有在以下条件下可以把医学研究和医疗结合起来：研究的潜在预防、诊断或治疗的价值可证明此研究正当，而且医生有很好的理由相信，参加这项研究不会给作为研究受试的病人的健康带来不良影响。

32．对新的干预措施的受益、风险、负担和有效性的检验必须与当前经过证明的最佳干预措施相比较，但以下情况可以例外：当不存在当前经过证明的干预措施时，安慰剂或不治疗是可以接受的；或由于令人信服的或科学上有根据的方法学理由，有必要使用安慰剂来确定一项干预措施的疗效或安全性，而且接受安慰剂或无治疗的病人不会遭受任何严重的或不可逆的伤害的风险。必须给予特别的关怀以避免造成这种选项的滥用。

33．研究结束时，参加研究的病人应被告知研究的结果，分享由此获得的任何受益，例如获得本次研究确定的有益干预措施或其他相应的治疗或受益。

34．医生必须充分告知病人医疗中的哪些方面与研究有关。医生绝不能因为病人拒绝参与研究或决定退出研究而影响医患关系。

35．在治疗病人的过程中，当不存在经过证明的干预措施或这些干预措施无效时，如果根据医生的判断，一项未经证明的干预措施有挽救生命、恢复健康或减轻痛苦的希望，医生在取得专家的建议后，获得病人或其合法授权代表的知情同意，可以使用这种未经证明的干预。可能时，应该对该项干预进行研究，旨在评价其安全性和有效性。在任何情况下，新的信息都应该被记录下来，并且在适当时候使其公开可及。

悉尼宣言

（1968）

1．在大多数国家，死亡时间的确定将继续是医师的法律责任。通常，他可以用所有医师均知晓的经典的标准无需特别帮助地确定病人的死亡。

2．然而近代的医学实践使得进一步研究死亡时间成为必要。（1）有能力人工地维持含氧血液循环通过不可恢复性损伤的组织。（2）尸体器官的应用，如作移植用的心或肾脏。

3．问题的复杂性在于：死亡是在细胞水平上的逐渐的过程。组织对于供氧断绝的耐受能力是不同的，但是临床的兴趣并不在于维持孤立的细胞而在于病人的命运。这里，不同细胞或组织的死亡时刻不是那么重要的。因为不管采用什么复苏技术，生命总归确定无疑的不可恢复了。

4. 死亡的确立应建立在临床诊断和必要时的辅助诊断上，近来最有帮助的是脑电图。然而还没有一种技术性的标准完全满足目前医学的状况，也没有一种技术操作能取代医师的全面临床判断。若涉及器官移植那么应由两名以上医师作出死亡诊断，而且医生对死亡的决定不能与移植手术发生直接的联系。

5. 人的死亡时刻的确定使得停止抢救在伦理上被许可，并如果履行了通行的法律，则在法律允许的国家内从尸体中取出器官被许可。

不可逆性昏迷的哈佛标准

（1968）

丧失了功能，而且没有可能重新恢复功能的器官（无论是脑或其他器官），实际上是死亡的器官。首要的问题是确定脑功能永远丧失的特征。

处于脑功能永远丧失这一状态中的病人，呈现深昏迷。通过下列 1、2、3 点，可以满意地对此一情况作出诊断。脑电图则提供确诊此一情况的资料（第 4 点）。因此，当有条件进行脑电图检查时，应利用该项检查。在由于某些原因不能进行脑电图监测的情况下，则可单纯依据脑电图循环停止（由视网膜血管中血液停滞予以判定）或心脏活动停止来确认脑功能丧失。

1. 无感知和无反应：患者对外部施加的刺激以及内部的需要全部不能感知，而且全然没有反应，此即不可逆性昏迷的定义。即使施加最强烈的疼痛刺激，病人也没有声响或其他反应，连呻吟一声、伸伸四肢或呼吸加速都没有。

2. 没有运动或呼吸：病人无自主肌肉运动，或无自主呼吸，或对诸如疼痛、角膜、声音、光亮等刺激无反应。上述现象的存在，医生至少必须自始至终观察一小时以上才符合标准。病人戴呼吸器后，确定自主呼吸完全消失的方法是，取去呼吸器 3 分钟并观察病人是否有自主呼吸的表现（只有在病人的二氧化碳张力的正常范围之内，以及已经呼吸了室内空气20 分钟以上的条件下，才可以取去病人的呼吸器）。

3. 反射缺如：诱导反射缺如，可以部分证实患者存在着中枢神经系统活动消失的不可逆性昏迷。患者的瞳孔固定、扩大以及直接反射消失。由于在临床实践中，可以确切识别出瞳孔固定、扩大这一体征，因此，一旦出现此一体征，则是可靠的。眼球运动（转动头部和向耳中灌注冰水）以及眨眼消失。无体位运动（如大脑或其他）证据。舌咽、呵欠、发声音终止，角膜和食道反射消失。

一般说来，不能引出腱反射，例如用叩诊锤敲二头肌、三头肌和前旋肌、四头肌、腓肠肌的肌腱，不能引起相应肌肉收缩，对跖刺激或有害刺激没有反应。

4. 脑电图平直：脑电图平直或等电位确诊"不可逆性昏迷"具有极大的价值。作此检查时，必须正确地安放电极，脑电图仪运转正常，而且操作者能胜任此一工作。应该说，在脑电图仪器上留一波道供作心电图是明智的做法，该波道将用以监测心电变化。例如由于高电阻，使脑电图中出现心电变化，那么留出的是可以方便地识别这一情况，而且还可于脑电图像消失时，证实心脏活动的存在，我们推荐将另一波道用作非头部导联，这样可以测知空间或振动产生的假象，并将这些假象鉴别出来，这种非头部监测电极最简单的形式，是置放于手（最好是右手）背之上的两个导联，它可以使心电减弱或消失，既然安放非头部监测导联的要求之一是肌肉不活动，那么这两个手背电极就不会受肌肉活动产生的假象所干扰。脑电图仪应在标准增益 10uV/mm 或 50uV/5mm 下工作。在双倍于标准增益（5uV/mm 或 25uV/mm）情况下，脑电图仪等电位。记录脑电图 10 分钟即可，不过记录 20 分钟则更好 。

也有人提议，将某一点上的增益开大至最大的调幅，并持续短暂的时间（5 ～ 10 秒），以便观察脑电图像上发生的情况。通常在特护室，脑电图上将满布假象，然而这些假象容易识别。噪音和挤压在脑电图上会有反应。

上述所有试验至少应于 24 小时之后毫不走样地重复进行。除了病人处于低温（体温 < 90CF（32.2C）或中枢神经系统抑制（如给巴比妥类药物）这两种情况外，脑电图平直可以作为不可逆性脑损害的确切证据。

国际护理学会护士守则

（1973 年）

护士的基本任务有四个方面：增进健康，预防疾病，恢复健康和减轻痛苦。

护理的需要是带全人类性的。护理从本质上说是尊重人的生命，尊重人的尊严和尊重人的权利。不论国籍、种族、主义、肤色、年龄、政治或 社会地位，一律不受限制。

护士们给个人、家庭和社会提供卫生服务，并与有关的群体 进行协作。

护士和人民

护士的主要任务是向那些要求护理的人负责。

护士作护理时，要尊重个人的信仰、价值和风俗习惯。

护士要保守个人的秘密，在散播这些秘密时必须作出判断。

护士与实践

护士个人执行的任务 就是护理，必须坚持学习，做一个称职的护士。

护士要在特殊情况下仍保持高标准护理。

护士在接受或代行一项任务时，必须对自己的资格作出判断。

护士在作为一种职业力量起作用时，个人行动必须时刻保持能反映职业荣誉的标准。

护士与社会

护士们要和其他公民一齐分担任务，发起并支持满足公众的卫生和社会需要的行动。

护士与合作者

护士在护理及其他方面，跟合作者保持共事关系。当护理工作受到合作者或某些人威胁的时候，护士要采取适当措施以保卫个人。

护士和职业

在护理工作和护理教育中，在决定或补充某些理想的标准时，护士起主要作用。

在培养职业知识核心方面，护士起积极作用。

护士通过职业社团，参与建立和保持护理工作中公平的社会和经济方面的工作条件。

东京宣言

（1975）

关于对拘留犯和囚犯折磨、其他虐待、非人道对待和惩罚时，医师的行为准则。

本宣言为 29 届世界医学大会 1975.10. 东京会议所采纳。

序言：

实行人道主义而行医，一视同仁地保护和恢复人体和精神的健康，去除病人的痛苦是医师的特有权利。即使在受到威胁的情况下也对人的生命给予最大的尊重并决不应用医学知识作为相反于人道法律的事。

本宣言认为折磨定义为精心策划的、有系统的或肆意的给以躯体的或精神的刑罚。无论是个人或多人施行的或根据任何权势施行的强迫他人供出情报、坦白供认等行为。

宣言：

1. 不论受害者受什么嫌疑、指控或认什么罪，也不论受害者的信仰或动机如何，医师在任何情况下决不赞助、容忍或参与折磨行为、虐待或非人道的行为，包括引起军事冲突和内战。

2. 医师决不提供允诺、器械、物资或知识帮助折磨行为或其他虐待、非人道地对待受害者或降低受害者的抵抗能力。

3. 医师决不参与任何折磨、虐待、非人道对待的应用或威胁。

4. 医师对其医疗的病人有医疗的责任。在作治疗决定时是完全自主的。医师的基本任务是减轻他的病人的痛苦并不得有任何个人的、集体的或政治的动机反对这一崇高的目的。

5. 当囚犯绝食时，医生认为可能形成伤害和作出后果的合理判断时，不得给予人工饲喂。囚犯有无作出决定的能力需有至少两位医师作出独立的证实性的判断。医师应向囚犯作绝食后果的解释。

6. 世界医学会将支持、鼓励国际组织、各国医学会和医师，并当这些医师和其家属面临威胁或因拒绝容忍折磨或其他形式的虐待、非人道的对待而面临报复时支持他们。

夏威夷宣言

（1977 年在夏威夷召开的第六届世界精神病学大会上一致通过）

人类社会自有文化以来，道德一直是医疗技术的重要组成部分。在现实生活中，医生持有不同的观念，医生与病人间的关系复杂。由于可能用精神病学知识、技术作出违反人道原则的事情，今天比以往更有必要为精神科医生订出一套高尚的道德标准。

精神科医生作为一个医务工作者和社会成员，应探讨精神病学的特殊道德含义，提出对自己道德要求，明确自己的社会责任。

为了制订本专业的道德内容，以指导和帮助各精神科医生树立应有的道德标准，特作如下规定：

1. 精神病学的宗旨是促进精神健康，恢复病人处理生活的能力。精神科医生应遵循公认的科学、道德和社会公益原则，尽最大努力为病人的切身利益服务。为此目的，需要对保健人员、病人及广大公众进行不断的宣传教育工作用。

2. 每个病人应得到可能好的治疗，治疗中要尊重病人的人格。维护其对生命和健康的自主权利。精神科医生应对病人的医疗负责，并有责任对病人进行合乎标准的管理和教育。必要时，或病人提出的合理要求难以满足，精神科医生即应向更富有经验的医生征求意见或请会诊，以免贻误病情。

3．病人与精神科医生的治疗关系应建立在彼此同意的基础上。这就要求做到相互信任，开诚布公，合作及彼此负责。病重者若不能建立这种关系，也应像给儿童进行治疗那样，同病人的亲属或为病人所能接受的人进行联系。如果病人和医生关系的建立并非出于治疗目的，例如在司法精神病业务中所遇到的则应向所涉及的人员如实说明此种关系性质。

4．精神科医生应把病情的性质、拟作出的诊断、治疗措施，包括可能的变化以及预后告知病人。告知时应全面考虑，使病人有机会作出适当的选择。

5．不能对病人进行违反其本人意愿的治疗，除非病人因病重不能表达自己的意愿，或对旁人构成严重威胁。在此情况下，可以也应该施以强迫治疗，但必须考虑病人的切身利益，且在一段适当的时间后，再取得其同意；只要可能，就应取得病人或亲属的同意。

6．当上述促使强迫治疗势在必行的情况不再存在时，就应释放病人，除非病人自愿继续治疗。在执行强迫治疗和隔离期间，应由独立或中立的法律团体，允许病人通过代理人向该团体提出申诉，不受医院工作人员或其他任何病人的阻挠。

7．精神科医生绝不能利用职权对任何个人或集体滥施治疗。也绝不允许不适当的私人欲望、感情或偏见来影响治疗。精神科医生不应对没有精神病的人采用强迫的精神病治疗。如病人或第三者的要求违反科学或道德原则，精神科医生应如实告知病人。

8．精神科医生从病人那里获悉的谈话内容，在检查或治疗过程中得到的资料均予以保密，不得公布，要公布得征求病人同意，或因别人的普遍理解的重要原因，公布后随即通知病人有关泄密内容。

9．为了增长精神病知识和传授技术，有时需要病人参与其事。在病人服务于教学，将其病例公布时，应先征得同意，并应采取措施，不公布姓名，保护病人的名誉。在临床研究和治疗中，每个病人都应得到尽可能好的照料，把治疗的目的、过程、危险性及不利之处全部都告诉病人后，接受与否，应根据自愿。对治疗中的危险及不利之处与研究的可能收获，应作适度的估计。儿童或其他不能表态的病人，应征得其亲属同意。

10．每个病人或研究对象在自愿参加的任何治疗、教学和项目中，可因任何理由在任何时候自由退出。此种退出或拒绝，不应影响精神科医生继续对此病人进行帮助。

凡违反本宣言原则的治疗、教学或科研计划，精神科医生应拒绝执行。

世界人类基因组与人权宣言

（1977年）

A．人的尊严与人类基因组

第一条　人类基因组意味着人类家庭所有成员的根本上是统一的也意味着对其固有的尊严和多样性的承认。象征地说，它是人类的遗产。

第二条

a）每个人都有权使其尊严和权利受到尊重，不管其具有什么样的遗传特征。

b）这种尊严要求不能把个人简单地归结为遗传特征，并要求尊重其独一无二的特点和多样性。

第三条　具有演变性的人类基因组易发生突变。它包含着一些因每个人的自然和社会环境，尤其是健康状况、生活条件、营养与教育不同而表现形式不同的潜能。

第四条　自然状态的人类基因组不应产生经济效益。

B．有关人员的权利

第五条

a）只有在对有关的潜在危险的好处进行严格的事先评估后，并根据国家法律的其他各项规定，才能进行针对其个人的基因组的研究治疗或诊断。

b）在各种情况下，均应得到有关人员的事先、自愿和明确同意，如有关人员不能表态，则应由法律从其最高利益出发予以同意或授权。

c）每个人均有权决定是否要知道一项遗传学检查的结果及其影响，这种权利应受到尊重。

d）在进行研究的情况下，应根据这方面实行的国家和国际准则或指导方针，对研究方案进行事先评价。

e）按法律规定，如有关个人不具备表示同意的能力，除法律授权和规定的保护措施外，只有在其对健康直接有益的情况下，才能对其基因组进行研究。一项无法预计对有关人员的健康是否直接有益的研究只有在特殊情况下才能十分谨慎地进行。而且要注意使有关人员冒最小的风险、受最小的限制，但条件是这项研究应有利于属于同一年龄组成具有相同遗传条件的其他人的健康，而且符合法律规定的条件及保护有关人员个人权利的原则。

第六条

任何人都不应因其遗传特征而受到歧视，因此类歧视的目的或作用均危及他的人权的基本自由以及对其尊严的承认。

第七条

为研究或其他任何目的而保存或处理的与可识别之个人有关的遗传数据应按法律规定的条件予以保密。

第八条

任何人都有权根据国际法和国内法对直接和主要因对其基因组施行手术而受到的任何损失要求公正合理的赔偿。

第九条

为了保护人权和基本自由，只能由法律根据迫切需要并在国际公法和国际人权法的范围内，对同意和保密原则予以限制。

C．人类基因组的研究

第十条

任何有关人类基因组及其应用方面的研究，尤其是生物学、遗传学和医学方面的研究，都必须以尊重个人的、或在某种情况下尊重有关群体的人权、基本自由和人的尊严为前提。

第十一条

违背人的尊严的一些做法，如用克隆技术繁衍人的做法，是不能允许的。要求各国和各有关国际组织进行合作，以便根据《宣言》所陈述的原则，鉴别这些做法，并在国家和国际一级采取各种必要的措施。

第十二条

a）每个人都应本着尊重其尊严和权利的精神，利用生物学、遗传学和医学在人类基因组方面的进步。

b）知识进步所必需的研究自由取决于思想自由。有关人类基因组研究的应用，特别是在生物学、遗传学和医学方面的应用，均应以减轻每个人及全人类的痛苦和改善其健康状况为目的。

D. 从事科学活动的条件

第十三条

鉴于对人类基因组进行研究的伦理和社会影响，在从事这一研究的范围内，应特别注意研究人员从事活动所固有的职责，尤其是在进行研究及介绍和利用其研究成果时的严格、谨慎、诚实和正直态度。公立和私立部门科学政策方面的决策者在这方面也负有特殊的责任。

第十四条

各国均应采取适当的措施，以便在本《宣言》所规定的原则范围内，促成有利于自由从事人类基因组研究活动的精神和物质条件，并考虑这些研究会产生的伦理、法律、社会和经济影响。

第十五条

各国均应采取适当的措施，确定在遵守本《宣言》所规定之原则的情况下，自由从事人类基因组研究活动的范围，以确保尊重人权、基本自由和人的尊严，以及维护公众的健康。各国应努力确保这些研究的成果不用于非和平目的。

第十六条

各国应承认在有关各级促使建立有利于独立的、多学科和多元化的伦理委员会有利于人类基因组研究及其应用所造成的伦理、法律和社会问题进行评估。

E. 团结互助与国际合作

第十七条

各国应尊重和促进对那些特别易患或已患遗传性疾病或残疾的个人、家庭或居民积极履行团结互助的义务。各国特别应鼓励进行旨在鉴别、预防和治疗遗传性疾病或受遗传影响的疾病，尤其是罕见病和使全世界许多人感到痛苦不安的地方病的研究工作。

第十八条

各国应在遵守本《宣言》所规定之原则的情况下，努力继续促进在国际上传播关于人类基因组、人的多样性和遗传学研究方面的科学知识，并促进这方面的科学文化合作，尤其是工业化国家和发展中国家之间的合作。

第十九条

a) 在发展中国家进行国际合作的范围内，各国应激励采取以下措施：

1) 对为所欲为的行为进行预防，对人类基因组研究的危险和好处进行评估；

2) 根据发展中国家的具体问题，扩大和提高进行人类生物学和遗传学研究的能力；

3) 发展中国家利用科学技术研究成果，促进有利于所有人的经济和社会进步；

4) 自由交流生物学、遗传学和医学领域的科学知识与信息。

b) 各有关国际组织应支持和鼓励各国为上述目的所采取的措施。

F. 宣传《宣言》的各项原则

第二十条

各国应采取适当措施，通过教育和各种相关的手段，尤其通过若干跨学科领域中的研究和培训，以及促进各级生物伦理学教育，特别是面向科学政策负责人的生物伦理学教育，来宣传《宣言》中阐述的各项原则。

第二十一条

各国应采取适当措施，鼓励开展其他各种研究、培训和信息传播活动，进一步提高整个社会极其每个成员面对生物学、遗传学和医学领域的研究及其应用可能提出的维护人的尊严的各种根本问题而应承担的责任的认识。各国还应就该问题促进在国际上开展广泛的辩论，确保各种社会文化、宗教和哲学思想的自由表达。

G.《宣言》的实施

第二十二条

各国应努力宣传《宣言》中阐述的各项原则，并采取一切适当措施促进这些原则的实施。

第二十三条

各国应采取适当措施，通过教育、培训和信息传播，促进人们的尊重、承认和有效执行上述各项原则。各国还应鼓励现有的、独立的伦理学委员会之间的交流联网，以促进它们之间的合作。

第二十四条

教科文组织国际生物伦理学委员会应努力传播本《宣言》所述原则和深入研究由于这些原则的执行和有关技术的变化而提出的各种问题。它应组织与有关方面，如与各个易受伤害群体的有益的磋商。它应根据教科文组织的法定程序向大会提出建议，并就《宣言》的落实工作，特别是就鉴别那些可能违背人的尊严的做法，如对生殖细胞系进行干预的做法提出意见。

第二十五条

本《宣言》中的任何一条规定都不能被解释为可由某一国家、团体或个人以某种方式用来开展违反人权和基本自由，包括违反本《宣言》所述原则的某项活动或行动。

HUGO 伦理委员会关于克隆的声明

（1999 年）

前言

"克隆"这个术语在一般意义上用来指用无性生殖产生个体有机体或细胞的遗传拷贝，涉及一系列技术，包括胚胎分裂；将体细胞转移到去核卵；以及用细胞培养建立来源于一个体细胞的细胞系。克隆的类型也可按照所说的有机体和该项技术用于的目的而加以区分。例如，人的克隆（human cloning）可按照克隆的目的再分为生殖性克隆、基础性研究和治疗性克隆。

HUGO 伦理委员会致力于探讨人类基因组同体和他们在其中工作的社会最关注的问题。应用于其他生命形态的克隆对人类基因组研究的含义也有相关意义。

委员会认识到实施克隆和胚胎试验时自然规律的变异。它关注在它的"关于遗传研究正当行为的声明"中概括的四项原则：

· 认识到人类基因组是人类共同遗产的一部分；

· 坚持人权的国际规范；

· 尊重参与者的价值、传统、文化和完整性；

· 承认和坚持人类的尊严和自由。

HUGO 伦理委员会建议：

1. 动物克隆

动物克隆应该遵循与其他动物实验一样的有关动物福利的原则。克隆动物的目的应该明确规定，程序应该符合已建立的那些伦理审查机制。对生物多样性的可能后果应该加以关注。

2．人的克隆

2.1　生殖性克隆

一方面是克隆作为一种目的，达到这个目的可采取不止一种手段，包括体细胞核移植；另一方面是体细胞移植作为一种程序，可用于多种用途，包括预防线粒体疾病。

即使有可能，鉴于：

· 对在一个现存的核内从遗传信息成长出一个人的可能性表示深刻的不安

· "生活在"一个已经存在的人的"阴影中"对克隆出的孩子的潜在影响

· 对亲子和兄弟姐妹关系的可能影响

· 需要关注从一个体细胞产生出一个孩子的可能后果

不应该试图通过体细胞核移植产生出一个现存的人的遗传"拷贝"。

如果确定一种疾病由线粒体（非核）DNA引起，那么通过体细胞移植来避免这种疾病的试图可得到支持。

2.2　基因性研究

在人和动物身上用体细胞核移植进行研究，以探讨种种科学问题，包括研究基因表达、研究衰老以及细胞"凋亡"应该得到支持。这种研究应该符合在"关于遗传研究正当行为的声明"中概括的伦理要求。

2.3　治疗性克隆

研究利用克隆技术产生出特定细胞和组织（如皮肤、神经或肌肉）于治疗性移植应该得到支持。

2.4　对研究胚胎的含义

认识到

· 尽管对胚胎的道德和法律地位的看法存在文化和民族的区别，广泛认为为了遗传研究的目的有意产生出胚胎是不可接受的。

以及认识到

· 通过体细胞核产生出的所有构成物是否应被认为通常了解的胚胎（能发育为完整机体和可存活）有待于解决。

以及

当在2.2和2.3内的研究涉及将体细胞核移植到去核的卵，或从捐赠供研究用的胚胎产生出多元发育能力的胚胎干细胞时，即使在短时期内不应试图将这些细胞置于子宫内发育。

不包括在2.2和2.3内的研究，但没有争议并对人类有广泛效益，可要求产生通常理解的胚胎，为了使干细胞生长，而不让早期胚胎在子宫内发育。在法律允许时，在罕见的情况下，当唯有在细胞培养中研究具有多元发育能力的胚胎干细胞才能促进对特定疾病极其可能治愈的研究时可考虑这样做。

护理伦理学教学大纲

一、课程任务：

护理伦理学主要是研究护理道德产生发展及其规律，阐释护理实践中调节医学人际关系的行为准则和规范，跟踪并探索医学科学及护理科学发展提出的伦理问题，培养护理工作者的优良道德品质。通过本课程的学习，使护理专业的学生掌握护理道德原则和规范，培养伦理思维和决策能力，养成良好的道德习惯，具备良好的道德修养。

二、课程目标

1．熟记护理伦理的基本概念、基本原则、规范和要求。
2．归纳护理伦理的方法、作用和意义。
3．知道护理伦理问题的现状和对策。
本大纲适合于护理专科。

三、教学时间分配

章节	教学内容	学时数		
		理论	实验	合计
1	护理伦理学概述	2		2
2	护理伦理的基本原则、规范和范畴	2		2
3	护理活动中的人际关系伦理	2	1	3
4	临床诊治中的护理伦理	2	2	4
5	卫生特殊领域中的护理伦理	2	2	4
6	护理科研伦理	2		2
7	护理管理伦理与护理伦理决策	2	1	3
8	现代医学发展中的护理伦理难题	2		2
9	护理伦理实践	2	2	4
合计		18	8	26

四、教学内容和要求

教学内容	教学要求						
	归纳	识别	解释	描述	熟记	说出	知道
一、护理伦理学概述							
1．护理伦理学的形成与发展							✓
2．护理伦理学的研究对象和基本理论					✓		
3．学习和研究护理伦理学的意义和方法	✓						
二、护理伦理的基本原则、规范和范畴							
（一）护理伦理的基本原则							
1．护理伦理基本原则的作用							✓
2．护理伦理基本原则的内容					✓		
3．护理伦理基本原则的特点				✓			
（二）护理伦理的基本规范							
1．护理伦理基本规范的作用							✓
2．护理伦理基本规范的内容					✓		
3．护理伦理基本规范的特点				✓			
（三）护理伦理的基本范畴							
1．权利与义务			✓				
2．情感与良心			✓				
3．审慎与保密			✓				
4．荣誉与功利			✓				
三、护理活动中的人际关系伦理							
（一）护患关系伦理							
1．护患关系的性质与特点							✓
2．护士的多角色功能及护理工作的中心							
3．护患关系的模式和发展趋势						✓	
4．护患关系的影响因素和优化对策							✓
5．护患关系的基本道德要求					✓		
（二）医际关系伦理							
1．护护关系的道德要求					✓		
2．护医关系的道德要求					✓		
3．其他医际关系的道德要求						✓	
四、临床诊治中的护理伦理							
（一）基础护理伦理							
1．基础护理的特点				✓			
2．基础护理的道德要求					✓		
（二）整体护理伦理							
1．整体护理的特点和意义				✓			
2．整体护理的道德要求					✓		
（三）分类护理伦理							
1．门诊护理伦理					✓		
2．病房护理伦理					✓		

教学内容	教学要求						
	归纳	识别	解释	描述	熟记	说出	知道
3．重症监护伦理					✓		
（四）特殊科室的护理伦理							
1．儿科护理伦理						✓	
2．妇产科护理伦理						✓	
3．精神科护理伦理						✓	
五、卫生特殊领域中的护理伦理							
（一）预防保健与康复医学中的护理伦理							
1．预防保健中的护理伦理							
2．康复医学中的护理伦理						✓	
（二）社区卫生服务中的护理伦理						✓	
1．社区卫生服务中的护理伦理					✓		
2．家庭病床的护理伦理					✓		
（三）临终护理伦理							
1．临终关怀与临终护理的特点				✓			
2．临终关怀的伦理价值和意义	✓						
3．临终关怀的道德要求					✓		
4．尸体处置的道德要求					✓		
六、护理科研伦理							
（一）护理科研及其伦理意义							
1．护理科研的相关概念与现状							
2．护理科研的基本内容和原则						✓	
3．护理科研的伦理原则					✓		
4．护理科研应注意的伦理问题						✓	
（二）赫尔辛基宣言与人体实验伦理原则							
1．人体实验概述							
2．人体实验的伦理原则					✓		
3．人体实验的伦理问题						✓	
4．医院伦理委员会						✓	
七、护理管理伦理与护理伦理决策							
（一）护理管理伦理							
1．护理管理概述							
2．护理管理中存在的问题							✓
3．护理纠纷产生的原因	✓						
4．护理管理伦理的作用							
5．更新护理管理理念							
6．护理管理的伦理原则					✓		
（二）护理伦理决策							
1．护理伦理决策的概念及争议			✓				
2．护理伦理决策的意义及原则					✓		
3．护理伦理决策的立场					✓		
4．护理伦理决策的方法					✓		
5．培养护理伦理决策的能力	✓						

教学内容	教学要求						
	归纳	识别	解释	描述	熟记	说出	知道
八、现代医学发展中的护理伦理难题							
（一）人口控制与优生中的护理伦理							
1．人口控制概述							
2．计划生育中护理伦理问题及原则					✓		
3．优生工作的护理伦理问题及伦理意义							✓
（二）人类辅助生殖技术中的伦理问题							
1．人类辅助生殖技术的主要形式							
2．人类辅助生殖技术的伦理问题						✓	
3．人类辅助生殖技术的护理伦理原则					✓		
（三）器官移植中的伦理问题							
1．器官移植的概念							
2．器官移植中的伦理问题							✓
3．器官移植中的护理伦理原则					✓		
（四）安乐死的伦理问题							
1．安乐死的含义及分类							
2．安乐死的伦理争论							✓
3．安乐死伦理争论的趋向是立法						✓	
九、护理伦理实践							
（一）护理道德教育							
1．护理道德教育的内容和过程						✓	
2．护理道德教育的原则和方法					✓		
（二）护理道德评价							
1．护理道德评价的标准和作用						✓	
2．道德评价的依据和方式					✓		
（三）护理道德修养							
1．护理道德修养的含义和作用						✓	
2．护理道德修养的方法和境界					✓		

主要参考文献

[1] 曹志平. 护理伦理学. 北京：人民卫生出版社，2004
[2] 丛亚丽. 护理伦理学. 北京：北京大学医学出版社，2002
[3] 杜治政，许志伟. 医学伦理学辞典. 郑州：郑州大学出版社，2003
[4] 高玉萍. 护理伦理与法规. 北京：高等教育出版社，2004
[5] 何宪平. 护理伦理学. 北京：高等教育出版社，2007
[6] 李本富，李传俊，齐家纯等. 临床案例伦理分析. 北京：科学出版社，1998
[7] 李本富. 护理伦理学. 北京：科学出版社，2000
[8] 刘力军. 浅析护士长在现代护理管理中应具备的基本素质 [J]. 护理研究，2003，17
　　（4B）：482
[9] 刘耀光. 护理伦理学. 长沙：中南大学出版社，2008
[10] 楼建华. 护理人员的伦理困惑与伦理决策. 上海：上海交通大学出版社，2011
[11] 卢美秀. 护理伦理学. 北京：科学文献出版社，2003
[12] 罗羽. 护理伦理学. 北京：人民军医出版社，2010
[13] 马家忠，张晨，王雷等. 护理伦理学. 北京：中国中医药出版社，2005
[14] 丘祥兴. 医学伦理学. 北京：人民卫生出版社，2005
[15] 绳宇，沈宁等. 临床护理学导论（人与社会）. 北京：中国协和医科大学出版社，2003
[16] 孙宏玉. 护理伦理学. 北京：北京大学医学出版社，2008
[17] 孙慕义. 医学伦理学. 北京：高等教育出版社，2004
[18] 吴晓露，谷道宗，王光荣等. 医学伦理学. 济南：山东人民出版社，2009
[19] 肖顺贞，胡雁. 护理研究. 北京：人民卫生出版社，2004
[20] 尹裕君，林丽英，卢小珏等. 护理伦理概论. 北京：科学文献出版社，1999
[21] 张培. 现代护理管理学. 北京：北京大学医学出版社，2000
[22] 张树峰. 医学伦理学. 北京：人民军医出版社，2007